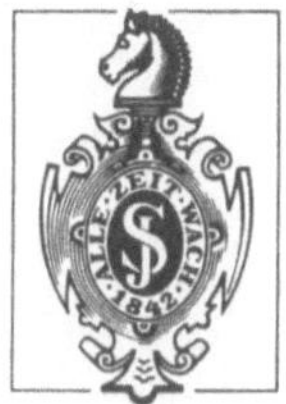

U. Laaser P. Wolters F. X. Kaufmann (Hrsg.)

Gesundheitswissenschaften und öffentliche Gesundheitsförderung

Aktuelle Modelle für eine Public-health-
Ausbildung in der Bundesrepublik Deutschland

Springer-Verlag Berlin Heidelberg New York
London Paris Tokyo Hong Kong

Prof. Dr. med. U. Laaser
Universität Bielefeld und
Institut für Dokumentation und Information,
Sozialmedizin und öffentliches Gesundheitswesen (IDIS)
Westerfeldstr. 35–37, D-4800 Bielefeld

Dr. P. Wolters
Universität Bielefeld
Interdisziplinäre Arbeitsgruppe Gesundheitswissenschaften
Universitätsstr. 25, D-4800 Bielefeld 1

Prof. Dr. F. X. Kaufmann
Universität Bielefeld, Fakultät für Soziologie
Universitätsstr. 25, D-4800 Bielefeld 1

ISBN-13: 978-3-540-51721-4   e-ISBN-13: 978-3-642-75091-5
DOI: 10.1007/978-3-642-75091-5

Vorwort

Die fortschreitende Strukturkrise unseres Gesundheitswesens zeigt, daß eine
vorwiegend ordnungspolitische Ausrichtung der Gesundheitspolitik nicht mehr
genügt. Künftige Gesundheitspolitik muß und wird mehr und anders als Standespolitik
der Heilberufe sein müssen; sie wird medizinische Orientierungsdaten und inhaltliche
Prioritäten zu ihren wichtigsten Gestaltungselementen machen müssen, wobei
einer ganzheitlichen Sicht von Gesundheitsproblemen und gesundheitlichen
Versorgungsstrukturen eine besondere Bedeutung zukommt. Wir brauchen verbesserte
Plattformen für den regelmäßigen gesundheitspolitischen Dialog im Grundsatz und
in Einzelfragen.

Bei der Erfüllung derartiger, über medizinische Fragen im engeren Sinne weit
hinausreichender Aufgaben und Zielsetzungen spielt die Qualifikation der Mitarbeiter
eine entscheidende Rolle. Medizinisch-therapeutisches, epidemiologisches,
wirtschafts- und sozialwissenschaftliches, juristisches oder neuerdings auch
informationswissenschaftliches Spezialwissen allein ist in der Regel zu wenig. Wir
brauchen in der Gesundheitspolitik auf den verschiedenen Ebenen (Bund, Länder
und Kommunen) und bei den verschiedenen handelnden und Verantwortung
tragenden Institutionen (Staat, Selbstverwaltungskörperschaften, freie Träger)
immer häufiger den "Spezialisten für den Blick auf das Generelle". Für diese
"Generalisten" fehlte bisher eine auf die Verhältnisse in der Bundesrepublik
zugeschnittene gesundheitswissenschaftliche Hochschulausbildung, die dazu befähigt,
auf der Grundlage medizinisch-technischer Basisausbildung gesundheitspolitische
Probleme zu erkennen und zu lösen.

Diese seit längerem überfällige Ausbildung bietet die Universität Bielefeld mit
dem Studiengang "Gesundheitswissenschaften und öffentliche Gesundheitsförderung"
nunmehr an. Er soll eine Zusatzausbildung für Berufsgruppen sein, die im
Gesundheitswesen planend und gestaltend verantwortlich tätig werden können.
Leitbild dieses Studienganges ist der im angloamerikanischen Raum geprägte
Begriff "Public Health".

Ich freue mich, daß die Universität Bielefeld als erste Universität im Bundesgebiet
diesen Studiengang anbietet. Dies war nur durch das gemeinsame und gut aufeinander
abgestimmte Bemühen vieler Beteiligter zu erreichen. Ich spreche allen Beteiligten
hierfür den Dank und die Anerkennung der Landesregierung aus und hoffe, daß die
Erwartungen an diesen Studiengang sich nicht zuletzt im Interesse der Bürger des
Landes, der Patienten und der Versicherten erfüllen.

Hermann Heinemann
Minister für Arbeit, Gesundheit und Soziales
des Landes Nordrhein-Westfalen

Inhaltsverzeichnis

Autorenverzeichnis

Acheson, R. M., Prof.
Addenbrooke's Hospital,
Dept. of Community Medicine, Level 5,
Hills Road, Cambridge, CB2 2QQ, England

Affeld, D. E., Ministerialdirigent
Ministerium für Arbeit, Gesundheit und Soziales NRW
Horionplatz 1, D-4000 Düsseldorf 1

Albrecht, G., Prof. Dr.
Universität Bielefeld, Fakultät für Soziologie,
Universitätsstraße 25, D-4800 Bielefeld 1

Badura, B., Prof. Dr.
Technische Universität Berlin, Institut für Soziologie,
Novestraße 2, D-1000 Berlin 12

Borgers, D., Dr. med.
Institut für Dokumentation und Information, Sozialmedizin
und öffentliches Gesundheitswesen,
Westerfeldstr. 35/37, D-4800 Bielefeld 1

Breslow, L., Prof.
University of California, School of Public Health,
Los Angeles, CA 90024, USA

Dörner, K., Prof. Dr. med. Dr.
Westfälisches Landeskrankenhaus
Hermann-Simon-Str. 7, D-4830 Gütersloh

Göpel, E., Dr. med.
Universität Bielefeld, Oberstufen-Kolleg,
Universitätsstraße 23, D-4800 Bielefeld 1

Hurrelmann, K., Prof. Dr.
Universität Bielefeld, Sonderforschungsbereich 227,
Universitätsstr. 25, D-4800 Bielefeld 1

Kaufmann, F.- X., Prof. Dr.
Universität Bielefeld, Fakultät für Soziologie,
Universitätsstr. 25, D-4800 Bielefeld 1

Keil, U., Prof. Dr. med.
Ruhr-Universität Bochum, Medizinische Fakultät,
Abt. für Sozialmedizin und Epidemiologie,
Overbergstr. 17, D-4630 Bochum 1

Kröger, E., Prof. Dr. med.
Akademie für öffentliches Gesundheitswesen,
Auf'm Hennekamp 70, D-4000 Düsseldorf 1

Laaser, U., Prof. Dr. med.
Universität Bielefeld und
Institut für Dokumentation und Information,
Sozialmedizin und öffentliches Gesundheitswesen,
Westerfeldstr. 35/37, D-4800 Bielefeld 1

Novak, P., Prof. Dr. med.
Universität Ulm, Abt. Medizinische Soziologie,
Am Hochsträß 8, D-7900 Ulm

Pemberton, J., Prof.
The University of Sheffield, Medical School,
Dept. of Community Medicine,
Beech Hill Road, Sheffield S10 2RX, England

Pörksen, N., Dr. med.
Anstalt Bethel, Gilead IV,
Remterweg 69 - 71, D-4800 Bielefeld 13

Schmidt, G., Prof. Dr.
Universität Bielefeld, Fakultät für Soziologie,
Universitätsstr. 25, D-4800 Bielefeld 1

Schnabel, P. E., Priv.-Doz. Dr.
Universität Bielefeld, Fakultät für Soziologie,
Universitätsstr. 25, D-4800 Bielefeld 1

Schräder, W. F.
IGES, Institut für Gesundheits- und Sozialforschung GmbH,
Otto-Suhr-Allee 18, D-1000 Berlin 10

Schwartz, F. W., Prof. Dr. med.
Medizinische Hochschule Hannover,
Abt. Epidemiologie und Sozialmedizin,
Konstanty-Gutschow-Str. 8, 3000 Hannover 61

Steinkamp, G., Prof. Dr.
Universität Bielefeld, Fakultät für Soziologie,
Universitätsstr. 25, D-4800 Bielefeld 1

Stollberg, G., Priv.-Doz. Dr.
Universität Bielefeld, Fakultät für Soziolgie,
Universitätsstr. 25, D-4800 Bielefeld 1

Tropberger, F., Dr. med.
Universität Bielefeld, Fakultät für Soziologie,
Universitätsstr. 25, D-4800 Bielefeld 1

Vieten, B., Dr. med.
Anstalt Bethel, Tagesklinik,
Gadderbaumer Str. 31, D-4800 Bielefeld 13

Waller, H., Prof. Dr. med. Dr.
Fachhochschule Nordostniedersachsen,
Munstermannskamp 1, D-2120 Lüneburg

Welteke-Bethge, R., Dr. med.
Institut für Dokumentation und Information,
Sozialmedizin und öffentliches Gesundheitswesen,
Westerfeldstr, 35/37, D-4800 Bielefeld 1

Wichmann, H. E., Prof. Dr. med. Dr.
Bergische Universität, Gesamthochschule Wuppertal,
Fachbereich 14,
Gauss-Str. 20, D-5600 Wuppertal 1

Wolters, P., Dr.
Universität Bielefeld, Interdisziplinäre Arbeitsgruppe
Gesundheitswissenschaften
Universitätsstr. 25, D-4800 Bielefeld 1

Einführung

Gesundheitswissenschaften und öffentliche Gesundheitsförderung als Übertragung des "Public-health-Modells" auf die Bundesrepublik Deutschland

U. Laaser, P. Wolters, F.-X. Kaufmann

Unter dem angelsächsischen Stichwort Public health werden etwa seit Ende 1986 erneut Defizite in der Bundesrepublik diskutiert, die zwar seit Jahrzehnten bekannt sind und beklagt werden, bisher jedoch weder zu engagierter Meinungsäußerung noch gar zu Konsequenzen geführt hatten. Was hat sich geändert? Entscheidend ist wohl, daß langfristige Fehlentwicklungen im deutschen Gesundheitswesen einen Punkt erreicht haben, an dem die enormen Verluste an ineffektiv eingesetzten Ressourcen und eine progrediente Dehumanisierung für jeden fühlbar werden, sei es über die Beitragssätze oder die Leistungsgestaltung der Krankenkassen, sei es über persönliche Erfahrungen etwa im Krankenhaus. Die Entscheidungsträger sind vielleicht noch stärker durch den offensichtlichen Steuerungsverlust eines Systems verschreckt, das alle Kennzeichen eines autonomen - medizinisch gesprochen: eines malignen - Wachstums aufweist. Die Verabschiedung des Gesundheitsre-formgesetzes macht dies deutlich, besonders vor dem historischen Hintergrund gescheiterter Kostendämpfungsgesetze. In die gleiche Richtung weisen die zuneh-mende Akzeptanz der Selbsthilfebewegung und die Bemühungen um eine Aufwer-tung des öffentlichen Gesundheitsdienstes (Vorbereitung eines Landesgesund-heitsgesetzes NRW).

Erstmals seit 1933 besteht damit die Chance, an die alten - nach ihrer Zerstörung durch die Nationalsozialisten nie wieder aufgegriffenen - Traditionen der deut-schen Sozialmedizin und Sozialhygiene anzuknüpfen. Am Anfang der deutschen Entwicklung in diesem Feld stehen mit Rudolf Virchow, Salomon Neumann, Philipp Semmelweis und dem mißbrauchten Alfred Grotjahn Namen, die heute in den USA bekannter sind als in der Bundesrepublik. So sind wir gezwungen, uns zuerst dessen zu vergewissern, was in den angelsächsischen und skandinavischen Ländern unter Public health verstanden wird, ehe wir nach deutschen Entsprechun-gen suchen können. Die direkte Übersetzung "öffentliches Gesundheitswesen" meint heute in der Bundesrepublik im wesentlichen eine administrativ orientierte Gesundheitsfachverwaltung mit Subsidiärfunktionen; der historische Abstand zu dem, was der öffentliche Gesundheitsdienst auch im Deutschen Reich hätte werden können und sollen, ist zu groß. Aus der Geschichte bietet sich am ehesten noch der Begriff der Gesundheitspflege an, hebt er doch auf eine wesentliche Aufgabe des Gesundheitsdienstes ab, nämlich Gesundheitsvorsorge und Gesundheitsschutz v. a. der benachteiligten Bevölkerungsgruppen. Dem Begriff fehlt aber die wissen-schaftliche Orientierung, die besonders für die amerikanische Auffassung so charakteristisch ist.

Im Zuge der intensivierten Diskussion der vergangenen Monate haben sich 3 neue Begriffe herausgebildet, die u. E. den Bedeutungsgehalt von Public health besser wiedergeben: Bevölkerungsmedizin und ökologische Medizin heben auf die erforderliche Umorientierung einer vorwiegend kurativ orientierten Individualmedizin ab, der Terminus "Gesundheitswissenschaften" akzentuiert die Breite des in der Public-health-Ausbildung abgedeckten Fächerkanons und die prinzipielle Gleichrangigkeit der naturwissenschaftlichen, medizinischen und sozialwissenschaftlichen Teilfächer. Unseres Erachtens reicht eine epidemiologische Erweiterung des medizinischen Interesses allein nicht aus, weil die Reichweite medizinisch begründeter Problemlösungen für sozial determinierte gesellschaftliche Entwicklungen, auch und gerade wenn sie die Gesundheit der Bevölkerung betreffen, zu gering ist. Es gibt keine einheitliche Theorie der Gesundheit und damit auch keine dominante Teildisziplin. Erst aus dem Miteinander unterschiedlicher Ansätze und Sichtweisen kann sich ein tragfähiges Konzept entwickeln.

Der vorliegende Band umfaßt im wesentlichen Beiträge, die erstmals auf einem Arbeitstreffen unter dem Thema "Gesundheitswissenschaften und öffentliche Gesundheitsförderung" im Zentrum für interdisziplinäre Forschung der Universität Bielefeld am 5. und 6. Februar 1988 vorgestellt und diskutiert worden sind. Die Initiative zu dieser Tagung ging zurück auf die Arbeit der interdisziplinären Arbeitsgruppe Gesundheitswissenschaften an der Universität Bielefeld und des Landesinstituts für Dokumentation und Information, Sozialmedizin und öffentliches Gesundheitswesen (IDIS) in Bielefeld. Aus der Diskussion gingen, wie in diesem Band dokumentiert, die Gesundheitswissenschaften als neues Querschnittsfach hervor, nicht Teil der Medizin und nicht Teil der Sozialwissenschaften, sondern mit eigenem Anspruch und spezifischen Vorstellungen, wie die Probleme unseres Gesundheitswesens gelöst werden könnten. Angesprochen wurden aber auch die organisatorischen Probleme, die dem direkten Zugang zu einer deutschen School of Public Health etwa im Sinne eines Universitätsinstitutes für Gesundheitswissenschaften entgegenstehen. Inzwischen ist die Entwicklung schnell vorangeschritten und mancher Satz überholt. Bei Erscheinen dieser ersten Übersicht der wesentlichen Konzepte und Planungen in der Bundesrepublik werden die ersten Postgraduierten in den Hörsälen der Universität Bielefeld schon Platz genommen haben.

Das Land Nordrhein-Westfalen hat durch den für Gesundheit zuständigen Minister sein dringendes Interesse an einer verbesserten Ausbildung in den Gesundheitswissenschaften bekundet, da bei einer Reihe von zentralen Reformvorhaben auf qualifizierte Experten nicht länger verzichtet werden kann. Beispielhaft seien genannt: die Weiterentwicklung des Landesgesundheitsberichtes zu einem analytischen Instrument, der Aufbau eines umweltmedizinischen Informationssystems v. a. für die Gesundheitsämter und die Entwicklung eines Landesgesundheitsprogramms, das auch die Suche nach neuen und effektiveren Formen der Zusammenarbeit zwischen staatlichem, freigemeinnützigem und privatem Sektor in der Gesundheitserziehung und Gesundheitsförderung einschließt.

Ein weiter Horizont, ein sicher unbescheidener Anspruch, jedoch muß der Bedenken und Problemanalysen einmal genug sein! In Bielefeld ist mit der Genehmigung eines Zusatzstudiengangs für Gesundheitswissenschaften und öf-

fentliche Gesundheitsförderung durch den Wissenschaftsminister, der ab Sommersemester 1989 in die Tat umgesetzt wird, ein Anfang gemacht worden. Hoffen wir,
daß weitere Initiativen Erfolg haben! Ein führendes Industrieland wie die Bundesrepublik braucht mehr als eine Heimstatt für die Public-health-Idee.

Die Herausgeber haben vor allem Frau Kersten, Frau Mohr und Frau Plaasche am IDIS für
die umfangreiche Arbeit bei der Erfassung und Bearbeitung der Manuskripte zu danken.

Bielefeld, im Januar 1989

U. Laaser   P. Wolters   F.-X. Kaufmann

Gesundheitspolitik und Public-health-Ausbildung in Nordrhein-Westfalen

D. E. Affeld

Wenn heute auf dem Feld der Gesundheitswissenschaft und öffentlichen Gesundheitsförderung Überlegungen zu aktuellen Modellen einer universitären Public-health-Ausbildung angestellt werden, so ist es sicher sinnvoll, solchen Überlegungen auch aktuelle gesundheitspolitische Erwägungen zugrunde zu legen. Ein Überblick zu anstehenden gesundheitspolitischen Aufgaben und Problemen hat zwangsläufig auch etwas historisch jeweils Zufälliges an sich; dennoch - und gerade 1988 ist hierfür wohl ein gutes Beispiel - vermag er vielleicht deutlicher als manche theoretische Ableitung den aktuellen Hintergrund zu verdeutlichen, vor dem neue und über die Medizin hinausreichende Ausbildungs- und Tätigkeitsfelder zu beurteilen sind.

Ein geschlossenes und langfristig tragfähiges, breit abgestimmtes und damit in unserem "zergliederten" Gesundheitswesen grundsätzlich akzeptiertes gesundheitspolitisches Konzept fehlt in NRW genauso wie in allen anderen Bundesländern, im Bund und v. a. auch in regionalen und lokalen Gebietskörperschaften. Gesundheitspolitik erschließt sich somit in erster Linie als ein mehr oder weniger systematisches Mosaik verschiedener Einzelaktivitäten, Schwerpunkte und Programme.

Bereits 1987 und erst recht 1988 wird dieses Mosaik auf Bundesebene, ausstrahlend jedoch auf die Landespolitik, vorwiegend durch das Thema "Strukturreform im Gesundheitswesen" und die Kontroversen um das sog. Gesundheitsreformgesetz des Bundesarbeitsministers geprägt. Ohne auf die Strukturreform hier im einzelnen eingehen zu wollen, wird schnell deutlich, daß die Verbindung gesundheitspolitischer Prioritätensetzungen mit ordnungs- und verteilungspolitischen Zielsetzungen schwerlich so gelungen ist, daß wirklich von einer Strukturreform und nicht von einem Kostendämpfungsgesetz der 3. Generation gesprochen werden könnte. Für die NRW-Landesregierung stellt sich hier die Aufgabe, nicht nur verteilungs- und sozialpolitischen Einseitigkeiten eine klare Absage zu erteilen, sondern eigene Ansätze, wie die Einführung einer Altersgrenze für Kassenärzte, eine Positivliste für Arzneimittel und die Absicherung des Pflegerisikos über ein Bundespflegegeldgesetz einzubringen:

Die aktuelle gesundheitspolitische Landschaft in NRW

Wenn dieses sog. Gesundheitsreformgesetz an den Anfang von Ausführungen zur Gesundheitspolitik gestellt wird, dann heißt dies nicht, daß wir darüber unsere spezifischen landespolitischen Aktivitäten auf dem Feld der Gesundheitspolitik vernachlässigen. Ganz im Gegenteil:

1) Landesprogramm zur Verbesserung der Gesundheit von Mutter und Kind

Die Landesregierung hat im Sommer 1987 das Landesprogramm "Gesundheit von Mutter und Kind" verabschiedet. Das Programm enthält eine eingehende und stark regionalisierte Analyse der nach wie vor unbefriedigenden Situation v. a. der Säuglingssterblichkeit in unserem Land. Wir wollen weg von einem der - wenn man die Bundesländer vergleicht - über lange Jahre letzten Plätze in der Säuglingssterblichkeit. Ohne gezielte zusätzliche Anstrengungen geht das nicht! Schwerpunkte des Programms sind:
- Intensivierung der Schwangerenvorsorge durch verstärkten regionalen Einsatz von Hebammen sowie zusätzliche finanzielle Anreize zur Wahrnehmung der von der gesetzlichen Krankenversicherung angebotenen Schwangerschaftsvorsorgeuntersuchungen;
- dreistufig gegliederte geburtshilflich-neonatologische Versorgung mit regionalen Perinatalzentren für Risiko- und Frühgeburten;
- qualitätssichernde Maßnahmen in der Geburtshilfe und in der Neugeborenenversorgung;
- Bekämpfung des plötzlichen Kindstodes.

Das Landesprogramm "Gesundheit von Mutter und Kind" ist kein Programm zur Schließung kleiner Krankenhäuser, sondern eines zur Bekämpfung der Säuglingssterblichkeit. Die vorgesehenen neuen Perinatalzentren sind kein Ersatz für eine bürgernahe Geburtshilfe, sondern deren unverzichtbare Ergänzung. 6 Perinatalzentren in den Jahren 1987 und 1988 - 3 im universitären, 3 im außeruniversitären Bereich - sind ein Anfang; am Ende soll ein flächendeckendes Netz solcher Zentren für Früh- und Risikogeburten stehen. Es soll ergänzt werden durch geburtshilflich-neonatologische Schwerpunktkliniken mit einem systematischen Notfallabholdienst.

2) Weiterentwicklung der sozialpsychiatrischen Versorgung in NRW

Das Anfang 1986 in Kraft getretene Gesetz zur Verbesserung der ambulanten und teilstationären Versorgung psychisch Kranker ist weit hinter dem Gesetzesantrag des Landes zurückgeblieben. Es hat lediglich den Institutsambulanzen erweiterte Abrechnungsmöglichkeiten eröffnet, die aber noch ausgehandelt werden müssen und voraussichtlich auch noch keine volle Kostendeckung bringen. Alle übrigen im

Rahmen des Modellprogramms Psychiatrie eingerichteten und geförderten Projekte sind von weiterer landesförderung abhängig, weil die Auswertung des Modellprogramms und die Umsetzung in kostenrechtliche Regelungen nicht kurzfristig zu erwarten sind. Mit Landesmitteln soll zudem außerhalb der bisher vom Bund geförderten Modellregionen der ambulante und komplementäre psychiatrische Versorgungsbereich schrittweise ausgebaut werden, um Gefälle in den Versorgungsangeboten langsam abzubauen.

3) Landes-Aids-Programm

Mit dem soeben fortgeschriebenen Landes-Aids-Programm hat die Landesregierung ihre Konzeption zur Aids-Bekämpfung deutlich gemacht und zusammen mit den vom Bund bereitgestellten Programmteilen die dafür erforderlichen Mittel zur Verfügung gestellt. Das fortgeschriebene Landesprogramm Aids enthält ein Bündel von differenzierten Einzelmaßnahmen wie Aufklärungs- und Öffentlichkeitsarbeit, Prävention und Beratung, Förderung von Aids-Selbsthilfegruppen, außerklinische Versorgung, Sondermaßnahmen in Schulen, Justizvollzugsanstalten, bei Fixern und Prostituierten.

Nach wie vor wird in NRW die Priorität darauf gesetzt, Betroffenen Beratung, Hilfe und Versorgung anzubieten und die Allgemeinbevölkerung über Aids und die Ansteckungsgefahren aufzuklären. Und nach wie vor wird NRW das Mögliche tun, um die Zusammenarbeit zwischen dem Bund und allen Ländern nördlich des Voralpenraumes in dieser Frage über Parteigrenzen hinweg aufrechtzuerhalten.

Die Umsetzung des Landes-Aids-Programms macht gute Fortschritte. Im Jahre 1988 werden diese Maßnahmen verstärkt fortgesetzt.

4) Fortentwicklung des Landesdrogenprogramms

Die Landesregierung hat nach sorgfältiger Prüfung der mit dem Landesdrogenprogramm 1980 erreichten Fortschritte, aber auch seiner Grenzen, der zwischenzeitlichen Veränderungen sowie ausländischer Erfahrungen ein Erprobungsvorhaben zur medikamentengestützten Rehabilitation langjährig Drogenabhängiger unter Einsatz von Methadon beschlossen. Dieses Vorhaben ist unter Einhaltung sehr enger Rahmenbedingungen auf Düsseldorf, Essen und Bochum beschränkt und wird wissenschaftlich begleitet. In den genannten Städten wurde eine genauestens abgestimmte Zusammenarbeit mit einzelnen Krankenhäusern verabredet.

Dieses öffentlich breit und noch immer kontrovers diskutierte Erprobungsprogramm gehört in den Gesamtzusammenhang des fortentwickelten Landesdrogenprogramms, das 1988 vorgelegt wurde. Ein wichtiger neuer Akzent ist dabei die wissenschaftlich und auch international untermauerte Erkenntnis, daß die derzeit zu geringe Erreichbarkeit Abhängiger mit einem verbreiterten Angebot und teilweise auch veränderten Formen der Drogenhilfe zu erhöhen ist. Ziel muß die Stärkung der Prophylaxe und ein schrittweiser Aufbau niedrigschwelliger Hilfsangebote sein.

5) Sicherung und Ausbau der onkologischen Versorgung, insbesondere der Krebsnachsorge in NRW

Als vorletztes Beispiel sollen die Bemühungen um einen Ausbau der onkologischen Versorgung, insbesondere der onkologischen Nachsorge in NRW angesprochen werden. Auf den Vorarbeiten der Gesellschaft zur Bekämpfung der Krebskrankheiten und der Arbeitsgemeinschaft der Tumorzentren und onkologischen Arbeitskreise in NRW aufbauend, sind mit Mitteln des Bundes und der Deutschen Krebshilfe in NRW 6 Tumorzentren und 12 onkologische Schwerpunkte entstanden, die auf eine flächendeckende und systematische Verbesserung insbesondere der Krebsnachsorge hinwirken. Es geht um eine strukturierte Zusammenarbeit zwischen onkologisch tätigen niedergelassenen Ärzten, Krankenhäusern und besonders qualifizierten Schwerpunkten im Rahmen einer computergestützten Patientenführung. Über 50 Krankenhäuser in allen Teilen von NRW haben sich in den 12 nichtuniversitären onkologischen Schwerpunkten engagiert.

Die Weiterarbeit und der an einheitlichen Grundsätzen ausgerichtete Ausbau dieser vielversprechenden Ansätze im Zusammenwirken von Krankenkassen, Krankenhäusern, Kliniken und Ärzteschaft ist jetzt wohl auch finanziell gesichert. Nordrhein-Westfalen wird als erstes Bundesland eine flächendeckende qualifizierte onkologische Versorgung für jedermann anbieten können.

6) Krankenhauspolitik

Auf der Grundlage des neuen nordrhein-westfälischen Krankenhausgesetzes gilt es, neben der "normalen", aber gleichzeitig zeitintensiven Abwicklung des Investitionsprogramms 1988 sowie der Vorjahre die Vorarbeiten für einen neuen Krankenhausbedarfsplan einzuleiten. Der Landesausschuß für Krankenhausplanung wird sich demnächst konstituieren. Dort muß Einvernehmen über die Empfehlung für die Planungsziele und -kriterien sowie für die qualitativen und quantitativen Inhalte der Planung allgemein und je Versorgungsgebiet angestrebt werden. Nach der regionalisierten Planung auf der Ebene der Regierungsbezirke - also der Planung von unten nach oben - wird das Gesamtverfahren in 2 - 3 Jahren seinen Abschluß finden können.

Ich möchte diesen Überblick über die aktuelle gesundheitspolitische Landschaft in unserem Lande mit kurzen Hinweisen auf 3 anders gelagerte Aufgabenbereiche abrunden:

7) Gesundheitspolitische Schwerpunkte der nächsten Jahre in NRW

a) In diesem Jahr muß die gesundheitspolitisch heikle Änderung des Heilberufsgesetzes weiter vorangetrieben werden. Die angestrebten Änderungen betreffen überfällige Anpassungen an EG-Normen sowie die Meldepflicht von Kammerangehörigen. Betroffen sind aber auch sehr sensible Fragen u. a. des Wahlrechts zu den Kammerversammlungen, also Fragen der "Standesinnenpoltik".

b) Die Vorarbeiten für ein Landesgesundheitsgesetz, mit d em der öffentliche Gesundheitsdienst ein den modernen Aufgaben besser angepaßtes Gesicht bekommen soll, sind voranzutreiben.

c) Ein in zahlreichen Einzelfragen immer wichtiger werdendes Aufgabengebiet mit täglich neuen aktuellen Bezügen ist die Umweltmedizin.

Dieser Überblick sollte - um Mißverständnissen gleich vorzubeugen - nicht als stolze Leistungsbilanz gesehen werden. Dazu besteht kein Anlaß - auch ist vieles ja noch in Arbeit oder die Umsetzung gerade erst angelaufen. Es ist dies jedoch in vielerlei Hinsicht ein guter Querschnitt über Aufgaben und Tätigkeiten in der Gesundheitspolitik, wie sie der Arbeitsbereich von Public-health-Spezialisten bzw. -Generalisten sein könnte. Diese Gesundheitspolitik ist gekennzeichnet durch zunehmend auch inhaltlich (z. B. über Programme) bestimmte Schwerpunkte und nicht mehr ausschließlich durch "ordnungspolitische Askese". Mit Auswirkungen auch auf die regionale und lokale Ebene ist zu rechnen.

d) Aufbau einer Gesundheitsberichterstattung in NRW

Diesen Teil meiner Überlegungen möchte ich mit einem weiteren Hinweis abschließen. Ich bin fest davon überzeugt, daß medizinische Orientierungsdaten und inhaltliche Prioritäten sich zum wichtigsten Gestaltungselement der Gesundheitspolitik entwickeln müssen.

In den vergangenen 3 Jahren haben neue Begriffe und Kategorien in die deutsche Gesundheitspolitik Einzug gehalten, deren Tragweite m. E. weithin noch nicht richtig eingeschätzt wird. Da ist die Forderung nach einer "strukturierten Budgetierung" (Ortskrankenkassen), nach stärkerer Berücksichtigung "medizinischer Orientierungsdaten" (Kassenärzte und Krankenkassen), nach "inhaltlichen Prioritäten" (Gewerkschaften) oder nach "positiven oder prioritären Gesundheitszielen" (Weltgesundheitsorganisation). Gemeint ist immer die steigende Unzufriedenheit mit einer lediglich finanz- und ordnungspolitisch umrissenen Gesundheitspolitik. Gefordert wird in zunehmendem Maße ein am gesundheitlichen Erfolg, nicht nur an den Strukturen, nicht nur an den Vergütungen oder an den Regelmechanismen allein ausgerichtetes Konzept. In den Mittelpunkt der Anstrengungen sollen mittel- und langfristige, praktisch überprüfbare Ziele für Verbesserungen im Gesundheitszustand der Bevölkerung rücken. Denn entgegen landläufigen Meinungen ist die Leistungsfähigkeit des deutschen Gesundheitswesens, verglichen mit anderen westlichen Industriestaaten, keineswegs so über alle Zweifel erhaben, wie unsere Spitzenposition im Ausgabenbereich dies vielleicht vermuten ließe.

Gefordert wird eine auf solche konkreten Ziele hin aussagekräftige Berichterstattung über die mit dem Mitteleinsatz tatsächlich erreichten gesundheitlichen Verbesserungen. Auf diesem Gebiet sind die BRD insgesamt, die Länder (auch NRW) und in besonderem Maße die Städte und Gemeinden, wo Gesundheitsprobleme am genauesten faßbar sein sollten, tiefes Entwicklungsland. In diesem Sinne empfiehlt sich auch eine Beschäftigung mit den von der Weltgesundheitsorganisation entwickelten und von allen europäischen Ländern, also auch von der Bundesrepublik Deutschland, unterzeichneten konkreten regionalen Zielen für die Gesundheitspolitik in Europa. Die Weltgesundheitsorganisation ist bei uns nicht sonderlich beliebt; ihre Gesundheitsdefinition ist vielfach die einzig bekannte, je nach Standort gelobte oder verteufelte Aussage. Aber ihre jetzt auch in deutscher Sprache erschienene Darstellung eines umfassenden gesundheitspolitischen Konzepts ist z. Z. das einzige Dokument dieser Art. Wir arbeiten daher mit Nachdruck an einem neuen Konzept gesundheitspolitischer Berichterstattung für NRW, das über den engen Rahmen des bisherigen Jahresgesundheitsberichts weit hinausgeht. Dem IDIS in Bielefeld fallen Lust und v. a. sicher Leid dieses Pioniervorhabens in NRW zu. Worum geht es?

Es soll möglich werden,
- gesundheitliche Gefahren,
- gesundheitliche Beeinträchtigungen/Krankheiten,
- dadurch erforderliche Leistungen in Prävention, Betreuung, Behandlung und Nachsorge,
- hierfür tätige Einrichtungen mit ihrer personellen und materiellen Ausstattung,
- dafür eingesetzte Mittel und vor allem
- damit erreichte gesundheitliche Verbesserungen
im Zusammenhang zu würdigen. Dies wird mit Sicherheit am Anfang nur sehr grob sein. Aber der Anfang ist überfällig. Wir haben im Gesundheitswesen und in der Krankenversicherung eine Unmenge von Daten. Aber es braucht enorme Anstrengungen, um aus diesen Datengräbern intelligente und gesundheitspolitisch zukunftsweisende Informationen zu machen.

Dies ist ein in seiner Bedeutung sicher erst in Zukunft richtig zu würdigender Schritt zu einer perspektivischen, systematischen Landesgesundheitspolitik. Und dies ist zugleich eine m. E. hilfreiche Umschreibung der Denk- und Arbeitsweise, für die eine Public-health-Ausbildung qualifizieren kann und sollte.

In 7 Thesen möchte ich den gesundheitspolitischen Überblick zusammenfassen.
1) Gesundheitspolitik ist mehr und anderes als Standespolitik der Heilberufe.
2) Kostendämpfungspolitik ist kein Ersatz für Gesundheitspolitik.
3) Medizinische Orientierungsdaten und inhaltliche Prioritäten werden sich zum wichtigsten Gestaltungselement der Gesundheitspolitik entwickeln müssen.
4) Wir brauchen eine sehr viel stärkere Regionalisierung der Gesundheitspolitik, und wir haben tragfähige Ansatzpunkte dafür gerade auch in NRW.
5) Eine durchgreifende Reform des öffentlichen Gesundheitsdienstes könnte die regionale und kommunale Gesundheitspolitik erheblich voranbringen.
6) Wir brauchen verbesserte Plattformen für den regelmäßigen gesundheitspolitischen Dialog im Grundsatz und in Einzelfragen.
Mit einer weiteren These soll das hier besonders interessierende Thema der personellen und damit auch der qualifikatorischen Voraussetzungen umrissen werden.
7) Bei der Erfüllung derartiger über medizinische Fragen im engeren Sinne weit hinausreichender Aufgaben spielt die Qualifikation der Mitarbeiter eine entscheidende, zumindest aber eine ggf. sehr förderliche Rolle. Medizinisch-therapeutisches, epidemiologisches, wirtschafts- und sozialwissenschaftliches, juristisches oder neuerdings auch informationswissenschaftliches Detail- und

Spezialwissen allein reicht kaum aus. Es kann bisweilen sogar den Blick für strategisch wie taktisch wichtige gesundheitspolitische Weichenstellungen verbauen.

Public health und Gesundheitswissenschaften wozu?

Im Grunde gibt dieser 1. Teil bereits die Antwort auf die Fragen:
Was ist Public-health-Ausbildung bzw. was sollte sie sein? Brauchen wir sie und wozu?

Der im angloamerikanischen Raum geprägte Betriff "Public health" ist wohl am ehesten mit "öffentliches Gesundheitswesen" zu übersetzen. Bei näherer Betrachtung wird deutlich, daß sich hinter dem Begriff "Public health" anderes verbirgt als das, was wir hierzulande gemeinhin unter "öffentliches Gesundheitswesen", besonders aber unter dem "öffentlichen Gesundheitsdienst" bzw. der "Gesundheitsfachverwaltung" im engeren Sinne verstehen. Bei einem Vergleich wird v. a. das in unserem traditionellen öffentlichen Gesundheitswesen zu konstatierende Fehlen von planerischen und ökonomischen Aspekten deutlich, wie sie mit Blick auf eine neue Form gesundheitspolitischer Berichterstattung bereits angesprochen wurden. Es geht also um mehr und teilweise auch anderes, als es unter den spezifischen historischen Bedeutungen hier durch Arbeitsteilung und rechtliche Normierung den staatlichen und kommunalen Stellen als Aufgabe "öffentlicher Gesundheit" zugewachsen bzw. besser wohl verblieben ist.

Unter dem Begriff "Public health" hat sich seit Mitte der 20er Jahre in den USA eine selbständige Gesundheitswissenschaft als Integrationsdisziplin für andere Wissenschaften wie z. B. Medizin, Soziologie, Ökonomie, Psychologie und andere entwickelt. Dieses Konzept ist später von Großbritannien und anderen europäischen Ländern aufgegriffen worden. In "Schools of Public Health" werden, ausgehend von einer äkademischen Basisqualifikation, multidisziplinäre Studiengänge mit besonderen Qualifikationsmöglichkeiten auf dem Gebiet der "öffentlichen Gesundheit" angeboten. Das zumeist viersemestrige Studium zum "Master of Public Health" soll dazu befähigen, spezielle Aufgaben in der Gesundheitssicherung, in Bereichen, die der Prävention und der Rehabilitation dienen, sowie in der Gesundheitsverwaltung wahrzunehmen. Vermittelt werden soll insbesondere eine ganzheitliche Sichtweise von Gesundheitsproblemen in der Bevölkerung und der gesundheitlichen Versorgungsstrukturen. Wesentliches Element ist auch die wissenschaftliche Erforschung von Fragen der öffentlichen Gesundheit. Unter "ganzheitlich" ist die Gesamtschau des Gesundheitswesens und der auf die Gesundheit einwirkenden Faktoren zu verstehen, von denen im engeren Sinne "medizinische" Faktoren bekanntlich nur ein vergleichsweise kleiner Ausschnitt sind.

Eine teilweise andere Sichtweise, andere Konsequenzen und andere Lösungsmodelle mögen sich ergeben, wenn es darum geht, mit der Eröffnung von "Public-health"-Qualifikationsangeboten die Wettbewerbsnachteile deutscher Interessenten im internationalen Rahmen gesundheitsbezogener Entwicklungspolitik in den

Ländern der dritten Welt gutzumachen. Letztlich konnte es dabei zunächst "nur" um ein deutschsprachiges Angebot für ein angloskandinavisches Modell gehen, dessen innenpolitische Bedeutung und Wirkung nachrangig wäre (und auch bleiben könnte). Diese Option soll hier nicht weiter vertieft werden.

1) Übertragbarkeit von Ausbildungsgängen

In der BRD gibt es vergleichbare Ausbildungsgänge bisher nicht. Dies muß nicht bedeuten, daß sie bei uns quasi automatisch und zwingend erforderlich sind. In Ländern mit staatlichen oder kommunalisierten Gesundheitseinrichtungen werden andere Anforderungen an die Ausbildung gestellt als in einem überwiegend freiberuflich strukturierten Gesundheitswesen. Public-health-Ausbildungen sind auf die Verhältnisse des jeweiligen Landes zugeschnitten und nicht einheitlich. Vergleicht man z. B. die Verhältnisse im Gesundheits- und Sozialwesen Großbritanniens, Skandinaviens, der sozialistischen Länder in Osteuropa oder auch der BRD, so muß die Frage der Übertragbarkeit der Public-health-Ausbildung differenziert betrachtet werden.

Gemessen z. B. an der europäischen Regionalstrategie der Weltgesundheitsorganisation "Gesundheit für alle im Jahre 2000" gibt es gerade auch in unserem hochentwickelten Gesundheitsbereich zahlreiche Defizite, die abgebaut werden müssen. Das bisherige Angebot an Aus-, Fort- und Weiterbildung für Tätigkeiten in der Gesundheitspolitik auf unterschiedlichen Ebenen ist wohl nur bedingt geeignet, die hierfür erforderliche "ganzheitliche" Motivation bzw. Sichtweise und den "Spezialisten für das Übergreifende" ausreichend und gezielt heranzubilden.

Eine auf unsere Verhältnisse zugeschnittene Public-health-Ausbildung sollte eine Zusatzqualifikation für planende und gestaltende Aufgaben im gesundheitspolitischen Tätigkeitsfeld sein. Neben Medizinern soll sie Juristen, Ökonomen, Sozial- und Geisteswissenschaftler, Pädagogen und Ingenieurwissenschaftler einbeziehen, sie soll multidisziplinär "öffentliche Gesundheit" behandeln und erforschen.

2) Art der Ausbildung

Die Ausbildung in Public health kann universitär sein, sie kann aber auch als Weiterbildung an einer der Akademien für öffentliches Gesundheitswesen angeboten werden. Der Vorteil für die Ausbildung an einer Universität liegt in den dort bereits vorhandenen Grundlagen für die wissenschaftliche Forschung, die von einer Akademie im Kooperationswege geschaffen werden müßten. Beide Wege sind denkbar und sollten auch nicht von vornherein alternativ, zweigleisig oder gar konkurrierend beschritten werden. In den fachlichen Inhalten wird die Ausbildung einen Teil ihrer Grundlagen wesentlich aus der Medizin schöpfen, aber nur der

Grundlagen - und nicht mehr. Sie wird insgesamt einen Querschnitt der medizinischen, ökonomischen, soziologischen, pädagogischen und ingenieurwissenschaftlichen Aspekte anbieten müssen, die in den Institutionen des Gesundheitswesens bedeutsam sind. Sie soll die Absolventen befähigen, das Verbindende der Institutionen kennen und ausschöpfen zu lernen.

Dieser Anspruch sollte auch beachtet werden, wenn es um die Frage des Beginns bzw. der Ausgangsvoraussetzungen für eine aufbauende Public-health-Ausbildung geht. Ist es richtig, daß sie unmittelbar nach Abschluß der Basisausbildung beginnt, oder soll als Zugangsvoraussetzung eine mehrjährige praktische Berufserfahrung gefordert werden? Möglich wären hier sicher auch unterschiedliche Lösungen.

3) Perspektiven

Ich glaube nicht, daß die Gesundheitspolitik in ihren verschiedenen Ebenen und Arenen auf die Absolventen von qualifizierten Public-health-Ausbildungsgängen dringend wartet oder sie mit offenen Armen sofort aufnehmen wird. Aber ich bin sicher, daß eine verhältnismäßig begrenzte Zahl gut und praxisnah ausgebildeter Absolventen derartiger Qualifikationsangebote aussichtsreich mit anderen Bewerbern klassischer Ausbildungsgänge konkurrieren wird.

In diesem Sinne dürften sich Betätigungsfelder für Absolventen einer Zusatzqualifikation auch im Landesdienst anbieten. Möglichkeiten zeigen sich z. B. in der Gesundheitsabteilung unseres Hauses bei den Regierungspräsidenten und bei anderen Einrichtungen des Landes. Entscheiden wird man hierüber aber erst dann können, wenn erste Erfahrungen mit der Ausbildung vorliegen und damit die Einsatzmöglichkeiten besser bekannt sind. Dies bedeutet nicht, daß der traditionelle öffentliche Gesundheitsdienst damit überflüssig werden könnte. Im Gegenteil: Für ihn wird eine weitergehende Ergänzung mit Inhalten einer Zusatzausbildung ebenfalls von Nutzen sein.

Wichtig ist aber wohl, daß aus jetziger Sicht mit Einsatzfeldern in großer Zahl zunächst, vielleicht aber auch auf Dauer, kaum zu rechnen ist. Relativ kleine Zahlen und andererseits erhebliche fachliche Ansprüche an qualifizierte Lehrangebote, insbesondere auf vielen Grenzgebieten klassischer Disziplinen, müssen organisatorisch unter einen Hut gebracht werden. Die Überzeugungskraft derartiger Zusatzqualifikationen könnte nicht nur, aber auch damit zusammenhängen, ob und wie gut es gelingt, die wenigen ausgewiesenen Experten auf Grenzgebieten wie z. B. der Gesundheitsökonomie, der Medizinsoziologie, der Epidemiologie, des Gesundheits- und Sozialrechts in derartige Angebote einzubinden.

Gegen eine Verzettelung von Aktivitäten auf diesem Bereich spricht sehr viel; eine weitgehende und über NRW hinausreichende Zentralisierung derartiger Angebote zumindest in der Anfangsphase ist grundsätzlich sehr überlegenswert, wird aber praktisch nicht zu realisieren sein und könnte daher nur zu fruchtlosen, längeren Verzögerungen führen.

In NRW hat die Universität Bielefeld den zuständigen obersten Landesbehörden einen inzwischen zum Sommersemester 1989 genehmigten Antrag auf Errichtung eines Graduiertenstudiengangs "Gesundheitswissenschaften und öffentliche Gesundheitsförderung" an der Fakultät für Soziologie vorgelegt. Von der Akademie für öffentliches Gesundheitswesen in Düsseldorf liegt ein Vorschlag vor, im Rahmen der Akademieausbildung eine Zusatzqualifikation "Öffentliche Gesundheit" einzuführen. Beide Wege sind möglich, beide Wege sind denkbar. Ob alle Möglichkeiten einer Konzentration der Kräfte für einen von breitem Konsens getragenen Vorschlag - auch über räumliche Distanz hinweg - tatsächlich bereits beharrlich und konstruktiv ausgeschöpft sind, ist mir nicht bekannt.

Die Situation in NRW ist vielfältiger und schwieriger als beispielsweise in Berlin. Aber dies sollte Ansporn und nicht Stolperstein sein. Auch der nordrhein-westfälische Gesundheitsminister hat erhebliches Interesse daran, daß die bundesweit anlaufenden unterschiedlichen Bemühungen um eine deutliche Verbesserung der Gesundheitswissenschaften, wie ich die Public-health-Bemühungen hier eindeutschen würde, Erfolg haben.

1 Training and Development of Public Health Abroad

1.1 Introductory Remarks

U. Laaser

The concept of public health has, at least in our times if not from its historical beginnings, become an Anglo-Saxon one. Most of Germany's contribution to its development was eradicated in the 1930s, and it is only now that we are beginning to adopt this population-wide perspective anew. It therefore seems appropriate to introduce the discussion of public health in Germany with three papers highlighting the international scene. The first paper by R. M. Acheson takes us back to the 19th century in Great Britain, where the first curricula in public health were developed. The second paper by J. Pemberton provides a synopsis of research, training, and practice in epidemiology, which should be regarded as a basic science in preventive medicine and public health. The report was compiled at the request of the European Commission in Brussels in order to determine the statue of this most important subject in the member-states of the European Community. Finally, L. Breslow lays out the current objectives in the field of public health as they apply to the United States. The Johns Hopkins School of Hygiene and Public Health in Baltimore, Maryland, the oldest institution of its kind in the world, was founded in 1916, and explicitly took up the English tradition of public health and the German advances in the biological health sciences being made in Germany at that time. However, it was only in the 1960s that a European Association of Schools of Public Health , encompassing by its own definition "any related institution responsible for postgraduate training in public health and social medicine", was founded [1].

Reference

1. WHO Regional Office for Europe and ASPHER Association of Schools of Public Health in the European Region (1988). Health for all and Schools of Public Health: Implications for Training. WHO, Copenhagen

1.2 The Origins, Content and Early Development of the Curriculum in State Medicine and Public Health 1856 - 1895*

R. M. Acheson

Introduction

A word of explanation may be in order. The history of the origins of education in public health is hardly a mainstream subject; indeed I know of no evidence that it is a subject at all. Yet my interest in it arose for a simple practical reason.

In 1972 I returned from 10 years' residence in the United States to take up the Directorship of a Postgraduate Centre in the London School of Hygiene, with the responsibility of helping the medical staff of the local authorities and the regional hospital boards to make the adjustments necessary for practising multidisciplinary consensus management and applying epidemiology to planning. The only sources of information about what might be expected of them were the Report of the Royal Commission on Medical Education [1], the Hunter Report [2], the 'Grey Book' [3], and the Faculty's own literature [4, 5]. From these a curriculum had to be constructed both in the Postgraduate Centre and in the Faculty itself.

The difficulties we faced in both settings set me wondering how it all started in the first place. Other medical subjects were easy to define as they emerged - anatomy was bodily structure; to learn clinical medicine as an undergraduate and later was largely to serve an apprenticeship to a physician and so learn what he did, etc. But what of Public Health or State Medicine? There was neither a formulated academic theory nor a code of practice upon which to base a body of knowledge.

There are two distinct facets to the story of how the job was done. The first was political, the problem of whether to train or not to train, which was resolved by government, both in Parliament and the Privy Council; the General Medical Council (GMC); the professional associations such as Chadwick's Social Service Association and the British Medical Association; and last but not least the universities. All of that is an intriguing story and is the subject of another paper which was presented at the Wellcome Trust und has been published [6]. The second, which is superficially reviewed in this paper, is the structure, content and development over its first 25 years of the curriculum itself. The review will show that there is little new about having problems with innovation and change in a curriculum.

---

*First published in (1987). Community Med 9/4: 372-381

What was State Medicine?: Rumsey's Suggestions

In England and Wales, at least, the concept of State Medicine seems to have been that of Henry Wyldbore Rumsey, a charismatic and articulate Welshman who in 1856 published a book Essays in State Medicine [7] in which he argued that if the spirit of the Public Health Act of 1848 was to be realised, a body of 'medical men,' to use the expression of the day, would have to be formed who would have to be supported from public funds because they would not have time to earn their living from consultation fees and, most important of all, would have to be trained to a nationally controlled standard. His general definition of their task as set out for the GMC Committee on State Medicine was 'The application of medical knowledge and skill to the benefit of communities.' He added in more detail the following minimum tasks [8] many of which were based on Chadwick's views of the responsibilities of the Medical Officer of Health. Here they are in abbreviated form but in Rumsey's style:

1. Making public arrangements for medical provisions for the poor especially during visitations of Epidemic Disease in creating a Register of Illness attended at the public expense. [What is new about Hospital Activity Analysis?]

2. Supervising the registration of births, and investigating and recording causes of mortality and disease; this included
    - making legal enquiries in cases of sudden or suspicious death;
    - certification of fitness of children for labour;
    - issuing medico-legal certificates of insanity, or personal injury or unfitness for duty;
    - giving legally acceptable medical evidence in Courts of Law in claims for compensation, and forensic enquiries relating to persons accused of crime, insanity, disablement or incompetence.

3. Providing medical and scientific aid to administration of disease prevention in the general population, for instance in
    - inspection of building sites, all public buildings and institutions;
    - inspection of mines, manufacturies and other work places;
    - taking measures for arrest of epidemic disease including disposal of refuse and excreta and ventilation of towns and houses;
    - inspection of ports, shipping and rivers;
    - control and examination of all water supply;
    - inspection of animal and vegetable foodstuffs (drink; medicine; slaughter-housesand markets);
    - sanitary regulations for burial of the dead.

Rumsey summarized as follows: 'and generally, in maintaining a high standard of Public Health, and promoting the physical improvement and effective strength of the people'. He believed that the course should preferably lead to a B.Sc. degree in the first place, and with further study to a D.Sc. [10].

In short, he was writing a job description not only for what was to become the statutory post of Medical Officer of Health, but also HM Inspector of Factories, the Crown Pathologist and a Local Authority Registrar for Births, Marriages and Deaths.

Actions in the General Medical Council and the Royal Sanitary Commission

The GMC, of which Rumsey became a member nominated by the Queen in 1863, conducted a special State Medicine enquiry as to what these 'medical men' should be taught by writing to 37 distinguished people here and on the continent. In their report in 1869 the State Medicine committee concluded that 'although there is a uniform testimony.. that grave attention is due to the condition of Public Medicine... there is a great discrepancy as to the duties to be assigned to Officers for Forensic and Sanitary purposes.' There was equal discrepancy between recommended curricula. Nevertheless, they concluded that doctors wanting to pursue a career in the subject should obtain a Diploma in'... the prudent and skilled care of the Public Health and the solution of Forensic questions.' The Council in 1869 sent their report to all licensing bodies and thus to a large extent put the problem into the hands of the academic politicians.

The Royal Sanitary Commission, in the establishment of which Rumsey also played no small part [6], had something to say on the matter 4 years later [1]. They focused the image of State Medicine by excluding the responsibilities of the Crown Pathologist, the Inspector of Factories and the Registration of Births, Deaths and Marriages from Rumsey's list. The Commissioners were not unanimous about training for this leaner State Medicine however. The majority thought that the subject should be defined as 'the application of the physical and medical sciences to the preservation of the health of community at large,' longer and more precise than Rumsey's but not materially different. It should include: (a) medical jurisprudence; (b) vital and sanitary statistics; (c) preventive as distinguished from curative medicine. They did not think that a Diploma in State Medicine let alone a degree should be a necessary requirement for ordinary public health officers. Plans went ahead apace in the academic world nevertheless [6].

---

1 The Royal Commission on Public Health, to give it its full name, was convened by Disraeli in December 1868 at the end of his second, minority goverment, with Rumsey among the members. Gladstone dismissed him before it was reformed the following spring; he did give evidence however.

I shall concentrate on curricular composition in four universities; three of these, Dublin, Edinburgh and Cambridge because they were in that order the first three to set examinations in the field and the fourth, Oxford, because in October 1873 it was the first to offer an internal course of instruction, and because its initial examination paper in vital statistics was almost certainly set by William Farr. Dorothy Watkins has described the development of examinations elsewhere, especially in London [11].

Early Examinations

The University of Edinburgh

Of the four, Edinburgh alone offered degrees, the B.Sc. in Public Health which could lead to the D.Sc. in Public Health, both in the Faculty of Science. The subject had a long tradition in the city and university. Successive professors of medical jurisprudence, especially Alison in 1819 followed by Sir Robert Christison and later in 1869 by Sir Douglas Maclagan (the title of their chair held jointly in the Faculties of Medicine and of Law was Medical Jurisprudence and Medical Police), had for over half a century practised and taught undergraduates material which was later to be subsumed under the concept of Public Health.

Nevertheless in the reply which he gave to the enquiry by the State Medicine Committee of the GMC in 1868, Maclagan made it perfectly clear that he could not concur with what he considered to be 'the State Medicine movement.' (Nor, until Sir Lyon Playfair, MP for Edinburgh University, persuaded him otherwise, did he see any need for 'a special class of state physicians or medical officers of health.') It is ironic that while on the one hand Maclagan rejected Rumsey's State Medicine, his University alone adopted the concept of a B.Sc. and D.Sc. in Public Health. Maclagan clearly indicated to the GMC that if there were to be examinations they should be practical and include toxicology, morbid anatomy as it related to the detection of crime (he successfully gave expert evidence in defence of Madelaine Smith), psychological medicine (the issue of managing lunacy especially in relationship to crime was important at that time), topography, statistics and engineering. No doubt because during the 6 years which elapsed between his reply to the GMC enquiry and the first Edinburgh examination in October 1874, the Royal Commission had published its final report, four of these subjects were excluded. Added were medicine, chemistry and physics, which was largely concerned with mechanics and hydrodynamics. Irrelevant questions such as seeking an explanation of the duration of twilight or a description of a method for calculating the density of the earth were to become an occasional feature of the physics examination, but in general the curriculum was eminently practical.

By 1888, 13 years after Koch published his postulates, Edinburgh was first to take the bacteriological bull by the horns; their revised syllabus required a knowledge of 'micro-organisms in relation to epidemic and other diseases' together with practical laboratory work. Questions on practical bacteriology were set in March and July 1889 - for instance candidates had to examine water bacteriologically. Nevertheless, they continued also to be asked to analyse it for nitrates, and give the reasons why.

The University of Dublin

The Dublin examination preceded that in Edinburgh by 3 years. The city of Dublin already had in 1868, the year of the GMC enquiry, one of the pioneer Chadwickian Medical Officers of Health. Dr Malpother, who gave verbal evidence to the Royal Sanitary Commission, and was like Maclagan one of the 37 to be approached by the State Medicine Committee of the GMC. But the University of Dublin lacked Edinburgh's long tradition of a chair in medical police and medical jurisprudence. William Stokes, who was a pioneer in the use of the stethoscope was Regius Professor of Physic at the time. He had been a founder member of the GMC itself as a Queen's nominee as well as of its State Medicine Committee. He laid Rumsey's full job-description of a State Physician before his committee of medical professors in 1870 when the University had declared its intention to offer a Certificate, and together they decided what sciences were needed and skills should be mastered to become a competent State Physician. The list which emerged was gargantuan and filled five pages of close printing in the University Calender. The Regius Professor set his own question paper at the first examination in October 1871 and the tradition was continued. The others were: (2) Law (including the laws of epidemiology), (3) Engineering, (4) Pathology, (5) Vital and sanitary statistics, (6) Chemistry, (7) Meteorology, (8) Medical jurisprudence (including hygiene). It is intriguing that although, unlike Edinburgh, there was no link between medical and law faculties, epidemiology (evidently because 'laws' were ascribed to it at the time) and hygiene were subsumed by The Law.

The marks to be awarded to the various subjects were weighted, top weight being accorded to meteorology, on the grounds that epidemics came and went with the weather as Simon showed elegantly in graphs illustrating his annual reports. Milroy (of the Milroy Lectures) who was a founder member and became President of the Epidemiological Society of London, was not the only author vividly to describe how in India an outbreak of cholera followed the day after a cloudburst; what better way of washing excreta into the water supply? Heavy rain had also been associated with the end of cholera epidemics by other authors. How better to sweep polluted water out to sea? Since the observations appeared to be incompatible, the veracity of one or the other was vigorously questioned by authorities. Other examples of controversial and clear relationships between disease and weather abound. But no one questioned then or for a subsequent 50 years the true value of training the Medical Officer of health how, daily, to make measurements of it.

Unlike Edinburgh, whose examination was not, as we have seen, offered until the Sanitary Commission had reported, there was no physics, but all nine papers survived with little change until 1895. When Stokes in 1871 asked why there was no malaria on the Irish bogs, did he mean disease laden air consequent to 'spontaneous generation'? Or the ague? Another of his questions was 'Does the candidate consider that the odour from the Liffey causes disease among inhabitants of its banks?' We can only guess at the answers he expected.

The University of Cambridge

George Paget, the elder brother of James, who is remembered for describing diseases of bone and of nipple, was Regius Professor of Physic and senior examiner when Cambridge set its first examination in 1875, 4 years later than Dublin, and 1 after Edinburgh. He and his university can claim to be first to offer, though not perhaps to confer, any qualification in State Medicine, however, because Bachelors of Medicine of the university were permitted, from 1870, to take this subject as part of their exercise for the M.D. Although the names of 10 candidates who were awarded the M.D. between 1870 and 1875 are in the archives, efforts to determine details of the subjects they opted for have been unsuccessful.

Although, as we have seen, in Dublin examination candidates had to answer nine papers and those in Edinburgh six, no more than four were ever set in Cambridge; in Cambridge, Edinburgh and Oxford there were also practicals. Apart from the first two years when it was simply called 'Public Health Examination', the Cambridge examination was for 20 years officially known as 'The Examination in Sanitary Science leading to the Certificate in State Medicine.' In 1895 the GMC directed that it should revert and accept the title of Diploma in Public Health, a direction which thereafter applied everywhere except to Edinburgh's bachelor's degree.

From 1877 nearly all the Cambridge examiners were external - this time in contrast to Edinburgh as well as Dublin, where each paper was set and marked by a single person, usually a senior member of the university staff, and almost always the man who had taught the course. Oxford, as we shall see, had a balanced mix. It is probably with the GMC's insistence that single internal examiners were unacceptable that today's practice of the general use of external examiners originated.

Purportedly, the first two papers in Cambridge each year were concerned with the basic sanitary sciences underlying the art of State Medicine - for instance, 'What is the composition of ammonia? Describe methods for its quantitative determination' and 'In the ascent of a height which lowers the barometer from 30 to 25 inches what would be the diminution of oxygen in a foot of air...' The second two dealt with administration, epidemiology and the law. An epidemiological question which cannot have been easy to answer appeared in 1877; 'What diseases are known to prevail especially in certain districts of England? Explain so far as possible their origin, and the best methods of prevention in each case' - perhaps our language has subtly changed over the past century or perhaps it is just a bad question. In 1883 every one of the six questions set in the first Sanitary Science paper required calculation with appropriate data given: for instance candidates were required to estimate:

- The amount of urea excreted annually by 10 000 persons;
- The proportion of sea water at a point in a tidal stream into which sewage containing NaCl flows;
- The proper number of patients in a ward of given dimensions with a dome-shaped roof, and a stated air flow (there were laws about distance between beds, related to draughts and volume of the ward);
- The gross amount of rain expressed in cubic feet, gallons and tons, falling over a square mile in stated circumstances. There were two more questions in the same vein. Heaven help those who were weak on arithmetic.

These are amusing but atypical examples of questions from an examination which in general gives every indication of being fair and well constructed. But from the outset until 1894, when the examination was inspected on behalf of the GMC by George Duffey (of whom later) it was, give or take a question. concerned with physical science, public health law, epidemiology and vital statistics. Unlike Dublin, Edinburgh and Oxford where the panel of examiners always included a professor of medicine, questions concerned with the clinical basis of public health practice were rare. In October 1876 candidates were asked to describe present knowledge of the processes of putrefaction and fermentation (to which we shall return) but otherwise the papers gave them no opportunity to show knowledge of bacteriology. In October 1889 the GMC ruled that 'a knowledge of bacteriology in relation to the diseases of man und animals ...' should be required, and Sims Woodhouse's wonderful little book Bacteria and Their Products [12] appeared in 1891. Yet the new regulations set out by the University of Cambridge, 25 November 1890 and revised 22 May 1894, failed to state any clear requirement about the subject at all. Nevertheless a 6-week practical and theoretical course in bacteriology was offered in the Department of Pathology[2]; and perhaps in competition, because students paid fees for their cources, 'Bacteriological examination of air and water' was at last included in the hygiene course which had been given in the Department of Chemistry for over 10 years. But the examination remained unchanged, and questions continued to be asked about the presence of nitrogen oxides in drinking water. Duffey observed in 1894 when he made his inspection in Cambridge that the subject of bacteriology was only introduced in a single written question, and then only incidentally. He concluded that so far as they went the examinations were excellent (my italics). This extraordinary refusal to move with the times must surely be due to the vested interest of Living, Professor of Chemistry since 1866. He was by the mid-1880s the senior member of the State Medicine

---

[2] This course specifically taught about 22 different micro-organisms, mostly pathogenic to man, but some to animals, which are recognisable today, even though under different names (see Cambridge Universety Reporter, 3 March 1891, p. 595).

Syndicate which was chaired by the Vice-Chancellor, and was the body responsible to the university for running the examination. It was in his department, as we have seen, that the course in hygiene was given.

The University of Oxford

During the 25 years we have been considering, examinations seem to have been held on no more than three occasions at Oxford, and on each a single candidate had been awarded a certificate. Only Oxford graduates were allowed to present themselves - making the eligible field ridiculously small - and the University refused in its official Gazette to publish the names of those awarded the certificate. Instead they were kept by the University Registrar in a special book. Moreover, in keeping with Oxford practice, until the second world war, candidates were expected to answer questions set in foreign languages. Unlike Cambridge, but like the other two, five specifically designated papers were set. These covered a very broad field and included two on hygiene and one each on sanitary law, vital statistics and sanitary engineering. At the first examination in 1877, 4 examiners were foreseen, Sir Henry Acland, the Regius Professor of Medicine, John Simon, Douglas Galton, a lawyer, and William Farr. However, Simon was unable to serve and was replaced by George Rolleston. Several of Farr's questions would be as acceptable today as they were then. For instance, as Fig. 1 shows, candidates were asked to describe statistical methods for determining the health of the community; the ascertainment of birth, death and marriage rates; age and sex influences on mortality; and life tables. However, when he asks about 'special diseases characteristic of malaria' he is concerned with an atmospheric condition he and others believed to be derived from spontaneous generation and believed to be pathogenic, not as Stokes may have been 6 years earlier with a disease.

But my favourite question, certainly from Oxford and perhaps from any of the schools, was in the 1877 hygiene paper, presumably set by Acland: Give an account of the organisms known as Bacillus subtillis, Palmella flocculosa, Paramaecium aurelia, Tubifex vivulorum, Eucalyptus globus, specifying in each case any hygienic operation which may have been supposed to be furnished, by any one of them. It is the first in which, either specifically or generically, a bacterium is mentioned, and refers to Pasteur's famous theory of fermentation and putrefaction about which, as we have seen, a question was asked in less cryptic terms the previous year in Cambridge. Duclaux (13), Pasteur's assistant, successor as Director of the Institute and biographer, couched the theory in the following elegant words: 'Whenever and wherever there is decomposition of organic matter, whether it be the case of a herb or an oak, of a worm or a whale, the work is exclusively done by infinitely small organisms. They are important, almost the only agents of universal hygiene; they clear away more quickly than the dogs of Constantinople or the wild beasts of the desert, the remains of all that has had life; they do more: if there are still living beings, if, since the hundreds of centuries the world has been inhabited, life continues, it is to them we owe it.' Bacillus subtilis and the other

EXAMINATION
IN
PREVENTIVE MEDICINE AND PUBLIC HEALTH

IV. Vital Statistics.

1. Describe generally the statistical methods by which the health of a community can be determined.

2. In what ways are the birth-rates, the death-rates, and the marriage-rates of any specific population ascertained and stated?

3. Give some examples of these several rates as they have been observed in England and in other countries.

4. What are the death-rates - or rates of mortality - in both sexes in the first year of life, in the 15th, in the 21st, the 51st, the 71st, or any other years of age of the English population? Is there any law by which the mortality decreases or increases as age advances?

5. State generally the nature of a life table, and indicate some of its uses. Explain the terms mean after-lifetime (vie moyenne), mean duration of life, expectation of life, probable lifetime (vie probable), and mean age at death. If px is the probability that a man, and py the probability that a woman, will live a year, what is the probability (I) that both will live a year, (2) that at least one will live a year, (3) that both will die in the year?

6. What special diseases (if any) are characteristic of bad sanitary conditions generally, of exposure to malaria, of insufficient or improper diet, of impure water-supply, of contact with infectious sources?

7. Taking morbility to express the mean proportion out of a given number of persons living that suffer from disease, state what that proportion is in the army, navy, and in some friendly societies. Show also the number of attacks of sickness out of the same given number.

Fig. 1. The paper on Vital Statistics which was set in the examination for the Certificate in Preventive Medicine and Public Health in Oxford in 1877. On the grounds that of the four examiners, William Farr was the only authority in statistics, it seems reasonable to assume that he set it. In question morbilit ist presumably a misprint for morbidity. (By courtesy of the University Archivist, Bodleian Library, Oxford)

small organisms were supposed to have this action, and Eucalyptus oil the property of killing the scavengers themselves. To my knowledge there is no ready evidence that Pasteur was interested in Eucalyptus oil so we may assume that the ecological twist is Acland's.

Some Observations on the Immutability of Curricula

Where then does this very superficial glance at these events leave us? Certainly with further evidence, if we need it, of how little there is that is new.

Rumsey, drawing on Chadwick, Farr, and his own insights, had compiled a comprehensive list of the components of what he considered to be the tasks of the State Physician. A group of professors sitting under Stokes in 1870 took a year to decide what sciences could be expected to provide the skills that were necessary to discharge these tasks and create a syllabus. In 1871 it became both the basis of a university examination and, through formal acceptance by the GMC, a national standard. The institutions exactly a century later were different, but the sequences have parallels with how the work of another Royal Commission [1], this time on medical education, and the Hunter Committee [2] (and perhaps to a lesser extent the Committee that produced the Grey Book [3]) provided a template for the Examination Committee of this Faculty of Community Medicine to publish a syllabus in 1971 on which candidates were first examined in 1974. So far as I know no one was aware of the centenary then!

Although the Dublin syllabus was out-dated almost as soon as it was created by the Royal Sanitary Commission it changed scarcely a whit for 23 years nor did the GMC revoke its approval of it. Because it started later, the Cambridge syllabus had a better chance of remaining topical, but as we have seen it proved to be just as inflexible as time went by. We have already noted how, Edinburgh aside, an emphasis on the chemical analyses of water and foodstuffs for impurities totally excluded reference to the appropriate use of bacteriology in that (or any other) respect. In May 1985 Querido, a grand old man among European academics in social medicine, observed to the amusement of all at an EEC session on medical education that it is easier to move a cemetery than to change a curriculum.

The forces against change were then as they are today, vested interest - among others, chemists in Cambridge, lawyers in Dublin and physicists in Edinburgh, all impeded progress; Oxford did not examine frequently enough for a set pattern to establish itself. The inflexibility elsewhere was doubly pernicious, because not only, with minor changes, were existing subjects retained, but probably more importantly, new subjects were systematically excluded. In the nature of our Membership of the Faculty of Community Medicine examination and of the way it is administered, vested academic interest has had little if any part to play. Yet I have, for many years, been concerned that a syllabus which was introduced nearly 15 years ago by committees at a time when the practice of community medicine was no more than a series of images in a crystal ball remains so little changed. This, despite the deliberation of more than one working group; health economics, which was ignored by Todd and Hunter, is the only major newcomer. Are we sure that those early committees were capable of such prescience and produced a curriculum so precocious?

Another problem faced by our Victorian forebears, which is still with us, is effective collaboration with basic scientists. In their day the appropriate sciences were physical and later, as we have seen, biological; now they are behavioural. The Professor of Natural Philosophy in Dublin who set the paper in meteorology there was a Fellow of the Royal Society. Even should a practical knowlege of how to measure rainfall or humidity have helped a Medical Officer of health to control disease it is very hard to see the relevance to his work of an ability to explain 'the phenomenon called the Aurora Borealis.' I have drawn attention to similarly irrelevant questions in the other universities. The no-man's land between our practical world and that of the scientists whose contributions are so important to us is strewn with barbed wire and mines. One side argues that you cannot apply knowledge intelligently without some comprehension of its theoretical basis, the other that what is needed is practical, useful stuff. Because no agreed review system had been established in advance, no one could easily tell a Fellow of the Royal Society that his questions were unacceptable. The struggle to find an appropriate balance between theory and application in behavioural science teaching is probably more searching in medical schools than in our courses, but we have not really come to grips with the problem either.

Sir George Duffey had, for the GMC, inspected all the graduate examinations in ublic Health in the two islands in 1894 und 1895, and by 1897 a thoroughly updated standardized curriculum had been adopted everywhere. Edinburgh alone had introduced major curricular changes of its own volition. But even there, with Duffey's approval, Medical Officers of Health were to continue to be expected to be able to measure in every detail daily changes in weather for decades to come.

Stasis in the curriculum; Hospital Activiy Analysis; acceptable definitions of community medicine written 120 years ago - what is new? And how would Pasteur, Rumsey and Acland see our efforts now?

Sources and Acknowledgements

Sources include University Archives in the Bodleian Library, Oxford, the Library of Trinity College Dublin, the University Libraries of Cambridge and Edinburgh, and libraries of the Royal Society of Medicine and the Wellcome Institute. Also the Minutes of the General Medical Council and journals, principally the British Medical Journal and The Lancet.

The research is supported by a grant-in-aid from the Wellcome Trust.

References

1. Royal Commission on Medical Education (1965-1968) Report (The Todd report). HMSO, London
2. Department of Health and Social Security (1972) Report of the working party on medical administration (The Hunter Report). HMSO, London
3. Department of Health and Social Security (1972) Management arrangements for the reorganised health service (The Grey Book). HMSO, London
4. Warren MD (1969) Postgraduate training in epidemiology: community medicine. Proc R Soc Med 62: 675
5. Warren MD, Acheson RM (1973) Training in community medicine and epidemiology in Britain. Int J Epidemiol 2: 371-377
6. Acheson RM (1986) Three Regius Professors, sanitary science and state medicine: the birth of an academic discipline. Br Med J 293: 1602-1606
7. Rumsey HW (1856) Essays in state medicine. Churchill, London
8. General Medical Council (1869) Second Report and Appendix of the Committee on State Medicine
9 Chadwick E (1842). In: Finn MW (ed) General report on the sanitary conditions of the labouring population of Great Britain. (Reprinted Edinburgh, 1965)
10. Rumsey HW (1865) A proposal for the institution of degrees or certificates of qualification in state medicine at the universities of the United Kingdom. Macmillan, London
11. Watkins DE (1984) The English revolution in social medicine 1889-1911. Ph. D. Thesis, University of London
12. Woodhouse GS (1891) Bacteria and their products. Walker Scott, London
13. Duclaux J (1883) Chimie biologique. Encyclop. Chimique, Paris (Passage translated by Woodhouse, (12))

1.3 Strengthening the Practice of Epidemiology in the European Community*

J. Pemberton

This paper is concerned with the stage of development of epidemiology in the European Community (EC) in 1984. It describes some of the obstacles to further development and suggests some remedies. Although the study was confined to the EC the problems described are not peculiar to the EC and are, I believe, to be found in many countries.

Undergraduate Courses

In most medical schools in the EC epidemiology is taught as part of the undergraduate course in public health[1]. This course is usually obligatory and in most schools there is a compulsory examination. In a minority of medical faculties there are separate departments of epidemiology which have developed under new and innovative leadership. They bear titles such as epidemiology and statistics, biomathematics and information, or applied health sciences. Clinicians are increasingly regarding epidemiolgy, like pathology, as a basic science for clinical medicine and they seem to be more likely to consult the staff of a department of epidemiolgy and medical statistics for collaboration and advice in some research problem than to go to a traditional department of public health. This has helped to stimulate the development of epidemiology and medical statistics.

Methods and content of undergraduate public health teaching have been updated in various other ways. In the new medical school in Maastricht, for example, much reliance is placed on the problem-solving approach. Departments are less clearly defined and epidemiolgy is included among various so-called 'capacity' groups such as health economics, general practice, medical sociology, occupational epidemiology and health education. The medical student may consult these 'capacity' groups for solving the medical social problem he is working on.

---

*First published in (1986). Internatiol Journal of Epidemiology 15: 449-453

[1] Public health is used here as a synonym for public health and hygiene, social medicine, or community medicine.

In the UK, epidemiology, medical statistics and health service studies have to a large extent replaced traditional public health in the undergraduate curriculum. The name of the specialty has changed from public health to community medicine or community health and the specialist who works in this field is now called a community physician instead of a public health medical officer. The undergraduate courses in the UK consist mainly of epidemiology, with as much or more emphasis on non-communicable disease as on infectious disease, together with medical statistics and health service studies.

Many UK medical schools provide elective periods in the undergraduate course during which the student studies a problem of his own choice in depth. Students quite often select medical social problems for these elective periods. This provides an opportunity to encourage a few students to choose epidemiology as a field for future research or employment.

Obstacles to improving the teaching of epidemiology to medical undergraduates

1. Very large classes, up to 500 in some EC countries, and shortage of staff make it very difficult to organize tutorial teaching and project work.
2. There is a shortage of textbooks of epidemiology in languages other than English.
3. In most EC countries medical education is controlled by the ministry of education and in some cases what must be taught is set out in considerable detail. It may be difficult to introduce a new subject such as epidemiology or health service studies, especially if it is necessary to pass new legislation and obtain the agreement of all the universities concerned and sometimes also the agreement of regional governments.

Postgraduate Training

There are still a good many traditional postgraduate courses in public health of 6 months or a year provided largely for doctors already in public health posts. These courses contain some epidemiology, much of which is related to communicable disease. There is a serious shortage of facilities for training medical postgraduates who wish to specialize in epidemiology and for clinicians and research workers who wish to acquire knowledge and skill in modern epidemiology but do not want to make a career in medical administration. Attempts have been made to remedy this deficiency by seconding doctors to the USA to short courses in epidemiology of a few weeks' duration, eg. at Amhurst, Chapel Hill, Minnesota School of Public Health, Johns Hopkins or the University of California, Los Angeles. Similar short courses have been organized in Germany (FRG), employing visiting epidemiologists from the USA to help in the teaching. Intensive 3-week summer courses in epidemiology are held at the London School of Hygiene and Tropical Medicine (LSHTM). Longer courses (6 months) in epidemiology and a 1-year Master of Science course are also given at the LSHTM and 1-week courses are held at

Southampton University. Postgraduates from EC countries and elsewhere are welcomed to all of the above courses.

The main reason that there are so few substantial postgraduate training courses in epidemiology is because it has not been recognized as a medical specialty with its own career structure. The in-service training courses in the UK leading to the Membership of the Faculty of Community Medicine (MFCM) of the Royal College of Physicians, do, however, lead to a career in which epidemiology plays an important part. These courses normally consist of a period of 1 1/2 - 2 years' paid practical work in the National Health Service (NHS) administrative centres, interspersed with short (1 - 2 weeks) academic courses in universities totalling about 22 weeks. This training contains a large element of epidemiology and statistics and one of the three papers in the examination is devoted to these two subjects. About 1/3 of the course is devoted to sociological and psychological aspects of community medicine and 1/3 to health service studies. A young doctor in the UK who wishes to specialize in epidemiology and have a good chance of a career in which he can practise it must, therefore, also become competent in these other disciplines.

Obstacles to the development of postgraduate training in epidemiology

1. Recruitment in the field of epidemiology is made difficult by the absence of jobs in this specialty and perhaps also because it is associated with work in public health, insurance medicine and school medicine. Appointments in these fields are less highly esteemed than those in clinical medicine, they carry a lower rate of remuneration and they do not normally include the possibility of increasing income through private medical practice.
2. There are too few postgraduate courses giving theoretical and practical training in epidemiology.
3. There is a shortage of trained epidemiologists in university departments of public health or social medicine.

Epidemiological Research

A good deal of epidemiological research is being carried out in universities, research institutes and other centres in the EC but the full potential for this type of research is nowhere near to being fulfilled.

This is primarily due to the lack of trained epidemiologists and supporting staff and because ministries of health and regional health authorities do not employ enough epidemiologists to carry out investigations and to advise on health and health services at national, regional, county and large city level.

A special problem is that epidemiological research is difficult for a single worker to carry out because it usually involves collecting and analysing large amounts of data. It typically requires an epidemiologist to plan, organize and report the research, field workers to collect data, data processors and computer operators to arrange and analyse the data and statisticians to advise on the design of the research and on the significance of the findings.

In spite of these difficulties in most university departments of public health community medicine etc., epidemiological research is carried out, though often on too small a scale and with insufficient staff. It is impossible to tackle important problems on a national scale with such limited resources.

In some countries, e.g. France and the UK, well-staffed and well-equipped government funded medical research units (Institut National de la Santé et de la Recherche Médicale, and Medical Research Council units) have been created to cover a wide field of medical research including epidemiology. There are also a few large government-funded institutes such as the Institute for Cancer Epidemiology in Copenhagen, the Medical Social Research Board in Dublin and the National Institute of Health in Rome which are well-staffed and -equipped and where large-scale epidemiological research is carried out. Problems amenable to epidemiological research are referred by health ministers to these large institutes and research units and sometimes to health service research units within university departments of community medicine. WHO is promoting some large-scale epidemiological research in the EC such as the MONICA project on the aetiology of coronary artery disease using local resources.

A much needed extension of information is the development of record linkage now made feasible by the computerization of medical records. The records to be linked include at least birth data, all hospital admissions, death data and census data. The use of such information on a large scale would increase our knowledge of the natural history of disease and prognosis. It would also help in the prediction and perhaps therefore in the prevention of a number of conditions.

Obstacles

1. The most serious obstacle to epidemiological research in the EC is the lack of trained epidemiologists referred to above.
2. Epidemiologists cannot always obtain access to basic health and social data for research purposes. These include access to medical certificates of the cause of death, to hospital data, to the various morbidity registers, to sickness insurance data and to birth and census data. These are the basic tools of epidemiology which are essential for much epidemiological research.
3. There has been much concern about maintaining the confidentiality of medical records. Normally the identity of an individual is only needed by the epidemiologist to avoid duplication of cases. The use of a unique number for every individual as in Denmark could largely overcome this difficulty. In some countries legislation may be needed to ensure necessary access to records for the bona fide research worker.

Epidemiology and Health Policy at National, Regional and Local Level

During the last four decades EC governments have increasingly accepted responsibility for providing health services on a national scale. The costly advances in diagnosis and treatment, the increasing porportion of the elderly in the population, and rising standards of medical and nursing care have resulted in great increases in the cost of health services. Governments must attempt to contain these expanding costs and are therefore concerned that the services provided should be effective and efficient. All member states recognize that there is a need for precise information on the incidence and distribution of disease and on the effectiveness of health services. This has led to the development of a new branch of medical research - health services research - to which epidemiology has much to contribute.

The need for competent epidemiologists and medical statisticians in the ministry of health or in close association with it is now accepted in most EC countries. The German (FRG) Ministry for Youth, Family and Health, for example, wishes to see epidemiology developed for the further prevention of disease and to increase the effectiveness and efficiency of the health services. In the Netherlands the Ministry of Welfare, Health and Culture has explicitly recognized the need for health services research as a tool for health policy development [1].

Nevertheless, the career prospects for a young doctor wishing to specialize in epidemiology in the EC are poor. The establishment of Observatoires Regionaux de la Sante in each of the 22 regions of France should increase the demand for doctors trained in epidemiology. In Italy, there are 20 regions each with a regional ministry of health which has, or will have, an epidemiological unit. In all the EC countries, there is a need for an enlarged cadre of trained epidemiologists to work at regional level.

Their work consists of, or will consist of:
1. The ascertainment of the state of health of the population in their region, identification of inequalities in the health of population within the region and the reasons for those inequalities.
2. The ascertainment of the effectiveness and efficiency of health services in the region and the identification of needs to be satisfied in the development of those services.
3. Giving advice to regional health authorities on ways in which health and health services in the region can be improved.

Communications

One way to accelerate the development of epidemiology in the EC is to increase communications between the epidemiologists of member states. The International Epidemiological Association (IEA) had done much to promote epidemiology in the

EC through its ten international scientific meetings, 6 of which have been held in Europe, and it is well represented in the EC as the following membership table shows (1985):

Belgium	16
Denmark	21
France	41
Germany (FRG)	28
Greece	5
Ireland	6
Italy	19
Luxembourg	-
Netherlands	24
UK	159

International meetings of epidemiologists are also organized by other groups in the EC and neighbouring countries, e.g. L'Association des Epidemiologistes de la Langue Francaise (ADELF-France, Belgium, etc.). The All-Ireland Social Medicine Meetings (Northern Ireland and the Irish Republic), The Anglo-French Meetings and the Nordic Association of Social Medicine.

There are national professional scientific associations in most of the EC countries to which epidemiologists belong but only a few are devoted exclusively or even largely to epidemiology.

In most of the EC countries there is at least one journal of public health or social medicine but few are devoted mainly to epidemiology.

Only a few general textbooks of epidemiology were available in EC languages other than English in 1984. Among these were:

Epidemiology, Illness and Population. A Foldspang, S Juul, F Olsen and S Sabroe (Copenhagen, 1981)
Epidemiological Methods. C Rumeau-Roquette, G Breart and R Padieu (Paris, 1981)
General Epidemiology. M Pflanz (Stuttgart, 1973)
Epidemiology. D Trichopoulos (Athens, 1982)
Elements of Epidemiology. I F Talamanca (Rome, 1981)
Epidemiology: Theory, Methods, and Applications. F Sturmans (Nijmegen, 1981)

It is important for the development of epidemiology that there should be more than one good textbook in the language of each country using the national and regional data of the country. Descriptions of the health and health services of the country concerned will be of much greater interest to the undergraduate and postgraduate student than those from elsewhere.

It has long been recognized that visits to foreign centres of excellence form an important part of the training of specialists. This is particularly important in a relatively new field such as epidemiology where local opportunities for postgraduate training may be limited. WHO has provided fellowships to enable prospective epidemiologists to spend some months or longer in established centres overseas. The Rockefeller and other foundations have also played an important part in making such visits possible. Visits may vary in duration from 6 months to a year for the young epidemiologist who needs training and practice or may be quite short, a few days to a few weeks, for the established epidemiologist who wishes to acquire a new technique or to become acquainted with current thinking and research methods in a particular field.

At present there are too few fellowships available within the EC to enable postgraduates to obtain training overseas.

An EC Centre for Epidemiology

The countries of the EC have similar health problems. Progress towards their solution might be hastened if information were pooled and comparisons made of morbidity and mortality rates in the different countries. Member states adhere to certain international conventions such as the use of the International Medical Certificate of Cause of Death and the International Classification of Disease and WHO publishes limited mortality data. Studies of the comparability of mortality data between countries have shown that such comparisons are possible [2, 3] but more needs to be done to standardize diagnostic terms and to make reliable international and interregional comparisons. For this to succeed epidemiologists must be involved.

Consideration should be given to setting up an epidemiological and health statistics unit within the EC which would publish reports on health and health services covering the whole community.

Acknowledgements

I am greatly indebted to the 73 epidemiologists in the nine countries visited who talked to me about epidemiology and to a further 21 who wrote to me. I am also grateful to members of the COMAC EPID committee of the EC and its secretary Dr. A. E. Baert who helped to arrange my visits. There were many other centres and epidemiologists in the EC I would have liked to have visited had there been time. The views expressed and the recommendations made are my own and are inevitably based on incomplete information but I believe that the broad picture presented is generally true. This report must not be taken as representing the views of COMAC EPID or the EC.

Address for the full report:

Dr. V. Thévenin,
Commission of the European Communities,
DG XII/F/3 (SDM 3/55)
200 rue de la Loi,
B-1049 Brussels, Belgium.

References

1. Van Etten G, Rutten F (1983) Health policy and health services research in the Netherlands. Soc Sci Med 17: 119-126
2. Heller RF, Kelson MC (1982) Respiratory disease mortality in agricultural workers in eight member countries of the European community. Int J Epidemiol 1982; 11: 170-174
3. Kelson MC, Heller RF (1983) The effect of death certifications and coding practices on observed differences in respiratory disease mortality in eight EC countries. Rev Epidem Sante Publ 31: 423-432

1.4 Setting Objectives for Public Health*

L. Breslow

Introduction

In 1966 the World Health Organization (WHO) established as an objective the interruption of smallpox transmission throughout the world by 31 December 1976 [24]. The last known case actually occurred in Somalia 26 October 1977, except for two laboratory infections in England during 1978. That tremendous success, the global eradication of a major disease practically on schedule, dramatized the potential for deliberately setting public health objectives and achieving them. Public health endeavor has long been guided by at least implicit objectives. For example, during the 1950s and 1960s American health leaders commonly referred to the substantially lower infant mortality rates that the Scandinavian countries had attained; and public health professionals in the United States internalized these rates as appropriate for "advanced" countries. They became a tacit objective for this country. In tuberculosis control, the ratio of reported cases to deaths from the disease was often taken as an indication of progress during the days when case-finding and isolation were the principal means of combatting tuberculosis. Higher and higher ratios (3 : 1, 5 : 1, 10 : 1) were implicitly adopted as guidelines. Also, immunization of 80 % of a community's children was widely accepted as sufficient to preclude significant outbreaks of disease for which antigens were available.

International Developments

Many countries have begun to establish more explicit and comprehensive objectives as a key element of national planning for health. They are projecting the control of communicable diseases and look forward to comparable, systematic approaches to the chronic diseases and other health problems [3]. Thus, the USSR in its Five-Year

---

*First published in (1987): Ann Rev Public Health 8: 289-307

Plan for Public Health 1971 - 1975 proposed improved mental and physical health generally with priority to be given to the infectious diseases and to the health problems of children and the elderly. The Pan American Health Organization (PAHO) proposed in 1972 a Ten-Year Plan for the Americas (1971 - 1980) in which the significance of health to national development was emphasized. The PAHO document called for improvements particularly with respect to infectious diseases and maternal and child health, but it also noted with concern the chronic disease problems that affected primarily older people. In Sweden the National Board of Health and Welfare in 1973 proposed better integration of services for those needing long-term care, and the development of local health centers.

The 1974 Lalonde Report, A New Perspective on the Health of Canadians, broke new ground in national planning for health by outlining a health field concept embracing human biology, environment, lifestyle and health care organization [12]. Based on that concept, the report said that "the Government of Canada, in cooperation with others, will pursue two broad objectives:

1. A health promotion strategy, aimed at cultivating more individual and organizational responsibility
2. A regulatory strategy, for using governmental powers to reduce hazards
3. A research strategy, to discover and apply new knowledge
4. A health care efficiency strategy, directed toward balancing cost, accessibility, and effectiveness
5. A goal-setting strategy for raising the level of health and improving the efficiency of the health care system

For each of these strategies, the report outlined possible courses of action, 74 in all. These included, for the goal-setting strategy, "the development of specific reductions in the incidence of major mortality and morbidity" and "the establishment of specific dates by which reductions in mortality and morbidity are to be achieved."

Building on these and many other national health endeavors, and seeking an international perspective, the WHO in 1979 launched its Global Strategy for Health for All by endorsing the Alma-Ata Report and Declaration [25]. The WHO invited its member states to act individually in formulating national strategies. Responding to this WHO call, all regions of the world and many individual nations formulated strategies for health [26]. There after, the WHO Seventh General Programme of Work, for 1984 - 1989, specified that by 1989 "all countries will have strengthened or expanded programmes for care during pregnancy, childbirth, childhood and adolescence, including family planning, with the aim of ensuring that at least two-thirds of births are attended by trained health workers, trained traditional birth attendants being also considered as such, and that at least 80 % of all children have access to essential preventive and curative care" [27].

Steps in the United States

Beginning in 1976, the Institute of Medicine, Natrional Academy of Sciences, prepared a series of background papers on various areas of the health field in the United States. The aim was to establish a base for policy development. A key paper in the Institute of Medicine series that used a conceptual framework similar to that of the Lalonde Report was devoted to health promotion and disease prevention [18]. The latter concept included consideration of the enviroment, embracing family structure as well as physical and socioeconomic aspects of the environment; behavioral factors in health and disease, specifically nutritition, physical activity, tobacco use, alcohol and drug abuse; and health care services. with attention to genetic, infectious, chronic mental, and oral diseases. In 1978 the Institute of Medicine brought togehter in a conference on health promotion and disease more than 100 health professionals already engaged in that rapidly growing type of endeavor. Organization and reports of the conference again highlighted three major points of intervention: health care services, environment, and lifestyle-behavior [9].

Following this initiative of the Institute of Medicine as well as other evidence of readiness for movement in the field, and with the close collaboration existing between the Institute of Medicine and the Office of the Assistant Secretary for Health, the Surgeon General formally asked the Institute of Medicine to review the state of the art in health promotion and disease prevention. This review was to serve as a "source of sound, scientific information on which to base preventive programs anmd policies" [20]. An integrative summary of the report resulting from that request, adhering to an outline provided by the Surgeon General, projected possible health advances for people in five periods of life: infants. children, adolescents and young adults, adults, and older adults. In accordance with strategies that had been suggested by the Surgeon General's office, actions for health were assembled intothree major categories: (a) personal preventive services, (b) health protection, and (c) health promotion. The volume of papers assembled, and then reviewed, by the Institute of Medicine provided a well-documented statement concerning the rapidly growing field of health promotion and disease prevention.

Simultaneously, the Surgeon General's report on health promotion and disease prevention, Healthy People, was published [23]. The latter document, based upon the evidence presented in the Institute of Medicine review, formulated a set of goals linked to the five periods of life, infancy through older adulthood. These goals included, for example, "To improve the health and health habits of adolescents and young adults, and, by 1990, to reduce deaths among people ages 15 to 24 by at least 20 percent, to fewer than 93 per 100,000." Note was taken of the increase in mortality in this segment of the population during the 1960's, and the substantially higher death rate among those in the United States aged 15-24 compared with their counterparts in Sweden, England and Wales, and Japan. Proposed as subgoals were reducing fatal motor vehicle accidents and reducing alcohol and drug misuse, along with attention to other important problems such as teenage pregnancy, sexually transmissible diseases, mental illness, suicide, and homicide.

The 1979 report Healthy People detailed 15 priority areas for health, elaborating the three action categories noted above as follows:

1. Personal preventive services (family planning, pregnancy and infantcare), immunizations, sexually transmissible disease services, high blood pressure control
2. Health protection (toxic agent control, occupational safety and health, accidental injury control, fluoridation of community water supplies, infectious agent control)
3. Health promotion (smoking cessation, reducing misuse of alcohol and drugs, improved nutrition, exercise and fitness, and stress control).

These several documents [9, 18, 20, 23] constituted a rallying force for the development of public health objectives in the United States. Particularly the Surgeon General's report Healthy People, widely circulated among public health personnel, focussed attention on the major, current health problems and presented a strategy for dealing with them. Proposing specific quantified goals for the five periods of life stimulated thinking about the several objectives that would have to be established as steps toward reaching the more general goals.

Responding to the WHO global strategy for health, Mason et al. have more recently proposed a set of ten "global goals," some international and some national for the United States [13]. These include, for instance, reducing the international infant mortality rate to less than 50 per 1000 live births, freeing all children of vaccine-preventable diseases, and continuing the decline of heart disease death rate in the United States at about 2 % a year.

Objectives Beyond Reducing Mortality and Morbidity

Until recent years essentially the sole purpose of public health has been to curtail premature mortality and morbidity in the community, and, of course, that is still a major thrust. As objectives for that effort one can propose that certain death, incidence, and prevalence rates be achieved by a given time. Thus one may determine to lower the total death rate to a particular level, to reduce infant mortality or coronary heart disease mortality by specified amounts, or to reach a particular measles incidence rate or extent of blindness in a defined population. Inasmuch as trend data concerning such phenomena and at least some of the factors influencing them were generally available by the late 1970s, it seemed possible to establish quantified targets for many aspects of public health work in such countries as the United States.

In addition to control of diseases and their consequences, however, public health is now also beginning to address the issue of health enhancement. This move is inspired in part by the WHO definition of health, "physical, mental, and social well-being, not merely the absence of disease and infirmity." It also derives from the fact that most people in the advanced, industrialized nations now live into their 70s and 80s, largely free of illness. for example, the US National Health Interview Survey disclosed that in January-June 1984 among persons living in the community, of both those 65-74 years of age and those 75 years and over, 16 % perceived their health to be excellent; 19 %, very good; and an additional 31-32 %, good [17]. Only 21 % regarded their health as fair, and 11 - 13 % as poor. People are thus entering a situation in which they can be, and are becoming, concerned about health in a positive sense. Beyond the control of disease, a substantial proportion of them are advancing toward, or maintaining, a high level of health. Although a public health response to this current health situation is getting under way, indices of health in the new connotation are not yet well formulated and certainly not standardized. Nor are data yet available for setting objectives regarding health in this expanded positive sense.

In addition to this category of objectives, however, it is possible and desirable to set objectives regarding intermediary factors that are known to influence health. These include biological factors such as being born with Down's syndrome; environmental factors, for example, exposure to asbestos; behavioral factors such as excessive consumption of alcohol; and appropriate medical care, for example, immunizations. These areas are generally accepted as being in the health sector, that is, in the domain of public health. Other elements of life and social endeavor such as income and education, of course, strongly influence health. These factors, however, even though exerting a profound effect on health and therefore being of great interest to public health professionals, are regarded as separate from the immediate public health sphere.

Thus, objectives can be developed for intermediary aspects of health when their relationships to ultimate health are well established, as in the examples cited. These mediators of health constitute what are now often called risk factors: lead in the atmosphere, cigarette smoking, low birth weight, high blood pressure, obesity, and the like. Risk factors include (a) deviations from a healthy bodily state, which can be ascertained by physical measurements, such as high blood cholesterol; (b) unhealthy lifestyle behavior, for example, consumption of excessive dietary fat; and (c) exposure to physical or social environmental conditions that are unfavorable to health, such as high fat meat being the principal available form of that food. These environmental, behavioral, and bodily risk factors may be interrelated, as when ready availability of high fat meat leads to excessive fat consumption and thereafter high blood cholesterol.

Beyond health status indices and risk factors as objectives for public health, it seems desirable to add public knowledge about health problems. Such knowledge underlies to a considerable extent people's health-related behavior and whatever can be achieved thereby for health. Also, of course, objectives in personal health services and environmental protection should be considered.

Thus health objectives may include specific attainments not only in regard to health status but also concerning health risk factors, and the extent to which certain types of health-related knowledge (and attitude), personal health services, and environmental protections have been achieved.

Why set Health Goals?

Having briefly noted the nature of health objectives, it may be useful next to examine briefly the purpose in setting them. Probably the most important is to serve as a guide to action by public health agencies of all kinds. In the present state of knowledge, behavioral, medical, and environmental measures comprise the three principal modalities for influencing health problems (Table 1). A comprehensive approach to essentially any health problem entails all three avenues of approach. The problems mentioned in the table are merely illustrative. Obviously these three ways of improving health are not completely separable. For example, a physician providing medical care may seek to educate his patient about diet (behavior), or specify a change in work (environment). Educational and environmental measures for health are largely preventive in their intent; medical intervention is partially and increasingly so.

Analysis of health problems and consideration of means for solving them are inherent in setting objectives. Determining priorities for action comes next. This path is exposed, among others, by those who seek management by objectives [5]. It focusses effort on measureable accomplishment, with feedback from results to revision of objectives, priorities, and resource allocations.

Table 1. A strategy for improvement of health by disease control

Health problem	Medical care	Enviroment measures	Educational measures
Trauma from automobile accidents	Ambulance, first aid, and emergency medical service; definitive medical care and rehabilitation	Construction of streets and high- ways; design and construction of automobiles; road signs and obstacles	Driver training; avoi - dance of alcohol and other drugs, fatigue, and anger while driving
Dental caries	Dental care	Fluoridation; reduce Prudent diet; brush production and promotion of re- fined carbohy- drates	Prudent diet; brush teeth; use topical fiuoride, sealant
Myocardial in- farction	Sreen and treat for risk factors; ambu- lance service; coronary care units	Alter food supply to reduce intake of foods that raise blood-cholesterol level	Exercise, prudent diet, stop cigarette smoking
Lung cancer	Detect and treat dis- ease early	Reduse occupational exposures; reduse promotion of cigarettes	Stop cigarette smok- ing
Infant deaths	Routine pediatric care	Maintain home hygiene; assure safe water and milk	Good diet, proper mothering

Adapted from [28]

Too often public health workers have been satisfied with proclaiming general aims, that is, some direction of effort. For the most effective work it is essential also to define the specific achievements to be sought within a certain time, the objectives of public health action. In addition to serving as a guide to action, the development of objectives yields a research agenda for public health. It highlights the information needed to facilitate the education, services, and regulations that comprise the principal arms of public health.

Methods for Setting Health Objectives

In determining objectives for public health it is necessary first to define the population under consideration. One may establish objectives for the whole of a population or a particular segment of it. For example, demographic and health data for the residents of a geographic area may indicate a need for objectives pertaining to persons of a certain age or racial/ethnic group. A basis step in formulating objectives is to determine the categories and measures of achievement that are to be used. Are the objectives to be defined and expressed in rates of disease incidence and mortality, or the occurrence of risk factors, or in some other way, or in some combination?

Whatever the items and forms of measurement, it is essential to start with what is known about the current health status and trends in the population of concern. Thus if one desires to set an objective for reduction of motor vehicle fatalities, it is first necessary to assemble whatever information is available about the current rate of such events and the trends over time. Projection of such trends yields an initial approximation of what the rate is likely to be at some specified future time without any intervention in the situation.

Analysis of the trends themselves must then be extended to include consideration of the factors that are responsible for the trends. In the case of motor vehicle fatalities, design of automobiles, speed, driving while intoxicated, use of seatbelts, and possibly other factors would be important. The time relationships involved are critical in setting objectives. Laws against driving while intoxicated, and vigorous enforcement of them, would promptly reduce motor vehicle fatalities. The design and introduction of safer vehicles, however, would be expected to have an effect only over a period of several years.

From such knowledge and analysis one can proceed to estimate what could reasonably be accomplished in a given time with a certain course of action. Taken into account are both the acceleration of favorable trends and the retardation of unfavorable ones, as well as what is known about the effectiveness of the public health action that could be taken. Of course, one must also consider the influences on the situation from sources outside of public health. Thus, in regard to motor vehicle fatalities, the impact of gasoline price on speed and miles driven would merit attention. The potential of new technology such as air bags needs consideration, beyond the usefulness of presently available technology.

Making the estimates and other judgments involved in setting health objectives is a complex task. Expertise of many kinds, and from essentially all of the public health disciplines, is often required. An agency undertaking the task usually assembles both its own experts and whatever others are available from outside. Moreover, acceptance of the objectives as a basis for action by the various parties that may contribute to their attainment depends upon the extent to which these partiesview them as sensible. In the United States, public health agencies include governmental and voluntary organizations and professional associations. Involvement of this entire framework in the formulation of objectives enhances the likelihood that every necessary element will join in the mobilization toward achieving them. Those in a position to make decisions about whatever is ultimately done to reach the objectives are usually significantly affected by participation in the process of experts whose competence they respect, and particularly their own experts.

Therefore, in setting objectives public health leaders typically seek assistance from as wide an array of talent and viewpoint as possible. Even though technical expertise underlies the process, judgment about what is attainable is paramount. Statistical methods can be used to project trends in various aspects of health and related variables, but simple projection is, of course, not sufficient. Thereafter one must estimate what favorable alteration of the trends could reasonsably be anticipated by applying present knowledge. Decision about feasibility of objectives will, of course, reflect tendencies toward optimism or pssimism about influencing underlying factors as well as awareness of potential accomplishment. Retarding unfavorable trends such as the increase of lung cancer among females in the United States desverves attention along with accelerating the current tendency toward decline of that same disease among males up to age 55. It is important to stress that the intent of setting objectives is not to predict what would happen if present trends continue, but to indicate what could be achieved with proper mobilization of ressources

Finally, setting health objectives once is not enough. That step should be merely the start of a system that includes systematic monitoring, with feedback from public health action programs, and periodic revision.

Health Objectives for the United States

Taking advantage of the momentum generated by the publication of Healthy People, the Department of Health, Education and Welfare (subsequently the Department of Health und Human Services) in 1979 sponsored a conference of experts from governmental and private sectors to draft a comprehensive statement on what might be achieved in the priority aspects of public health. Targeted on the 15 areas identified in Healthy People, the draft papers were assembled and widely circulated for comment. Thereafter, revised material from the draft documents was placed in a common format and published as Promoting Health/Preventing Disease: Objectives for the Nation [4]. Listed below are examples from that document of objectives to be sought by 1990 for each of the target areas:

Preventive Health Service

High Blood Pressure Control.

At least 60 % of the estimated population having definite high blood pressure (160/ 95) should have attained successful long-term blood pressure control, i.e., blood pressure at or below 140/90 for 2 or more years. (High blood pressure control rates vary among communities and states, with the range generally being from 25% - 60% in current data.)

Family Planning.

The fertility rate for 16-year-old girls should be reduced to 25 per 1000. (In 1978, there were 31.8 births per 1000 for this age group.)

Pregnancy and Infant Health.

The maternal mortality rate should not exceed 5 per 100.000 live births for any county or for any ethnic group, e.g. , Black, Hispanic, American Indian. (In 1978, the overall rate was 9.6: the rate for Blacks was 25.0; the rate for Whites was 6.4; the rate of American Indians was 12.1; the rate for Hispanics is not yet available separately.)

Immunization.

At least 90 % of all children should have completed their basic immunization series by age 2 - measles, mumps, rubella, polio, diphtheria, pertussis, and tetanus. (In 1978, completion varied from 50 % to 90 %.)

Sexually Transmitted Diseases.

Every junior and senior high school student in the United States should receive accurate, timely education about sexually transmitted diseases. (Currently, 70 % of school systems provide some information about sexually transmitted diseases, but the quality and timing of the communication varies greatly.)

Health Protection

Toxic Agent Control.

At least 95 % of the population should be served by community water systems that meet federal and state standards for safe drinking water. (In 1979, the level was 85%- 90% for the National Interim Primary Drinking Water Standards.)

Occupational Safety and Health.

At least 25 % of workers should be able, prior to employment, to state the nature of their occupational health and safety risks and their potential consequences, as well as be informed of changes in these risks while employed.

Accident Prevention and Injury Control.

The proportion of automobiles containing automatic restraint protection should be greater than 75 %. (In 1979, the proportion was 1 %.)

Fluoridation and Dental Health.

At least 95 % of the population on community water systems should be receiving the benefits of optimally fluoridated water. (In 1975, it was 60 %.)

Surveillance and Control of Infectious Diseases.

The annual estimated incidence of hepatitis B should be reduced to 20 per 100.000 population. (In 1978, it was estimated to be 45 per 100.000 population.)

Health Promotion

Smoking and Health.

Laws should exist in all 50 states and all jurisdictions prohibiting smoking in enclosed public places, and establishing separate smoking areas at work and in dining establishments. (In 1978, 31 states had some form of smoking restriction laws.)

Misuse of Alcohol and Drugs.

The proportion of women of childbearing age aware of risks associated with pregnancy and drinking, in particular, the fetal alcohol syndrome, should be greater than 90 %. (In 1979, it was 73 %.)

Nutrition.

Growth retardation of infants and children caused by inadequate diets should have been eliminated in the United States as a public health problem. (In 1972 - 1973, it was estimated that 10 % - 15 % of infants and children among migratory workers and certain poor rural populations suffered growth retardation due to diet inadequacies.)

Physical Fitness and Exercise.

The proportion of adults 28 to 65 participating regularly in vigorous physical exercise should be greater than 60 %. (In 1978, the proportion who regularly exercise was estimated at over 35 %.)

Control of Stress and Violent Behavior.

The rate of suicide among people 15 to 24 should be below 11 per 100.000. (In 1978, the suicide rate for this age group was 12.4 per 100.00

Detail Needed for Each Health Effort

The document reviews for each of the 15 areas of health endeavor the nature and extent of the problem; prevention/promotion measures, including education, services, technology, and legislation; specific national objectives for 1990 in terms of improved health status, reduced risk factors, improved public/professional awareness, improved services/protection, improved surveillance/evaluation; the principal assumptions; the data necessary for tracking progress.

For example, the document asserted that cigarette smoking has become "the single most important preventable cause of death and disease" [4], responsible for more than 300.000 deaths and annually in the United States. It also noted that 10 years after people quit smoking, their death rates from smoking-related causes approach those of nonsmokers. The percentage of adult men who smoked regularly declined from 53 % to 38 % between 1955 and 1978; the proportion of women who smoked reached a maximum of 33 % in 1965, declining to 30 % by 1978. Smoking is less prevalent among the better educated. Various measures are outlined to reduce smoking, including education, information, fiscal, and regulatory.

Although specification of reduced rates of smoking-related conditions to be achieved by 1990 did not appear feasible, reduced smoking would presumably yield reduction of those conditions in due course. the document proposes reduction in the proportion of adults who smoke to less than 25% by 1990, compared to 33% in 1979, and reduction in the proportion of young people aged 12 - 18 years who smoke from 11,7 % in 1979 to below 6 % by 1990. Also, quantified objectives were proposed for various measures that would help achieve the 1990 smoking objective, for instance, offering at least 35 % of all workers smoking cessation programs by 1990, compared with 15 % of US business firms offering such programs in 1979.

Bold and forward-looking as were these 1990 objectives stated in 1980, a certain lack of refinement was to be expected in this initial effort. In the worksite smoking cessation program objective, no consideration seems to have been given to the fact that, at present, larger firms rather than smaller ones tend to have such programs; thus the objective in that regard may be somewhat misleading. Oftentimes the objectives were expressed in essentially qualitative terms, portending difficulty in measuring accomplishment. For example, by 1990 "the proportion of adults 18 to 65 participating regularly in vigorous physical exercise should be greater than 60%. (In 1978, the proportion who regularly exercise was estimated at over 35 %.)" The vagueness of "vigorous physical exercise" will preclude ascertaining accurately the extent to which the objective ist met.

Moreover, the 1980 publication Health Promotion/Disease Prevention afforded no significant, specific attention to the major diseases affecting people in the United States, such as cancer and heart disease. Another national health document,

National Health Planning Goals - The National Service Act and prepared in 1980, did list specific objectives for heart disease and stroke [10]. These, however, were not as systematically formulated as the objectives listed in Promoting Health/ Preventing Disease. Perhaps mention of cancer and cardiovascular disease was omitted because national efforts against these major conditions have been focused in the National Institutes of Health. Leaders of that agency historically have eschewed any consideration of disease control as an encroachment on their research commitments.

In recent years the Institutes appear to have been modifying that position. Thus the National Heart Lung and Blood Institute has supported investigations of community-wide intervention to control cardiovascular disease in small cities of Minnesota, California. and Rhode Island [1, 6, 11]. These population-focused ventures involve the same type in Promoting Health/Preventing Disease. The ventures themselves have been presented in a research mode, that is, they are designed to test hypotheses that objectives regarding cardiovascular disease can be achieved by a certain pattern of intervention.

More explicitly, Vincent DeVita as Director of the National Cancer Institute has announced as an objective the reduction of cancer mortality in the United States by 50 % by the year 2000. A report elucidating that objective has outlined how "a reduction in the mortality rate of 25 % to 50 % from the 1980 level is possible through full and rapid application of existing knowledge of cancer prevention, screening and detection, and state-of-the-art treatment methods" [15]. Table 2 summarizes the potential. The report includes intermediate objectives, the rationale supporting them, and recommended actions in prevention, screening, treatment, and surveillance.

State Efforts

Announcing health objectives for the whole country and popularizing them through national health leadership circles constitutes, of course, only a start toward achievement. In the federal system of the United States, the states then customarily undertake comparable efforts and carry the process to the community or at least regional level. Among the states, Texas has taken the lead regarding health objectives, essentially replicating the national exercise that was undertaken in 1979 - 1980 by the Public Health Service [21, 22]. With individuals from private and public health interests around the state and utilizing extensively the University of Texas School of Public Health resources. Texas is now moving toward implementation of actions aimed at achieving the objectives and tracking the effect of those actions. Several states have assembled base-line data and otherwise explored the possibility of establishing state health objectives. For example, California has gathered and published data concerning how that state compares with the nation as a whole in regard to the 57 health status objectives included in the national report [2]. Generally, but with some notable exceptions, health in California appears better

Table 2. Estimated reduction by year 2000 in cancer mortality rate[a,b]

Objective	Method	Estimated reduction (%)
Prevention	Diet: fat reduction to 25% of total calories; fiber increase to 20-30 g/day	8
	Smoking: reduction in adult smoking prevalence to 16%	
	If achieved in years 2000	8
	If achieved in year 1990	15
Screening[c]	Achievement of objectives (specified elsewhere in report)	3
Treatment	Application of current state-of-the-art treatment for specific cancer sites (specified elsewhere in report)	
	with no future changes in state-of-the-art therapy	10
	with current trend in state-of-the-art survival (0.5% per year, all sites) maintained	14
	with accelerated gains in state-of-the-art treatment (1.5% per year, all sites)	26
Total range of mortality reduction		25-50[d]

[a] Reduction is calculated from the projected rate for the year 2000 and is based on achievement of the objectives. All rates are age-adjusted to 1980

[b] From [15]

[c] Only females were considered for screening

[d] Range accounts for interdependence of objectives, e.g. the effect of breast cancer screening is reduced due to prevention

and risk factors less threatening than in the United States as a whole. Thus, in California infant mortality and neonatal death rates are lower, as is mortality from cancer, coronary heart disease, and stroke; cigarette smoking is lower and exercise more prevalent. The trend data indicated that of the 57 national health status objectives, nine are already met; ten more are expected to be met if recent trends continue; whereas 11 are not expected to be met. The rest of the projections could not be calculated. It should be noted that these are merely projections of recent trends - not statements of objectives.

Michigan has linked the formulation of health and health risk objectives enunciated nationally to the move toward health care cost containment in that state [7, 14]. Responding to an initiative of the state legislature, the Michigan Department of Public Health observed that "a number of studies have shown conclusive evidence that many of health problems affecting our citizens are preventable through changes in behavior. The publication, Healthy People, issued by the Surgeon General clearly demonstrates that the way we eat, drink, and smoke, the atmosphere to which we are exposed, and our ability to deal with emotional problems have a direct impact on our health" [14]. The Department proposed establishing (a) a Center for Health Promotion to serve as the scientific arm of the Department's health promotion and prevention program; (b) community health agencies to assure access to health promotion services; (c) a mass media program; and (d) specific community risk reduction programs; for instance nutrition, tobacco use, physical fitness, hypertension. For each risk factor there are listed the health problem, target population, prevalence of risk factor, intervention, cost of intervention (based on Michigan Community experience), outcome (based mainly on achieving 1990 objectives for the nation), and benefit/cost (expressed in dollars) [14].

A recent review of state activities directed toward setting health objectives, including eight state case-studies and one covering the New England region, indicates that the federal initiative is attracting substantial state participation [8].

Tracking Progress

Determining health objectives on the basis of trends and estimates of possible accomplishment should, of course, be supplemented by obtaining and publicizing data concerning progress. That permits evaluating what has been accomplished and estimating the potential for further progress as a step toward adjusting priorities and action. Ideally the process should be continuous, with synchronization of data system to the objectives in order to enhance decisions about health programs.

As yet in the United States this synchronization is still fairly crude, largely due to inadequate resources for health data work. Important advances, nevertheless, are being made. Since 1975, in the series Health, United States, the National Center for Health Statistics has published an annual volume, most recently for 1985, that includes trend data on health status and some risk factors for health as well as information concerning personal health services [16]. In addition, for more than a quarter century the National Center for Health Statistics has conducted the national Health Interview Survey and published data from it regarding health knowledge and behaviour as well as self-reported health status and related lifestyle factors and other matters of health interest. Relating data from the National Health Interview Survey to the 1990 objectives was the highlight of a recent publication in that series [19]. It provides information concerning general health habits, injury control, high blood pressure, stress, exercise, smoking, alcohol use, dental care, and occupational safety and health.

From these documents and from the 1980 statement of health objectives for the nation, one can begin to assemble a table indicating progress toward the objectives (Table 3). For some items, such as infant mortality, adult cigarette smoking, and homicide among young Black males, progress seems reasonably on target. Teenage births, however, have not been declining in a recent years, although the trend in legal abortion seems to have stabilized during the early 1980s after a considerable increase during the 1970s [19].

Besides the US government publications with data on trends in health and health factors, other pertinent information is becoming available. The latter includes findings published from national surveys conducted by several private public opinion research organizations. Moreover, with technical assistance provided by the Centers for Disease Control, more than half the states have carried out surveys of risk factor prevalence.

Table 3. Examples of progress toward health objectives[a]

	Status 1950	Status 1970	Status 1978	Status 1983	Objective 1990 (set in 1980)[b]
Infant mortality (per 1000 live births)	29,2	20,0	13,8	11,2	9,0
Teenage birth rate (per 1000)					
age 15-17	40,7	38,8	32,2	32,0	
age 15			14,2		10
age 16			31,8		25
age 17			52,1		45
Homicide rate, black male age 15-24 (per 100 000)	58,9	102,5	72,5[b]	66,8	60[b]
Cigarette smoking (%)					
adult males	52,4 (1965)	41,9 (1976)	38,3 (1980)	32,0 (1985)[c]	
females	34,1 (1965)	32,0 (1976)	29,4 (1980)	28,0 (1985)[c]	
total population			33,0 (1979)[b]		25

[a] From [16] unless otherwise specified
[b] [4]
[c] [19]

Conclusions

Public health continually adjusts to the pattern of health and disease that confront communities. It also seeks to incorporate appropriate new technology and approaches into its activities. In this dynamic process, ultimate goals, such as smallpox eradication, are formulated; aims, that is, directions of effort, are set, for example, vigorous exercise by more people; and finally objectives are established for attainment of quantified and time-specific attainments, as reducing prevalence of cigarette smoking adults to 25 % by 1990.

As planning for further control of major conditions that create ill health proceeds toward the end of the twentieth century, specific objectives for public health endeavor are assuming greater importance. Concrete guideposts are needed to evaluate progress and determine further steps. Charting the course is underway globally, among nations, and locally.

References

1. Blackbury H, Luepker RV, Kline FG, Bracht N, Carlow R, et al (1984) The Minnesota heart health program: a research and demonstration project in cardiovascular disease prevention. In: Matarazzo JD et al (eds) Behavioral health. Wiley, New York, pp 1171-1178
2. Center for Health Statistics, Dept Health Services (1981) National health status objectives for 1990: an assessment of California. Dept Health Serv, Calif Sacramento
3. Dept. Health, Education and Welfare (1977) Baselines for setting health goals and standards. US GPO, Washington DC (DHEW publ no (HRA) 77-640)
4. Dept. Health and Human Services, Public Health Service (1980) Promoting health/preventing disease: objectives for the nation. US GPO, Washington DC
5. Drucker PF (1981) Toward the next economics and other essays. Harper and Rowe, New York
6. Farquhar JW, Fortmann SP, Maccoby N, Wood PD, Haskell WL, et al (1984) The Stanford five city project: an overview. In: Matarazzo JD et al (eds) Behavioral health. Wiley, New York, pp 1154-1165
7. Prevention subcommittee of the ad hoc medical and health provider advisory committee (1984). Health care cost containment: a preventive approach. Lansing, Mich (Final report to the Senate Committee to study health care cost containment)
8. Hastings A, Beyna L (1985) A review of state activities related to the Surgeon General's health promotion and disease prevention objectives for the nation. Intergovernmental Health Policy Project, George Washington University, Washington DC
9. Instituts of Medicine, National Academy of Sciences (1978) Conference on health promotion and disease prevention. Vol 1, Themes; vol 2, Summaries. IOM, Washington DC (IOM publication 78-002, 78-003)
10. Health Resources Admin.; Public Health Service; Dept. Health and Human Service (1980) National health planning goals - The national guidelines for health planning. Public Health Serv, Washington DC
11. Lasater T, Abrams D, Artz L, Beaudin P, Cabrera L, et al (1984) Lay volunteer delivery of a community-based cardiovascular risk factor change program: the Pawtucket experiment. In: Matarazzo JD et al (eds) Behavioral health. Wiley, New York, pp 1166-1170
12. Lalonde M (1974) A new perspective on the health of Canadians. Ministry of National Health and Welfare, Ottawa
13. Mason GO, Katz M, Lord KS (1985) Visions of the Year 2000. Am J Prev Med 1:4-10
14. Michigan Dept. of Public Health (1985) Health promotion: a preventiveapproach to cost containment. Mich. Dept. Health, Lansing
15. National Cancer Inst (1986) Cancer control objectives for the nation 1985 - 2000. NIH, Bethesda (NCI monogr, NIH publ no 86-2880, no 2)

16. National Center for Health Statistics (1985) Health, United States, 1985. US GPO, Washington DC (DHHS publ no (PHS) 86-1232, Public Health Serv)
17. National Center for Health Statistics, Kovar MG (1986) Aging in the eighties. Advance data from vital and health statistics. Public Health Serv, Hyattsvill (No 115, DHHS publ no (PHS) 86-1250)
18. Nightingale EO, Cureton M, Kalmar V, Trudeau MB (1978) Perspectives on health promotion and disease prevention in the United States. Natl Acad Sci, Washington DC (staff paper)
19. National Center for Health Statistics, Thornberry OT, Wilson RW, Golden PM (1986) Health promotion data for the 1990 objectives, estimates from the national health interview survey of health promotion and disease prevention, United States 1985. Advance data from vital and health statistics no 126. Public Health Serv, Hyattsville (DHHS publ no (PHS) 86-1250)
20. Inst. of Medicine, Natl. Acad. Sci. (1979) Healthy people, background papers. US GPO, Washington DC (DHEW (PHS) publ no 79-55071A, Report to the Surgeon General)
21. Texas Board of Health (1984) Proc. Texas conf dis prevent health promotion 1990 objectives. Texas Board of Health, Austin
22. Texas Board of Health (1984) Texas health objectives for 1990: status report 1984. Texas Board of Health, Austin
23. Surgeon General (1979) Healthy people. US GPO, Washington DC (DHEW (PHS) publ no 79-55071, report on health promotion and disease prevention)
24. World Health Organization (1971) Handbook of resolutions and decisions of the World Health Assembly and the Executive Board. WHO, Geneva
25. World Health Organization (1978) Alma-Ata 1978. Primary health care. Health for all. Ser. 1. WHO, Geneva
26. World Health Organization (1981) Global strategy for health for all by the year 2000. Health for all. Ser 3. WHO, Geneva
27. World Health Organization (1982) Seventh general programme of work covering the period 1984-1989. WHO, Geneva
28. Breslow L (1973) Research in a strategy for health improvement. Int J Health Serv 3: 7-16

2 Universitäre Modelle in der BRD

2.1 Zur Idee von Public health und ihrer Realisierung in einer "Berliner Hochschule für Gesundheit"

B. Badura

In Sachen Sozialmedizin kann Deutschland, kann speziell auch Berlin auf eine bedeutende Tradition verweisen. Der junge Virchow, Grotjahn und Gottstein, um nur einige zu nennen, waren Wegbereiter eines öffentlichen Gesundheitswesens, das nach dem 2. Weltkrieg hierzulande politisch diskreditiert und wissenschaftlich perspektivlos dastand und seitdem durch das Wachstum der kurativen Medizin auch praktisch immer mehr ausgetrocknet wurde. Es kann daher kaum verwundern, daß die Wegbereiter eines "new public health" allesamt aus dem angelsächsischen Raum stammen, der bis heute in fast allen Teilbereichen von Lehre, Forschung und Praxis dieser Disziplin führend ist.

Wegbereiter eines "new public health"

In seinem Buch Mirage of health erinnert Rene Dubos Ende der 50er Jahre noch einmal daran, wie eng im ausgehenden 19. Jahrhundert das Interesse an Public health mit Theorie und Praxis sozialreformerischer Maßnahmen verbunden war. Folgt man dem Sozialhistoriker Florian Tennstedt, dann gab erst die Choleraepidemie 1892 in Hamburg den letzten Anstoß zum flächendeckenden Ausbau unseres öffentlichen Gesundheitswesens (Tennstedt 1981, S. 209). Es wäre ja - das sei nur nebenbei bemerkt - ein wirklich viel zu hoher Preis, wenn es aufs neue erst der massenhaften Verbreitung von Aids bedürfte, um unsere Gesundheitspolitiker nicht nur für Probleme der Kosten medizinischer Versorgung, sondern auch für Public health zu interessieren. Doch zurück zu Dubos.

"Sicherlich zeugte es von erheblicher Naivität", so schreibt er, "wenn die Sozialhygieniker im 19. Jahrhundert annahmen, nur ein Zurück zur Natur verspräche Gesundheit und Glück". Und er fährt fort: "Der moderne Mensch ist aber keineswegs weiser, wenn auch sehr viel hochmütiger, wenn er glaubt, der Königsweg zur Kontrolle aller Krankheiten läge in der breiten Anwendung naturwissenschaftlichen Wissens und medizinischer Technologie" (Dubos 1959, S. 25). Zwar hat die Medizin zur Bewältigung der Folgen von Industrie und Zivilisation beigetragen. Dubos bestreitet das nicht. Zu dem Zeitpunkt, als die moderne Labormedizin tatsächlich wirksame Heilmittel anbieten konnte, hatten jedoch die Sozialreformer einen Großteil der "Aufräumarbeit" bereits erledigt. Diese frühen Sozialreformer seien zwar "wissenschaftlich naiv", aber "praktisch überaus wirksam" gewesen (S. 23), stellt Dubos fest. Denn die großen mikrobiologischen Epidemien seien nicht durch Medikamente, sondern durch Hygiene und Sozialpolitik unter Kontrolle gebracht worden. Seine Hypothese lautet: Auch die modernen Massenkrankheiten wie Krebs, Herz-Kreislauf- und psychische Erkrankungen seien nicht, wie viele uns glauben machen wollen, durch medizinischen Fortschritt alleine zu bewältigen. "Es kommt vielmehr darauf an, die Ursachen dieser Erkrankungen in der physischen und sozialen Umwelt zu bekämpfen" (S. 163 f.)

Der englische Sozialmediziner Thomas McKeown hat, inspiriert durch Ivan Illichs Medical Nemesis, dieses Argument in seinem Buch über The Role of Medicine 15 Jahre später wieder aufgegriffen. Seine ausgedehnten medizinhistorischen Studien veranlassen ihn zur Bestätigung der These Dubos', daß entgegen der verbreiteten Meinung die in den vergangenen 100 Jahren zu beobachtende dramatische Verlängerung der Lebenserwartung nicht in erster Linie der Anwendung biomedizinischer Forschung zu verdanken sei, sondern vielmehr Verbesserungen in den Arbeits- und Lebensbedingungen und Veränderungen im menschlichen Verhalten. Sein Ergebnis ist radikal und zugleich eine zentrale Herausforderung an zukünftige Forschungen im Bereich der Epidemiologie und Gesundheitssystemanalyse: "Medizinische Forschung und medizinische Dienste sind fehlgeleitet; was die Gesellschaft für das Gesundheitswesen ausgibt, stellt eine entsprechende Fehlinvestition dar, da bei der Mittelverteilung von falschen Annahmen über die Grundlagen menschlicher Gesundheit ausgegangen wird. Man betrachtet den Körper als Maschine, die vor allem durch direkte Eingriffe in ihre internen Vorgänge vor Krankheiten und ihren Folgen geschützt werden könne. Diese Betrachtungsweise führte dazu, daß Umwelteinflüssen und persönlichem Verhalten - den wichtigsten gesundheitsrelevanten Faktoren - mit Gleichgültigkeit begegnet wurde." Und sie führte auch zur Vernachlässigung der Bedürfnisse der Mehrheit der chronisch Kranken und Pflegebedürftigen, da deren Probleme für klinische Interventionen, die ja im Zentrum des medizinischen Interesses stehen, keine Anwendungs-möglichkeiten bieten (McKeown 1981, S. 22).

Der 3. Wegbereiter eines "new public health" ist m. E. Archibald Cochrane. Cochrane vertritt in seiner 1972 erschienenen Studie über Effectiveness and efficiency die Auffassung, daß im modernen Wohlfahrtsstaat "jede wirksame Behandlung unentgeltlich erfolgen sollte" (S. 1). Unter "wirksam" versteht er eine Behandlung, die "den Verlauf einer bestimmten Krankheit zum Besseren beeinflußt" (S. 2). Moderne Gesundheitsdienste bieten seiner Meinung nach 3 sehr unterschiedliche Leistungen an: Sie behandeln, sie bieten Unterkunft und Verpflegung und sie gewähren psychosoziale Unterstützung und Pflege, die jeweils getrennt voneinander auf ihre Effizienz und Effektivität zu überprüfen wären. Cochranes eigene Überlegungen konzentrieren sich weitgehend auf die Wirksamkeit medizinischer Behandlung, nicht weil er psychosoziale Unterstützung und Pflege für weniger wichtig, sondern weil er zum Zeitpunkt der Niederschrift seines Manuskripts ihren Erfolg für weniger leicht meßbar hielt. Inzwischen sind wir ja auch hier - dank Fortschritten in der Sozialepidemiologie und Psychophysiologie - erheblich weiter.

Das gilt insbesondere für das Verständnis der Wechselwirkungen zwischen sozialen, emotionalen und physiologischen Prozessen und deren Messung mit Hilfe sozialer, psychischer und physiologischer Parameter. Die herkömmliche Erfolgsbeurteilung

Tabelle 1. Geschätzter Einfluß von 4 Faktoren auf die 10 wichtigsten Todesursachen vor Erreichen des 75. Lebensjahres (Angaben in %)
(Nach: U.S. Center for Disease Control 1980)

Todesursache	Faktoren			
	Lebensstil	Umwelt	Biologie	Gesundheitsdienst
Herzkrankheit	54	9	25	12
Krebs	37	24	29	10
Auto- oder Motorunfall	69	18	1	12
Andere Unfälle	51	31	4	14
Schlaganfall	50	22	21	7
Mord oder Totschlag	63	35	2	0
Suizid	60	35	2	3
Leberzirrhose	70	9	18	3
Grippe/Pneumonie	23	20	39	18
Diabetes mellitus	34	0	60	6
Alle 10 Ursachen zusammen	51	20	19	10

medizinischer Behandlung weist seines Erachtens 2 wesentliche Mängel auf: sie erfolgt ausschließlich an Klinikpatienten, und sie beruht oft auf subjektiven Urteilen der Behandelnden und nicht auf einer methodisch kontrollierten Erfassung von Erfolg oder Mißerfolg einzelner Therapien. Um wirksame und weniger wirksame Behandlungsformen voneinander unterscheiden zu können, plädiert Cochrane für eine rigorose Überprüfung kurativen Handelns mit Hilfe randomisierter Kontrollstudien. Tatsächlich hat die englische Sozialmedizin auf diesem Gebiet schon sehr früh Pionierleistungen vollbracht. Auf einen deutschen Cochrane warten wir bis heute vergebens - sieht man von den wenigen, weitgehend unbeachtet gebliebenen Untersuchungen des verstorbenen Hannoveraner Sozialmediziners Manfred Pflanz einmal ab. Nach Durchsicht der bis Anfang der 70er Jahre vorliegenden Wirksamkeitsstudien kommt Cochrane zu folgendem Schluß: "Alles in allem spricht sehr viel für die These, daß die erheblichen Mittel, die seit seiner Entstehung in den nationalen Gesundheitsdienst geflossen sind, kaum zu nennenswerten Verbesserungen bei der Therapie geführt haben" (S. 67). Der inflationären Zunahme medizinischer Behandlung stehe zudem eine verbreitete Geringschätzung psychosozialer und praktisch-pflegerischer Leistungen gegenüber.

Ich stimme Dubos, McKeown und Cochrane weder in allen Punkten zu, noch glaube ich, daß sie für alles, was uns beschäftigt, bereits die richtigen Antworten gefunden haben. Ich erinnere vielmehr an diese Autoren, weil ich der festen Überzeugung bin, daß sie wichtige und zukunftsweisende Fragen aufgeworfen und einer ersten, wenn auch keinesfalls abschließenden Analyse unterzogen haben. Streßforschung, Sozialepidemiologie, Medizinsoziologie, Gesundheitsökonomie,

Psychophysiologie und "Policy analysis" haben in den vergangenen Jahrzehnten neue Möglichkeiten praktisch relevanter Grundlagenforschung eröffnet, die es auch in der BRD energisch voranzutreiben und in Gesundheitsförderungsprogramme umzusetzen gilt.

Wenn Archibald Cochrane gleichsam das schlechte Gewissen der klinischen Medizin verkörpert, dürften Rene Dubos und Thomas McKeown als die Vorreiter einer neuen Gesundheitswissenschaft bezeichnet werden. Die Vertreter dieser Wissenschaft sind davon überzeugt, daß Verbesserungen im Gesundheitszustand breiter Bevölkerungsteile nicht mehr allein durch ein verfeinertes Verständnis medizinischer Probleme und durch bloßes Wachstum kurativer Dienste zu erreichen sind, sondern in erster Linie durch gesundheitsförderliche Gestaltung unserer soziotechnischen Umwelt und durch eine gesundheitsförderliche Lebensweise der Bürger. Unser medizinisches Versorgungssystem hat derartige Absichten und Fragestellungen bisher kaum zur Kenntnis genommen. Medizin gilt als Naturwissenschaft, Krankheit als verursacht durch Organpathologie. Die moderne Medizin will in erster Linie Krankheiten heilen, nicht sie verhindern. Fragen nach der Effizienz, Wirksamkeit und Angemessenheit medizinischer Einrichtungen und Behandlungsformen werden von der großen Mehrheit der Ärzte schlicht ignoriert - nicht aus böser Absicht, sondern aus ganz normaler Betriebsblindheit, unter der wir Spezialisten vermutlich alle leiden -, allerdings auf unterschiedliche Weise und in bezug auf unterschiedliche Probleme, was eben eine gegenseitige Korrektur unserer Sichtweisen und Arbeiten notwendig macht (Tabelle 1).

Orientierungshilfen der WHO

Die Weltgesundheitsorganisation ist die gegenwärtig sicherlich bedeutendste Public-health-Institution. Welche Orientierungen und Hinweise können wir von dort für unsere eigenen Bemühungen in der Bundesrepublik gewinnen? Die WHO definiert Public health als "Wissenschaft und Praxis der Krankheitsverhütung, Lebensverlängerung und der Förderung psychischen und physischen Wohlbefindens durch gemeindebezogene Maßnahmen" (1975). In der jüngst verabschiedeten "Ottawa-Charta" rückt "Gesundheitsförderung" ("health promotion") ins Zentrum dessen, was der Generalsekretär der WHO, Herr Mahler, als "new public health" bezeichnet. In der Ottawa-Charta heißt es dazu: "Ziel der Gesundheitsförderung ist es, Menschen zu befähigen, Kontrolle über ihre Gesundheit auszuüben und dadurch ihr physisches, psychisches und soziales Wohlbefinden zu verbessern" (Ottawa-Charta 1986). Der Begriff "Public health", sei es in seiner älteren oder neueren Version, hat also eine umfassendere Bedeutung als "öffentliches Gesundheitswesen". Darunter verstanden werden praktisch alle Fragestellungen und Gegenstände, die über die somatisch-medizinische Betrachtung von Gesundheit und Krankheit hinausgehen und sich auf ganze Populationen und Versorgungssysteme beziehen. Die Ottawa-Charta spricht in diesem Zusammenhang von einer "ganzheitlichen" und "sozialökologischen" Sichtweise sowie von "Politik", "Gemeinde" und "Arbeitswelt" als den zentralen Ansatzpunkten des "new public health".

Was nun ist - um schrittweise etwas konkreter zu werden - eine "School of Public Health"? Die WHO definiert sie als

> An institution with adequate resources which, in addition to research in public health and service to the community, provides a full-time course lasting not less than one academic year, or its equivalent, covering the subjects essential to the understanding of the various problems of public health and the concepts, organizations and techniques required for dealing with them, and which is open to members of the medical and allied professions seeking qualification in public health (WHO 1972).

Im Jahre 1971 bereits zählte das "World Directory of Schools of Public Health" weltweit 121 solcher Einrichtungen in 44 Ländern. Die eben zitierte Definition muß als Minimalbeschreibung begriffen werden. Zahlreiche der gegenwärtig 23 Schools of Public Health in den USA bieten ein wesentlich umfassenderes Programm in Forschung und Lehre und sind meist sehr angesehenen Universitäten zugehörige, jedoch von den jeweiligen medizinischen Fakultäten unabhängige Institutionen. Im Jahre 1984 sollen, einem unveröffentlichten Bericht der WHO entsprechend, weltweit 214 Schools of Public Health in mittlerweile 54 Ländern existieren.

Grundlegende Ausrichtung einer School of Public Health

Grundlegend für das Verständnis von Public health ist eine klare Abgrenzung bzw. komplementäre Zuordnung zur kurativen Medizin. Die kurative Medizin konzentriert sich ganz auf Diagnose und Therapie am einzelnen Individuum. Demgegenüber müssen Einrichtungen und Aktivitäten unterschieden werden, deren Hauptaufgabe im folgenden liegt: 1) in der Analyse und Diagnose der Gesundheitssituation nicht einzelner Patienten, sondern ganzer Regionen oder Populationen; 2) in der Planung, Gestaltung und Evaluation nicht einzelner Behandlungsmaßnahmen, sondern ganzer Therapieprogramme und Versorgungsstrukturen; 3) in der Entwicklung, Erprobung und Durchführung von Programmen zur Gesundheitsförderung und Prävention in Gemeinde und Arbeitswelt. M. Roemer, der selbst lange Jahre eine School of Public Health in den Vereinigten Staaten geleitet hat und in diesem Themenbereich auch als Berater der WHO fungiert, hat die Aufgaben einer School of Public Health einmal wie folgt umschrieben:

> Being concerned with populations, the orientation and educational programmes of schools of public health must be very different (im Vergleich zur kurativen Medizin - B. B.). Their tasks are mainly preventive and curative essentially in an organizational sense. The basic sciences of public health are not anatomy, etc., but statistics, sociology, economics, political science, nutrition, sanitary engineering, management, ecology, etc. The culmination of their curricula is in disciplines relevant to populations and communities: epidemiology, health education, disease control programmes, public health planning, health care management, applied nutrition, environmental sanitation, occupational hygiene, health information systems, and so on. Their major places of learning are not at laboratory benches or bedsides, but in communities, urban and rural, and at local, intermediate, and central levels. Of course, there are also certain biological aspects to public health, but its central goals and its daily tasks are social (Roemer 1985).

Ich selbst stelle mir die Aufgaben einer School of Public Health in der Bundesrepublik wie folgt vor:

1. Eine solche Einrichtung müßte in der Lage sein, längerfristige gesellschaftliche Trends zu beobachten und ihre potentiellen positiven und negativen Folgen für die Gesundheit der Bevölkerung aufzuzeigen.
2. Über die dafür relevanten Fragestellungen, Konzepte, Methoden und Techniken müßte an einer solchen Einrichtung ein permanenter und intensiver Dialog mit den entsprechenden natur- und sozialwissenschaftlichen Nachbardisziplinen gepflegt werden.
3. Da wir mittlerweile 13 % unseres Bruttosozialprodukts für Gesundheitsleistungen, die besser Krankheitsleistungen genannt werden sollten, aufwenden, müßte ein zentraler Aufgabenbereich in der Prüfung der Wirksamkeit, Wirtschaftlichkeit und Angemessenheit bestehender Versorgungsstrukturen liegen.
4. Ein wichtiges Element des "new public health" ist die Forderung nach einer kontinuierlichen Initiierung und Erprobung von Programmen zur arbeitswelt- und gemeindebezogenen Gesundheitsförderung. Hier müßte ein weiterer Schwerpunkt liegen.
5. Die Forderung nach sog. Health-impact-studies ist schließlich ein weiteres wichtiges Element des "new public health". Gemeint sind damit Studien, die sich mit den gesundheitlichen Folgen staatlicher Politiken beschäftigen, z. B. der staatlichen Technologie-, der Transport-, der Preis- und der Fiskalpolitik.

Umrisse einer "Berliner Hochschule für Gesundheit"

Die von einigen Kollegen und mir ins Auge gefaßte "Berliner Hochschule für Gesundheit" sollte ein bestimmtes Mindestmaß an Ausstattung nicht unterschreiten, dem internationalen Erkenntnisstand von Forschung, Lehre und Praxis entsprechen und den regionalen Versorgungsbedürfnissen gerecht werden. Gedacht ist an einen Ausbau in mehreren Stufen. Die 1. Ausbaustufe sollte folgende Kernfächer enthalten:
1. Medizinische und soziale Epidemiologie,
2. Biostatistik und empirische Sozialforschung,
3. Gesundheitssystemanalyse (insbesondere der Akutversorgung und Rehabilitation),
4. Gesundheitsförderung und Gesundheitserziehung in Arbeitswelt und Gemeinde.
In einer 2. Ausbaustufe sollten dann folgende Fächer hinzukommen:
5. Primärversorgung und Gesundheitsmanagement in den Entwicklungsländern,
6. Gesundheitssystemanalyse (insbesondere Politik und Ökonomie des Gesundheitswesens),
7. Gemeindepsychologie,
8. Ökologie und Gesundheit.

Eingedenk der Empfehlungen von Roemer sollten für die Einrichtung einer "Berliner Hochschule für Gesundheit" die Prinzipien der Interdisziplinarität, der

Unabhängigkeit und des Praxisbezugs unbedingt gewahrt werden. Unser Vorschlag läuft darauf hinaus, die "Berliner Hochschule für Gesundheit" (BHG) als eine Einrichtung an der Technischen Universität anzusiedeln.

Probleme, Kontroversen, Widerstände

Bei allem Enthusiasmus für Public health sollten wir in der Einschätzung möglicher Probleme und Widerstände keine Illusionen hegen. Ein erstes, möglicherweise schwerwiegendes Problem sehe ich darin, daß wir uns in Rivalitäten entzweien, statt uns gegenseitig abzustimmen und zu unterstützen. Wir sollten uns darüber einig sein, daß Public health weder eine Sache der Mediziner noch der Sozialwissenschaftlier allein ist, sondern nur im Geiste der Interdisziplinarität und Solidarität gedeihen kann. Mögliche Widerstände sehe ich gegenwärtig beim medizinischen Establishment, insbesondere bei den etablierten medizinischen Fakultäten, die hier am ehesten, m. E. zu Unrecht, Konkurrenz um Planstellen und um Forschungsmittel fürchten könnten und deren Sogeffekten Politiker bisher wenig Widerstand geleistet haben. Eine weitere mögliche Kontroverse sehe ich in der Frage, wer an einer solchen Hochschule zukünftig wird studieren dürfen; ob v. a. auch Nichtakademiker Zutritt haben sollten und dort Abschlüsse erwerben dürfen, z. B. Sozialarbeiter, Angestellte von Krankenkassen und leitendes Pflegepersonal. Ich bin unbedingt dafür, daß dies möglich wird, befürchte aber inneruniversitäre Widerstände.

Aus diesem und aus einer Reihe anderer Gründe müßte einer Hochschule für Gesundheit ein Sonderstatus eingeräumt werden, der sich deutlich vom Status einer Fakultät oder eines Fachbereichs unterscheidet.

In der Forschung ergeben sich die Schwerpunkte einer zukünftigen BHG aus den angegebenen Fachgebieten und einer noch im einzelnen zu erarbeitenden Forschungsplanung. Auch der praktische Teil gemeindebezogener Gesundheitsversorgung in Berlin muß noch im einzelnen durchdacht und ausgearbeitet werden. In der Lehre ist zu denken an 2- bis 4semestrige Aufbaustudiengänge für Jungakademiker, die sich dadurch eine Verbesserung ihrer Arbeitsmarktchancen versprechen sowie an gezielte Weiterbildungsangebote für im Gesundheitswesen bereits Beschäftigte (öffentlicher Gesundheitsdienst, Krankenkassen, Sozialversicherungen, Wohlfahrtsverbände, Selbsthilfeorganisationen, Pflegepersonal usw.). Eine solche primär wissenschaftlich fundierte Aus-, Fort- und Weiterbildung könnte das Lehrgebot der Akademien in Düsseldorf und München ergänzen und diese Akademien in ihrem Bestreben unterstützen, sich an der Erforschung ihres Aufgabengebiets zu beteiligen.

Zum Abschluß gilt es noch einmal hervorzuheben, daß bei der Diskussion um die Strukturreform im Gesundheitswesen in einem Punkte quer über alle Akteure hinweg Einigkeit besteht: nämlich darin, daß die wissenschaftliche Infrastruktur in Fragen der Gesundheitsplanung und der Gesundheitssystemanalyse hierzulande absolut unzureichend ist. Eine wissenschaftliche Qualifikation für nichtkurative Tätigkeiten im Gesundheitswesen ist in der Bundesrepublik derzeit nirgends möglich. Hier sind die Politiker, hier sind aber auch wir alle dringend gefordert.

Literatur

Cochrane AL (1972) Effectiveness and efficiency. Nuffield Provincial Hospitals Trust, London
Dubos R (1959) Mirage of health. Harper & Row, New York
McKeown T (1982) Die Bedeutung der Medizin. Suhrkamp, Frankfurt am Main
Ottawa-Charta (1986) Ottawa Charta on Health Promotion. WHO, Kopenhagen
Roemer M (1985) More schools of public health. In: Warning D (ed) Experience proceedings. Deutsche Stiftung für Internationale Entwicklung (DSE), Berlin, S 175-196
Tennstedt F (1981) Sozialgeschichte in Deutschland: Vom 18. Jahrhundert bis zum Ersten Weltkrieg. Vandenhoeck & Ruprecht, Göttingen
U.S. Center for Disease Control (1980) Ten leading causes of death in the United States. CDC, Atlanta

2.2 Die Medizinische Hochschule Hannover als ein Standort der Public-health-Idee in der Bundesrepublik

F. W. Schwartz

Zur Lage der Public-health-Idee in der Bundesrepublik

Ich möchte meine Betrachtung mit einer kurzen Besinnung auf den Status quo unseres bundesdeutschen Gesundheitswesens beginnen. Wenn wir die von der Mehrheit der europäischen Staaten akzeptierten 3 wesentlichen Punkte des WHO-Programms "Gesundheit für alle - 2000" zugrunde legen:

- der Bevölkerung Lebensjahre hinzuzufügen (also Vermeidung vermeidbarer Todesfälle),
- den Lebensjahren Gesundheit hinzuzufügen (also Vermeidung bzw. Reduktion von Krankheit und Krankheitsfolgen im Sinne sozialer oder beruflich definierter Behinderungen),
- mehr Gleichheit in den Gesundheitschancen für Teilgruppen unserer Bevölkerung und für Regionen zu erreichen

und daraus analytische Einzelfragen ableiten und auf die Bundesrepublik anwenden, so zeigen sich beachtliche und vermeidbare gesundheitliche Defizite in unserer Bevölkerung, obwohl wir zu den Ländern mit dem höchsten relativen Ressourcenverbrauch im Gesundheitswesen gehören.

Wenngleich unser Gesundheitswesen die Volkswirtschaften vieler industrieller Schwellenländer dem finanziellen Aufwand nach übertrifft, so ist andererseits unsere Datenlage, insbesondere für Feinanalysen und nach internationalem Standard, erstaunlich schlecht. Die von den Datenschützern kritisch beäugten bundesdeutschen Datenberge im Gesundheitwesen existieren, sind aber oft wissenschaftlich und erstaunlicherweise, selbst für die Verwaltungen unbrauchbar.

Unter der Federführung unserer Abteilung wurde dazu soeben eine bundesdeutsche Bestandsaufnahme unter Beteiligung vieler Institute abgeschlossen.

Allein dies ist eine Herausforderung an Wissenschaft und Management. Das Ergebnis kontrastiert geradezu bizarr mit der Tatsache, daß unser Gesundheitswesen in den letzten Jahren zu einem der stärksten sozial-staatlichen wie privaten Wachstumsbereiche geworden ist. Demographische Entwicklungen und erreichte und noch bevorstehende Effekte der Medizin werden weiter zum Anstieg der Zahl chronisch Kranker in der Bevölkerung führen. Die relative Inanspruchnahme durch die Kranken und die realen Kosten der Maßnahmen steigen. Die weitere Dynamisierung der Entwicklung ist leicht vorhersagbar. Wir sind für diese nicht gut gewappnet.

Die in den vergangenen Jahren in verschiedenen Ländern und in wachsender Zahl durchgeführten Studien zur Effektivität und zur Effizienz bestimmter Versorgungsleistungen haben vielfach Optimierungsdefizite deutlich gemacht. Der Bedarf an Wirkungs- und Nutzungsanalysen, ferner an Studien zu Gesundheitskosten und ihren Determinanten, auch in der Kombination als Kosten-Wirkungs-/Kosten-Nutzen-Analysen, ist gestiegen, ebenso der Bedarf an verbesserten Prognose- und Planungsinstrumenten und an verbesserten Steuerungs- und Evaluationsverfahren für implementierte Programme und Maßnahmen.

Ein Sonderproblem für die Bundesrepublik stellt die Dominanz des gesetzlich geregelten, umfassenden Krankenkassenwesens dar, mit der starken Zergliederung angrezender oder auch überschneidender Versorgungsbereiche durch weitere gesetzliche Kostenträger (Rentenversicherung, Unfallversicherungsträger). Die Dominanz dieser Systeme hat in der Bundesrepublik zu einer im internationalen Vergleich schwachen Entwicklung des öffentlichen Gesundheitsdienstes geführt. Dies und die traditionelle Fixierung der genannten sozialen Sicherungssysteme auf die kurative Versorgung hat zu Defiziten in präventiven und in (ambulanten) rehabilitativen Investitionen und Maßnahmen beigetragen. Eine Ausnahme bildet der umfassend geregelte Leistungsbereich der Berufsgenossenschaften, mit allerdings enger, kausal orientierter Zuständigkeit für den Arbeitsplatzbereich. Diese Defizite erschweren Ärzten und anderen gesundheitsbezogen tätigen Berufsgruppen und Trägern die Verwirklichung integrativer Versorgungskonzepte, sie belasten die Beteiligten mit hohem Verwaltungsaufwand und fördern ein sektorales Verwaltungsdenken. Wichtige Fragen nach der Wirksamekit und den Kosten nicht nur kurativer, sondern v. a. auch präventiver und rehabilitativer Angebote werden seit Jahren gestellt, bleiben aber unbeantwortet.

Ebenso ist unser Wissen über die Verteilung und die Teilursachen von verbreiteten Gesundheitsrisiken und Krankheitszuständen in der Bevölkerung und die Einwirkung von natürlichen, sozialen und insbesondere auch technischen Umweltfaktoren auf ihre Entstehung und ihren Verlauf unzureichend. Es besteht ein erhebliches Mißverhältnis zwischen den öffentlich und wissenschaftlich diskutierten gesundheitlichen Risiken und Belastungsfaktoren einerseits und unserem konsolidierten Wissenstand über den tatsächlichen Gesundheitszustand unserer Bevölkerung andererseits. Die dafür benötigte wissenschaftliche Infrastruktur im Bereich der Epidemiologie ist in der Bundesrepublik wenig entwickelt. Lange Jahre fehlte das Interesse der Forschungsförderer. Dies hat sich in den letzten Jahren entschieden gewandelt. Die Forschungsförderungsprogramme der Bundesregierung seit März 1983 ("Forschung und Entwicklung im Gesundheitswesen") haben einen günstigen Förderrahmen geschaffen. Nun fehlt aber die wissenschaftliche und personelle Infrastruktur für anspruchsvolle Vorhaben.

Die akademische Präsenz der Epidemiologie mit 4 Lehrstühlen [1] ist in der Bundesrepublik gering und im internationalen Maßstab, gemessen an der Größe und dem Wissenschaftsniveau unseres Landes, indiskutabel. Die ca. 20 Lehrstühle für Biometrie, medizinische Statistik und Informatik konzentrieren sich auf klinische Fragestellungen, der Bevölkerungsbezug epidemiologischer Forschung liegt ihnen weitgehend fern. Der Aufbau von 4 Forschungseinrichtungen des Bundes und der

Länder mit (auch) epidemiologischen, z. T. stark problemspezifischen Aufgabenstellungen [2] hat dieses Defizit bei weitem nicht ausreichend substituieren können. Insbesondere kann die interdisziplinäre wissenschaftliche Verzahnung mit dem Forschungsleben an den Universtiäten und Hochschulen dadurch nicht hinreichend geleistet werden. Es fehlt selbst im Hinblick auf das jetzige schmale Stellengefüge in der Bundesrepublik in hohem Maße an wissenschaftlich trainiertem Nachwuchs. Diese Entwicklung gilt gleichsinnig für wissenschaftliche Disziplinen im Management- und im Ökonomiebereich mit Bezug zum Gesundheitssektor. Es gibt in der Bundesrepublik keinen Lehrstuhl für Gesundheitsökonomie, ebensowenig einen Lehrstuhl für "Operations Research im Gesundheitswesen". Dementsprechend gering ist auch die Verbreitung instrumenteller und wissenschaftlicher Kenntnisse dieser Gebiete bei Personen mit Führungs- und Stabsaufgaben bei Einrichtungen, bei Planungs-, Entscheidungs- oder Kostenträgern des Gesundheitswesens.

Eine Reihe der aufgezählten Aspekte werden innerhalb der Medizin von dem Fach Sozialmedizin abgedeckt, nahezu alle werden sogar im Gegenstandskatalog des Medizinstudiums unter Sozialmedizin aufgeführt. Es gibt bislang aber lediglich 5 sozialmedizinische Lehrstühle in der Bundesrepublik [3], dagegen in der Schweiz, in England, in den USA praktisch einen an jeder Universität mit medizinischem Ausbildungsgang. In Fixierung auf ihre individualmedizinischen Perspektiven haben die meisten Fakultäten Sozialmedizin als eine Spielart von Arbeitsmedizin definiert und arbeitsmedizinische Abteilungen als Abteilungen für "Arbeits- und Sozialmedizin" ausgewiesen. Diese Lehrstühle bleiben allerdings für die Sozialmedizin substanzlos. Eine 1986 durchgeführte Erhebung unserer Gesellschaft zur Unterrichtssituation an den deutschen medizinischen Fakultäten (Griefahn et al. 1988) hat gezeigt, daß unter diesen Bedingungen die Anforderungen des Gegenstandskatalogs bei der Mehrzahl der Hochschulen unseres Landes überhaupt nicht eingelöst werden können.

Deutsche Ärzte sind daher lediglich individualmedizinisch ausgebildet. Das bei uns übliche System der ärztlichen Weiterbildung nach dem Examen nach Regeln der Ärztekammern beschränkt sich auf den Teilbereich des öffentlichen Gesundheitswesens, speziell für die Gesundheitsfachverwaltung in Ländern und Kommen. Die Kenntnisse der Absolventen gelten jedenfalls insoweit als ungenügend, als ihnen über ihre engeren Aufgaben, insbesondere Prävention, Fachaufsicht und

---

[1] Freie Universität Berlin, Institut für Sozialmedizin; Universität Bochum, Fachbereich Theoretische Medizin; Medizinische Hochschule Hannover, Zentrum für öffentliche Gesundheitspflege; Technische Universität München.

[2] Bundesgesundheitsamt, Institut für Sozialmedizin und Epidemiologie, Deutsches Krebsforschungszentrum, Abteilung für Epidemiologie; Gesellschaft für Strahlen- und Umweltforschung, München, Medis-Institut, Arbeitsgruppe Epidemiologie; Zentralinstitut für Seelische Gesundheit, Mannheim, Arbeitsgruppe Epidemiologie.

[3] Freie Universität Berlin, Institut für Sozialmedizin; Universität Bochum, Fachbereich Theoretische Medizin (mit Epidemiologie); Medizinische Hochschule, Zentrum für öffentliche Gesundheitspflege (mit Epidemiologie); Universität Heidelberg [in Neubesetzung bzw. Umstrukturierung begriffen (1988)]; Universität Lübeck (Neueinrichtung)

Begutachtung, hinausgehende Informationen und instrumentelle Möglichkeiten verschlossen bleiben. Internationale Stellen in der WHO, und jetzt zunehmend bei der EG, bleiben deutschen Ärzten verschlossen, da unsere Weiterbildung nicht dem internationalen Standard des MPH (Master of Public Health) entspricht. Auch die 1982 geschaffene Zusatzbezeichnung "Sozialmedizin" ist v. a. auf ärztliche Begutachtungsaufgaben hin ausgerichtet, darüber hinausgehende Bedeutung hat sie kaum.

Auch die Aus- oder Weiterbildung anderer akademischer Disziplinen (Volkswirte, Betriebswirte, Juristen, Sozialwissenschaftler) für Aufgaben der leitenden Administration im Gesundheitswesen ist unbefriedigend. Im Bereich der Krankenhausbetriebswirtschaftslehre gibt es ein spezifiziertes Ausbildungsangebot (Berlin). Fortbildungskurse werden über das Deutsche Krankenhausinstitut und über eine Vereinigung von Krankenhausadministratoren angeboten. Angebote für administrative Aufgaben außerhalb dieses Einsatzbereiches fehlen. Allerdings existiert im sozialen Sicherungssystem der Kranken-, der Rentenversicherungsträger, der Berufsgenossenschaften und Arbeitsverwaltungen eine interne Schulung der Verwaltungsfachleute. Sie vermitteln keine wissenschaftlichen Fertigkeiten, sondern entsprechen internen Verwaltungskursen.

Diese Mängel erklären mit das Defizit an Planungsfähigkeiten, übergreifende Strukturenanalysen und das Defizit an Wirkungs- und Kostenwirkungsanalysen, kurz an allem, was über die Auslegung und Ausführung von Verwaltungsvorschriften und die Ad-hoc-Lösung von Verhandlungsaufgaben mit Leistungsträgern ("bargaining") hinausgeht. Viele Beteiligte haben die Problemlage allerdings erkannt. Gespräche mit potentiellen Arbeitgebern für Leitungsaufgaben im Gesundheitswesen bestätigen dies (1988). Auch die WHO Europa betont die Notwendigkeit einer verbesserten Ausbildung akademischer Berufe in bevölkerungsmedizinischen Fragen, in Gesundheitspolitik, Gesundheitsförderung sowie im Management des Gesundheitswesens und fördert neue Initiativen. In angelsächsischen Ländern bestehen dafür "schools" oder Fakultäten für "public health, social medicine, community medicine". Im Jahre 1984 boten mehr als 200 Institutionen in 54 Ländern Postgraduiertenstudiengänge für Leitungsaufgaben im Gesundheitswesen an. Dei Bundesrepublik ist von dieser Entwicklung bislang fast gänzlich ausgenommen.

Neue Initativen in der Bundesrepublik

Die Deutsche Gesellschaft für Sozialmedizin und Prävention hat 1987 die "Arbeitsgemeinschaft für Aus- und Weiterbildung in Bevölkerungsmedizin und Gesundheitspflege (Schools of Public Health)" gegründet. Die Robert-Bosch-Stiftung hat 1987 eine Definitionsstudie zur Einrichtung von "schools of public health" in der Bundesrepublik bei uns und Prof. Badura in Berlin in Auftrag gegeben. Der Projektträger (GSF) des Bundesforschungsministeriums hat, ebenfalls 1987, eine Arbeitsgruppe "Public health" gebildet und über die MHH eine bundesweite Bestandsaufnahme veranlaßt. Unsere Fachgesellschaft, vertreten durch die Kollegen Keil und Laaser, führt seit 2 Jahren "summer-schools" zur Erlangung eines Zertifikats in Epidemiologie mit internationaler Lehrbeteiligung durch. Die soziologische Fakultät in Bielefeld wird gemeinsam mit regionalen medizinischen Einrichtungen und dem landeseigenen Institut für Sozialmedizin unter der Leitung von Prof. Laaser ab Sommersemester 1989 einen Zusatzstudiengang in den "Gesundheitswissenschaften" anbieten. In ähnlicher sozialwissenschaftlicher Ausrichtung plant Berlin eine "Hochschule für Gesundheit". Die Universität Bochum arbeitet an einem auf Epidemiologie beschränkten Graduiertenkurs. In Hannover könnte in diesem Spektrum das einzige von einer medizinischen Hochschule getragene Angebot entstehen, das medizinische, verhaltens- und organisations-wissenschaftliche Fragen mit Betonung von Managementaufgaben im Gesundheits-wesen in den Mittelpunkt stellt. Dies rechtfertigt m. E. einen Vorstoß in Hannover für ein entsprechen orientiertes Graduiertenstudium. Lebendige Beziehungen bestehen im Bereich Gesundheits-ökonomie zur hiesigen Universität, im Bereich Gesundheitserziehung zur Hochschule Lüneburg und in praktischen und wissenschaftlichen Fragen des Managements zu vielen Einrichtungen und Forschungseinheiten im gesamten Bundesgebiet. Die Konzentration bedeutender Versorgungs- und Verwaltungseinrichtungen des Gesundheitswesens im Großraum der Landeshauptstadt schaffen günstige Voraussetzungen für die aus unserer Sicht notwendige enge Verzahnung von Studium und Praxisfeld

Einschränkung der Nachfrage für ein Public-health-Graduiertenstudium

Mit Stand 1987 gibt es 196 Aufbaustudiengänge in der Bundesrepublik, davon nur einen in der Medizin. Dies hängt mit der genannten Regelung der Weiterbildung über die Ärztekammern zusammen, aber auch mit dem in der Vergangenheit stark aufnahmefähigen Arbeitsmarkt für Medizinstudenten. Generell ist in Bereichen mit starker Aufnahmebereitschaft des Arbeitsmarktes für Grundstudienabgänger die studentische Nachfrage für Aufbaustudiengänge als gering einzuschätzen. Die Arbeitsmarktlage für Medizinstudenten hat sich bereits geändert und wird sich weiter ändern. Der Zeitpunkt eines Aufbaustudiums ist unter diesen Gesichtspunkten günstig zu beurteilen. Seine Länge hat allerdings das lange medizinische Grundstudium zu berücksichtigen.

Der Arbeitsmarkt wird auch durch Erwarungshaltungen von Arbeitgebern geprägt. Arbeitgeber des Forschungs- und des Verwaltungsbereichs sowie des Gesundheitswesens haben ihr Interesse an akademischen Zusatzqualifikationen sowohl für Neueinstellungen wir für berufsbegleitende Angebote bekundet. Ein Angebot sollte sich demzufolge sowohl an Absolventen des Grundstudiums richten (Graduiertenstudium) wie an Personen in leitenden Gesundheitsberufen (Kontaktstudium).

Unsere Kapazitätsüberlegungen sind vorsichtig und gehen für eine Startphase von nicht mehr als 5 - 10 Absolventen pro Studienjahr aus.

Zu Zielsetzung und Aufbau eines Graduiertenstudiums in Hannover

Das Studienangebot soll aufbauend auf ein abgeschlossenes akademisches Studium, Forschungs- und berufsbezogene Kenntnisse und Fertigkeiten in angewandten Fachgebieten der Bevölkerungsmedizin und der Leitungsaufgaben des Gesundheitswesens vermitteln.

Ein Kurzstudiengang mit Zertifikat soll zweisemestrig sein, bei bewerteter Abschlußarbeit soll der Studiengang diplomfähig sein, gleichwertig zum internationalen Standard des MPH (Master of Public Health). Diskutiert wird ferner ein viersemestriges Promotionsstudium.

Über die prinzipiellen, an unserer Hochschule diskutierten Kursinhalte informiert die folgende Übersicht:

Kursangebote

Grundkurse

- Epidemiologische Mathodik I, (allgemeine Epidemiologie, Biostatistik, Demographie),
- Grundfragen der Gesundheitspolitik,
- Grundfragen der sozialen Sicherung,
- Grundlagen von Planung und Management im Gesundheitswesen,
- Grundlagen der Ökonomie des Gesundheitswesnes,
- Grundlagen der medizinischen Soziologie, Methoden der empirischen Sozialforschung,
- geschichtliche Grundlagen des neuzeitlichen Gesundheitswesens, Ethik im Gesundheitswesen,
- Techniken des wissenschaftlichen Arbeitens im Gesundheitswesen (u. a. Bibliothekskunde, kritische Literaturanalyse, Arbeitplanung, Einführung in die Informatik, Einsatz von Personalcomputern für eigene wissenschaftliche Arbeiten).

Neben den im wesentlichen obligatorischen Grundkursen können die in der nächsten Übersicht gezeigten Wahlkurse hinzutreten.

Fachkurse (Wahlkurse)

- Epidemiologische Methodik II, (ausgewählte Kapitel der speziellen Epidemiologie einschließlich Versorgungsepidemiologie, Verfahren der Umweltepidemiologie);
- Gesundheitsberichterstattung;
- Primärversorgung im Gesundheitswesen (Laienversorgung), ambulante Versorgung,Allgemeinmedizin;
- medizinische Dienste in der Sozialversicherung;
- medizinische Dienste in der Gesundheitsfachverwaltung;
- Planung und Evaluation präventiver Programme;
- gemeindebezogene Präventionsprogramme;
- Rehabilitationsmedizin;
- Grundzüge des Rechts im Gesundheitswesen, Grundzüge des Sozialrechts;
- Managementfragen im Pflegebereich;
- Managementproblme medizinischer Projekte der Dritten Welt;
- Psychosoziale Techniken in Heil- und Pflegeberufen;
- Verfahren der Qualitätssicherung im Gesundheitswesen, "technology-assessment", Planung des Technologieeinsatzes im Gesundheitswesen;
- Studien zur Gesundheitsökonomie II, (spezielle Ökonomie, ökonometrische Ansätze im Gesundheitswesen).

Die gezeigten Übersichten eröffnen den mit dem Gesundheitswesen verbundenen Fachthemen ein weites Feld. Der kurrikulare Abstimmungsprozeß in unseren Reihen ist fortgeschritten, aber noch nicht beendet. Auch die Kapazitäts- und Ressourcenfrage bedarf einer behutsamen und sehr sorgfältigen Diskussion.

Dennoch bin ich sicher, daß die angeführten Themenbereiche deutlich machen, daß die hier angeschnittenen Fragen alle im Gesundheitswesen (klinisch oder theoretisch oder verwaltend Tätige berühren. Sie tun dies natürlich auch dann, wenn wir auf einen solchen Studiengang verzichten sollten. Ich bin der Auffassung, daß moderne medizinische Ausbildungsstätten sich diesen neuen Herausforderungen nicht entziehen sollten. Die WHO spricht von einer Public-health-Idee neuer Art. Im Mittelpunkt steht eine den modernen Problemlagen der Industrieländer angepaßte "healthy policy" und die verbesserte Lösung der wachsenden, daraufhin abgestimmten Mangementprobleme.

Literatur

Griefahn B, Prennecke R, Schwartz F W, Tietze K, Waller H (1988) Sozialmedizin als Lehrfach an den Hochschulen der Bundesrepublik Detuschland. Vorschläge zur inhaltlichen und organisatorischen Gestaltung. Sozial- u. Präventivmed. 33: 56-59

2.3 Modelle und Entwicklungen zur Gesundheitswissenschaft und öffentlichen Gesundheitsförderung am Beispiel Ulm

P. Novak

Der im angelsächsischen Raum gebräuchliche Begriff Public health ist nur schwer ins Deutsche zu übersetzen: "öffentlich" weckt hier zumeist falsche Konnotationen durch Verknüpfungen mit Rechtsbegriffen und Hoheitsfunktionen, die zu den Aufgaben des öffentlichen Gesundheitswesens in Deutschland gehören. Im Hinblick auf eine treffende Übersetzung wäre an Begriffe zu denken wie "bürgernahe", "bürgerzentrierte", "bürgerentsprechende" oder "bürgergerechte" Gesundheitsversorgung in Anklang an Begriff und Sache der "gemeindepsychiatrischen Versorgung" oder "Gemeindeversorgung psychisch Kranker".

Es läßt sich auch unschwer feststellen, daß eine scharfe begriffliche Unterscheidung zwischen Public health und "primary health care" oder "gesundheitlicher Primärversorgung" nicht zu treffen ist. Wenn es daher um eine fallspezifische Darstellung der Public-health-Situation bzw. der entsprechenden Entwicklung an den westdeutschen Universitäten geht, kann es nur zweckentsprechend sein, die Entwicklungen auf dem Gebiete der gesundheitlichen Primärversorgung mit einzubeziehen. Mein Fallbericht aus der Universität Ulm wird daher die gesundheitliche Primärversorgung im Zentrum haben, aber die notwendigen Entwicklungen auf den Gebieten der Epidemiologie und Gesundheitsökonomie einschließen.

1. 20 Jahre Bestehen der 1967 gegründeten Universität Ulm machten den Entwurf eines Entwicklungsplans zur Notwendigkeit. Dieser Plan wurde auf die ursprüngliche Konzeption dieser Universität bezogen, d. h. auf eine Universität, die als medizinisch-naturwissenschaftliche Hochschule zugleich Reform-, Forschungs- und Erschließungsuniversität sein sollte.

2. Die Absicht der Reform bezog sich auf problemangemessene praxisrelevante Aus-, Weiter- und Fortbildung, auf der Grundlage gesicherter und innovativer Forschung. Im Zusammenhang damit war an methodisch und theoretisch innovative, qualitativ hochrangige Grundlagen-, aber auch Anwendungsforschung gedacht. Schließlich sollte die Universität ihre Aufgaben und Planungen an den Problemen der Region orientieren, um zu deren adäquater Darstellung, Behandlung und Lösung berufliche und wissenschaftliche Qualifikationen sowie Forschungsergebnisse bereitzustellen.

3. Aus dieser Konzeption der Universität, aber ebenso aufgrund ihrer Revision, wurden nun besonders wichtige und realisierbare Entwicklungsperspektiven herausgefiltert, und hierzu gehörte der Bereich "gesundheitliche Primärversorgung".

4. Gesundheitliche Primärversorgung als Thema der Universität Ulm steht unterdenfolgenden Bedingungen:
   - Relevant ist der regionale bzw. der kommunale Bezugsrahmen.
   Die Frage nach den Ressourcen bezüglich Ausbildung, Weiterbildung, Fortbildung, Forschung, aber auch Versorgungspraxis berücksichtigt die Aspekte der Reform, der Forschungs- und der Erschließungsfunktion der Universität.
   - Zur adäquaten Behandlung des Themas ist die Frage nach den relevanten sozial- und gesundheitspolitischen Rahmenrichtlinien zu stellen.

5. Mit Blick auf die 3. Bedingung einer adäquaten Thematisierung der gesundheitlichen Primärversorgung erschien am überzeugendsten das Primary-health-care-Modell (PHC) der WHO, welches einen Kern der Strategie "health for all by the year 2000" (HFA) bildet. In diesem Kontext stellt sich die Frage nach den Möglichkeiten der Implementierung der HFA-Strategie auf den relevanten regionalen Ebenen.

6. Dementsprechend wurde in Ulm das PHC-Modell der WHO mit Blick auf die Erfordernisse für die Implementierung der HFA-Strategie analysiert. Die Ergebnisse lassen sich wie folgt darstellen:

Auf der 1. regionalen Ebene der gesundheitlichen Primärversorgung ist besonders zwischen Entwicklungsländern und hochindustrialisierten Ländern zu unterscheiden. Das Motiv für diesen Vergleich ist v. a. durch die Bedeutung gegeben, welche die folgenden Fragen in den Industrieländern erlangt haben:
- Effektivität und Effizienz der Gesundheitssicherungssysteme;
- Gesundheitszustand der Bevölkerung mit Bezug auf den ökonomischen Aufwand;
- Bedarfs- und Bedürfnisadäquatheit;
- Fragmentierung von Versorgung und Verantwortung.

Nach Ansicht der WHO bedarf in den Industrieländern die primäre medizinische Versorgung besonderer Aufmerksamkeit, d. h. jener Teil der gesundheitlichen Versorgung, wo die Erstkontakte mit dem medizinischen System stattfinden. Als Voraussetzung dieser Erstkontakte wird das betrachtet, was in den Entwicklungsländern den hauptsächlichen Teil der gesundheitlichen Versorgung darstellt: das sind außermedizinische Beratung, Hilfen, Versorgungseinrichtungen und Inititativen. Es ist das, was in der Medizinsoziologie als Laienbezugssystem und Selbsthilfe bekannt ist. Als Gegenstand der Analyse, der Planung und Koordination ist die außermedizinische gesundheitliche Primärversorgung in den Industrieländern innerhalb der HFA-Strategie nicht in Betracht gekommen. Sie hat nur theoretische Bedeutung im Rahmen von Voraussetzungen für die primäre medizinische Versorgung erhalten.

Auf einer 2. Regionalebene wurden mit Bezug auf die Industrieländer die nationalspezifischen Systeme der gesundheitlichen und sozialen Sicherung unter besonderer Berücksichtigung der Organisations-, Distributions- und Finanzierungsformen betrachtet.

Erst auf der 3. Regionalebene, der Ebene der Gemeinden, Kreise usw., erlangt im Rahmen der HFA-Strategie die gesamte gesundheitliche Primärversorgung praktische Bedeutung, denn erst hier kommt es auf die konkreten Netzwerkstrukturen an. In diesem Gesamtrahmen steht dann auch die primäre medizinische Versorgung, d. h. im Rahmen der Laienbezugssysteme, der Altenhilfe, der außermedizinischen Beratungs- und Versorgungseinrichtungen und Initiativen. Hier erst werden Gesichtspunkte maßgebend, wie die Fragen nach einer umfassenden, der Bedürfnisstruktur entsprechend differenzierten und komplexen Versorgung, die für ihre Adressaten verständlich, akzeptabel und erreichbar ist und die sie sich in psychischer und sozialer Hinsicht leisten können. Als die wissenschaftlichen Zugänge zur Analyse, zur Bestands- und Bedarfsaufnahme, zur Unterstützung und Planung werden Epidemiologie, Gesundheitsökonomie, die Sozialwissenschaften und auch medizinische Wissenschaften von besonderer Bedeutung. Die Praxis der gesundheitlichen Primärversorgung auf der untersten Regionalebene und die relevanten Wissenschaften sollten in kritsch reflektierter Wechselwirkung mit den sozial- und gesundheitspolitischen sowie den entsprechenden Verwaltungsstellen stehen. Von nicht zu unterschätzender Bedeutung sind hier wissenschaftsethische, versorgungsethische und ethisch-politische Fragen (Abb. 1).

7. Bezogen auf die Bundesrepublik Deutschland lassen sich einige Hindernisse der Implementierung für die HFA-Strategie der WHO schon aus dem oben Dargestellten erkennen. Die Bundes- und Länderebene erweist sich für die Implementierung dieser Strategie schon deswegen als zu global, weil bürgernahe Kenntnisse und Maßnahmen in diesem Rahmen nicht möglich sind. Außerdem gerät sie in Kollision zu sozialrechtlichen Regelungen und ärztlichen Standesinteressen.

8. Das Thema "gesundheitliche Primärversorgung" wurde und wird daher in Ulm im engen Bezug zur eigenen Region behandelt. Hier können Kenntnisse der konkreten Ist- und Bedarfssituation der gesundheitlichen Primärversorgung (GPV) gewonnen werden, d. h. Kenntnisse der konkreten GPV-Szene, ihrer Veränderungen und Veränderungsmöglichkeiten. In diesem Rahmen kann über entsprechende Bereitstellung und Verwendung relevanter Ressourcen nachgedacht werden.

9. Zu einer möglichst adäquaten Behandlung des Themas GPV in Ulm tat daher die Universität die folgenden Schritte in die Gemeinde:
    a) Die Abteilung Medizinische Soziologie stellte im Psychosozialen Ausschuß der Stadt Wissen, Beratung und Interventionskapazität zur Verfügung, und zwar zuerst im Rahmen der außerstationären Versorgung psychisch Kranker auf Gemeindebene. In diesem Zusammenhang wurde ein Entwicklungsplan für die Region erstellt, der von der Ist-Sitation ausging und die Bedarfssituation

Abb.1

Primäre Gesundheitsversorgung
Entwicklungsländer
Hochindustrialisierte Länder
1. regionale Ebene
Primäre medizinische Versorgung
Außermedizinische Einrichtungen
Laiengebundene Überweisungssysteme Selbsthilfe
Nationspezifisch
Organisation
Distribution
Finanzierung
2. regionale Ebene
Primäre Gesundheitsversorgung in der Gemeinde
- Laiengebunde Überweisungssysteme
- Selbsthilfe
- Außermedizinische Einrichtungen
- Medizinische Versorgung
3. regionale Ebene
Verfügbarkeit
Bezahlbarkeit
Akzept6anz
Verstehbarkeit
Komplexität
Epidemiologie
Gesundheitsökonomie
Sozialwissenschaften
Medizin
Ethik
Sozialpolitik
Gesundheitspolitik
Verwaltung

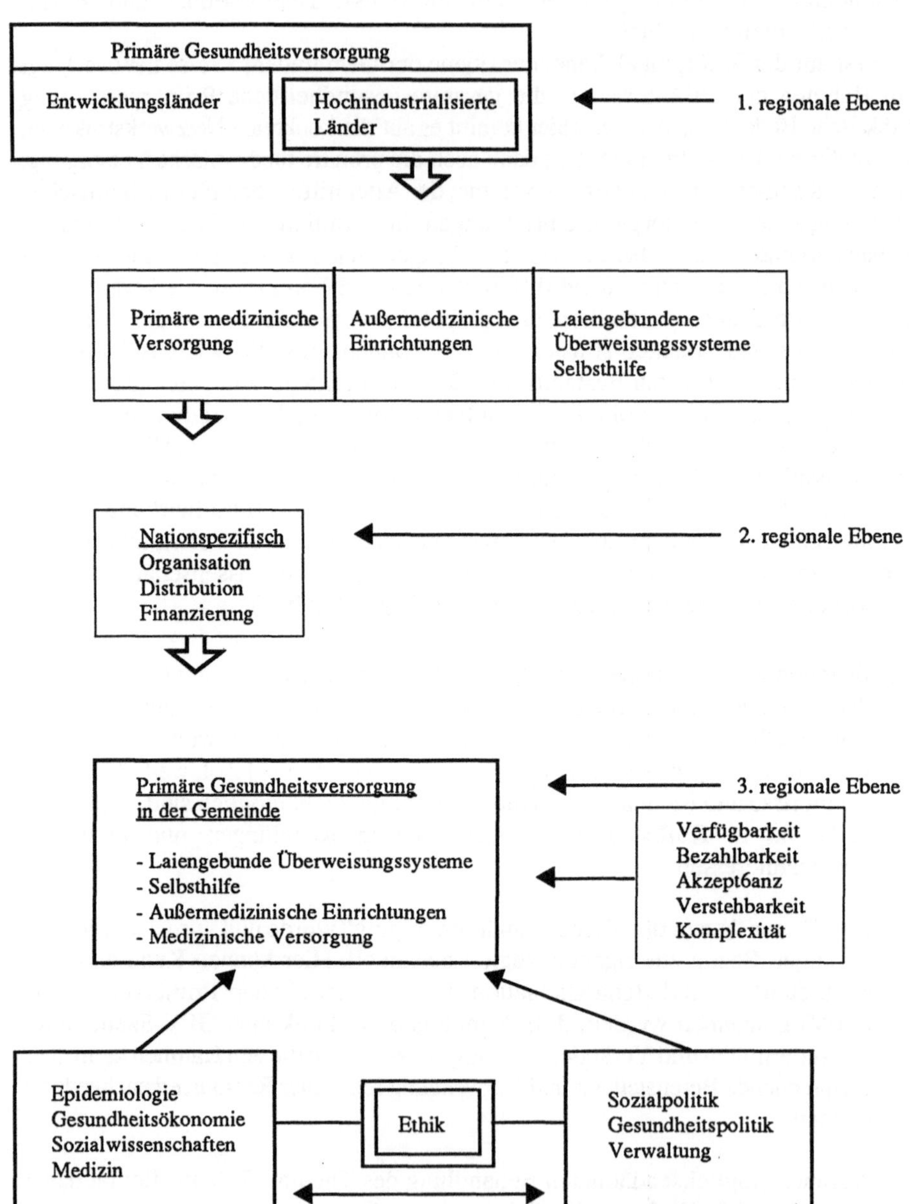

ermittelte. Dies führte u. a. zur Konsolidierung und besseren Kooperation sowie Koordination zwischen den bestehenden beiden Übergangsheimen für psychisch Kranke, einer Bürgerhilfe für psychisch Kranke, den Beratungsstellen und auch den psychiatrischen Kliniken. Es konnte eine beschützende Wohngruppe mit 19 Plätzen eingerichtet werden sowie der erste sozialpsychiatrische Dienst.

In Zusammenarbeit mit dem Psychosozialen Arbeitskreis der Stadt Ulm und der Psychiatrischen Ambulanz wurde unter Federführung der Abteilung Medizinische Soziologie ein "Wegweiser" - Alltags- und Krisenhilfen für die Bürger der Region - erarbeitet, der von der Stadt Ulm herausgegeben wird und etwa 1000 im engeren und weiteren Sinne gesundheitsbezogene Initiativen, Gruppen und Einrichtungen umfaßt. Der "Wegweiser" steht v. a. den psychosozialen und gesundheits-bezogenen Einrichtungen und Behörden zur Verfügung.

b)Im Jahr 1987 veranstaltete die Abteilung Medizinische Soziologie ein internationales Symposion "Gesundheitliche Primärversorgung, Epidemiologie und Gesund-heitsökonomie" sowie parallel dazu und am gleichen Ort ein Initiativenforum "Gesundheitliche Primärversorgung für die Bürger der Region". An dem Initiativenforum nahmen 85 Initiativen teil. Ziel der Doppelveranstaltung war, den Kontakt zwischen Wissenschaft und Praxis der gesundheitlichen Primärversorgung zu fördern, die Kontakte, die Kooperation und Koordination innerhalb der GPV-Szene zu fördern sowie schließlich den Kontakt zwischen den Bürgern und den Einrichtungen der regionalen GPV zu unterstützen, besonders auch mit Hinblick auf Prävention und problemgerechte Zuweisungen.

c)Die Abteilung Medizinische Soziologie unterstützt nun die Bemühungen zur Verselbständigung der Kooperations- und Koordinationsfunktionen innerhalb dessen, was man als regionale GPV-Szene bezeichnen kann.

10. Als nächster Schritt ist die Durchführung eines internationalen Workshops geplant, dessen Ziele sind:
   - Gemeinsame "cross national studies" (länderübergreifende Studien) zur regionalen GPV mit gleichen Fragestellungen unter den Bedingungen national unterschiedlicher Gesundheitssicherungssysteme und deren Randbedingungen;
   - Entwicklung forschungsgestützter Aus-, Weiter- und Fortbildungsprogramme;
   - Entwicklung von forschungsgestützten Förderungs- und Interventionsstrate-gien im Bereich der regionalen GPV;
   - Einwerbung von Drittmitteln für Forschungsvorhaben.

11. Vom Senat der Universität Ulm wurde kürzlich die Einrichtung einer Abteilungsgemeinschaft "Zentrum Primäre Gesundheitsversorgung, Epidemiologie und Gesundheitsökonomie" beschlossen, der die Abteilungen Epidemiologie, Gesundheitsökonomie, Allgemeinmedizin und evtl. auch Medizinische Soziologie angehören werden.

12. Wenn man hier von einem Ulmer Modell der gesundheitlichen Primärversorgung
    sprechen möchte, dessen Vorteile zusammenzufassen wären, so müßte gesagt
    werden: Es steht in konkretem Kontext mit der regionalen Versorgungssituation
    und stellt deswegen ein realpolitisches, für Veränderungen höchst sensibles
    Unternehmen dar. Es verbindet aufs engste Forschung, Lehre und Versorgung
    und bietet einen konkreten Rahmen für eine institutionelle Verankerung.

2.4 Vorschlag für ein 4semestriges Postgraduiertenstudium der Epidemiologie an der Ruhr-Universität Bochum

U. Keil

Einleitung

Epidemiologie bedeutet wörtlich übersetzt die Lehre von dem, was über das Volk gekommen ist. Eine kurze Definition lautet: Epidemiologie befaßt sich mit der Untersuchung der Verteilung von Krankheiten, physiologischen Variablen und sozialen Krankheitsfolgen in Bevölkerungsgruppen sowie mit den Faktoren, die diese Verteilung beeinflussen.

In den Industrieländern gilt das Interesse der Epidemiologen seit fast 40 Jahren allen Faktoren, welche die Häufigkeit und Verteilung von Krankheiten bestimmen - seien sie akut oder chronisch, somatisch oder psychisch, übertragbar oder nicht übertragbar. Seit dem Ende des 2. Weltkrieges wurden die Epidemiologen der Industrieländer immer stärker mit Fragen zur multikausalen Genese von Erkrankungen konfrontiert, so z. B. Herz-Kreislauf-Erkrankungen und Hypertonie, chronische Bronchitis, Krebserkrankungen und psychische Leidenszustände. Es wurde immer deutlicher, daß die Methoden der Epidemiologie zum Studium dieser Krankheiten und auch anderer Ursachen für Tod und Behinderung, wie Straßenverkehrsunfälle, brauchbar sind.

Da Erkrankungen fast immer auf Wechselwirkungen zwischen Wirt und Umwelt beruhen, spielen Fragen der Prädisposition des Wirtes auch für den Epidemiologen eine große Rolle. Deshalb richtet sich seine Aufmerksamkeit nicht nur auf Umweltgefahren und gefährdende Lebensstile, sondern auch auf Interaktionen zwischen Wirt und Umwelt. Insofern überschneiden sich Bevölkerungsgenetik und Epidemiologie in ihrem Bemühen, Krankheitsursachen aufzudecken.

Aufgaben der Epidemiologie

Der Aufgabenkatalog epidemiologischer Forschung lautet wie folgt:

A. Beschreibung der Verteilung und Häufigkeit von Krankheiten und physiologischen Variablen in Bevölkerungsgruppen;
B. Suche nach ursächlichen Faktoren in der Pathogenese von Krankheiten = Krankheitsursachenforschung. Daraus folgt die besondere Bedeutung der Epidemiologie für die Präventivmedizin;
C. Untersuchung des natürlichen Verlaufs von Krankheiten;
D. Beitrag zur Klassifizierung von Krankheiten nach ätiologischen Gesichtspunkten oder Manifestationskriterien;
E. Beitrag zu Standardisierung von Diagnosen und Meßmethoden;
F. Beitrag zum Krankheitsbegriff, "gesund - Grenzfall - krank". Die bevölkerungsbezogene Sicht des Epidemiologen kommt hier zu klareren Aussagen als die auf das Krankenhaus fixierte klinische Medizin; Beispiele: Diabetes, Hypertonie etc.
G. Erst während der letzten 20 Jahre hat sich ein neuer Zweig der Epidemiologie entwickelt, der sich der Bewertung und Beurteilung der gesundheitlichen Versorgung der Bevölkerung widmet.

Während die kurative Medizin mit Krankheiten von Individuen zu tun hat, beschäftigt sich die Epidemiologie mit Krankheiten und Gesundheitsstörungen in Bevölkerungsgruppen. Wie die kurative Medizin macht aber auch die Epidemiologie von vielfältigen Beobachtungen Gebrauch, die physiologische, soziologische, anthropologische, mikrobiologische, biochemische, pathologische, genetische und klinische Untersuchungen einschließen. Da es sich bei Epidemiologie um eine quantitative Wissenschaft handelt, ist es verständlich, daß der Biostatistik ein besonderer Stellenwert zukommt.

Viele Epidemiologen sehen ihre wichtigste Aufgabe darin, nach den Ursachen häufiger (z. B. Herzinfarkt, Schlaganfall, Hypertonie) und auch weniger häufiger Krankheiten (z. B. Lymphome, Leukämien, Aids) zu forschen, um die gewonnenen Erkenntnisse in der praktischen präventivmedizinischen Arbeit anzuwenden, d. h. ursächliche Faktoren von Krankheiten zu beseitigen und damit die Bevölkerung vor Krankheit zu bewahren.

Institutionalisierung der Epidemiologie im Ausland

Wie sollte nun die Epidemiologie an den Hochschulen der Bundesrepublik Deutschland verankert sein, um diesen vielfältigen Aufgaben gerecht zu werden?

Bevor ich auf diese Frage eingehe, sollten wir zunächst einmal über die Grenzen der Bundesrepublik Deutschland schauen und untersuchen, wie die Epidemiologie in einigen Ländern institutionalisiert ist:

In Großbritannien, USA, Kanada und einigen weiteren Ländern wird Epidemiologie sowohl an Departments for Community Medicine an den Medical Schools betrieben als auch an Schools of Public Health, also Fakultäten für Bevölkerungsmedizin bzw. Volksgesundheitspflege. In den USA, Kanada und Großbritannien gibt es an fast allen größeren Medical Schools Departments for Community Medicine oder Social Medicine. In der Schweiz haben z. B. alle medizinischen Fakultäten Institute für Sozial- und Präventivmedizin.

Das Besondere an den USA, Kanada und Großbritannien sowie einigen anderen Ländern wie Belgien, Schweden und z. B. auch Israel ist die Tatsache, daß es dort neben den medizinischen Fakultäten mit ihren Instituten für Sozial- und Präventivmedizin auch Schools of Public Health, also Fakultäten für Bevölkerungsmedizin bzw. Volksgesundheitspflege gibt. In den USA existieren z. B. 23 solcher Schools of Public Health, die vorwiegend an herausragenden Universitäten wie Harvard, Johns Hopkins, University of California in Berkeley, Los Angeles und San Diego, University of North Carolina in Chapel Hill, University of Michigan in Ann Arbor etc. angesiedelt sind. Alle diese Schools of Public Health verfügen über große Departments für Epidemiologie.

Die wichtigsten Departments der Schools of Public Health lauten wie folgt:
1. Biostatistik,
2. Epidemiologie,
3. Umwelthygiene (Environmental Health Sciences),
4. Gesundheitserziehung (Health Education),
5. Gesundheitsökonomie,
6. Struktur und Planung des Gesundheitswesens (Health Administration),
7. Ernährungswissenschaften.

Epidemiologie kann also in Forschung und Lehre auf 2 Ebenen betrieben werden: 1. in "departments for community medicine" bzw. "social medicine" (Abteilungen für Sozial- und Präventivmedizin) an medizinischen Fakultäten. In diesem Falle sind Medizinstudenten die Zielgruppe für den Unterricht.

2. an Schools of Public Health, also an Institutionen für die Forschung und für die Ausbildung von Postgraduiertenstudenten. Dies bedeutet z. B., daß Ärzte, Naturwissenschaftler und Sozialwissenschaftler mit abgeschlossenem Studium an einer School of Public Health den akademischen Grad eines Master of Public Health in der Epidemiologie erwerben können. Ein solches Postgraduiertenstudium dauert etwa 1 1/2 - 2 Jahre. An den nordamerikanischen Schools of Public Health ist es auch möglich, in fast allen Public-health-Fächern den Grad eines Dr. of Public Health oder einen Ph.D. zu erwerben.

Wegen ihrer Größe, Ausstattung und Qualität sind die Departments für Epidemiologie an den Schools of Public Health besonders gut für die Forschung geeignet.

In diesem Zusammenhang muß erwähnt werden, daß das seit 1985 eingerichtete DAAD-Stipendienprogramm zur Förderung der Epidemiologie in den letzten 3 Jahren schon mehr als 20 deutschen Medizinern und Sozialwissenschaftlern die Gelegenheit gegeben hat, an amerikanischen, kanadischen und englischen Schools of Public Health den Grad eines Master of Public Health in Epidemiologie zu erwerben. Der Erfolg diese Programms zeigt sehr deutlich, wie groß der Bedarf an einer Postgraduiertenausbildung für Epidemiologie ist.

Institutionalisierung der Epidemiologie in der BRD

Wie kann nun die Epidemiologie in der Bundesrepublik besser etabliert werden?

1. Die Gründung neuer Lehrstühle für Sozialmedizin und Epidemiologie an den medizinischen Fakultäten der Bundesrepublik muß nachhaltig gefördert werden. Dabei muß aber deutlich gemacht werden, daß Qualität vor Quantität rangiert. Bei der derzeitigen Nachwuchssituation wird es nämlich sehr schwierig sein, eine größere Zahl von Lehrstühlen für Sozialmedizin, und Epidemiologie schnell zu besetzen. Es muß deshalb der Nachwuchsförderung große Aufmerksamkeit geschenkt werden und es muß auch versucht werden, aus dem europäischen und überseeischen Ausland geeignete Kandidaten in die Bundesrepublik zu berufen.
    Laut Studienordnung für Medizinstudenten in der Bundesrepublik Deutschland ist die Sozialmedizin an den medizinischen Fakultäten vorwiegend für den Unterricht in der Epidemiologie zuständig, d. h. im ökologischen Kurs, Teil Sozialmedizin soll der Epidemiologie besonderes Gewicht gegeben werden. Bisher war es aber aufgrund der mangelnden Vertretung des Faches Sozialmedizin und Epidemiologie an den meisten medizinischen Fakultäten nicht möglich, Lehre und Forschung auf diesem Gebiet befriedigend wahrzunehmen.

2. Auch dem Aufbau von Abteilungen für klinische Epidemiologie an ausgewählten medizinischen Fakultäten sollte vermehrte Aufmerksamkeit geschenkt werden. In den letzten Jahren haben sich zum Beispiel an mehreren Medical Schools der USA und Kanadas Abteilungen für klinische Epidemiologie gebildet und den medizinischen Unterricht und die klinische Forschung nachhaltig beeinflußt.

3. Der Aufbau von Postgraduiertenstudiengängen für Public health an einigen Hochschulen der Bundesrepublik muß endlich in Angriff genommen werden. Ansätze für solche Postgraduiertenstudiengänge im Sinne der amerikanischen Schools of Public Health gibt es z. Z. in Bielefeld, Bochum, Berlin und Ulm. Im Sinne der Zusammenarbeit der nordrhein-westfälischen Hochschulen ist an einen Verbund zwischen Bochum und Bielefeld gedacht.

Es wird heute international akzeptiert, daß epidemiologische Forschung in vielen Bereichen der Medizin, der Sozialwissenschaften und auch der Statistik betrieben wird. Langjährige Erfahrungen zeigen, daß die Epidemiologie in Forschung und Lehre am besten an Departments für Sozialmedizin und Epidemiologie bzw. Sozial- und Präventivmedizin der medizinischen Fakultäten und an Departments für Epidemiologie der Schools of Public Health gedeiht. Beide Wege sollten in der Bundesrepublik beschritten werden.

Postgraduiertenstudium Epidemiologie

Wie ein Postgraduiertenstudium aussehen kann, welches diesen vielfältigen Anforderungen an die Epidemiologie gerecht werden will, ist aus dem Anhang ersichtlich.

Zunächst ein Wort zur Zielgruppe: Ausgehend vom Sonderprogramm des Deutschen Akademischen Austauschdienstes (DAAD) für Epidemiologie (Postgradiertenstudium der Epidemiologie an Schools of Public Health in Nordamerika und Großbritannien) sehe ich als Zielgruppe für ein 4semestriges Postgraduiertenstudium hauptsächlich Ärzte, aber auch einige Sozialwissenschaftler und Naturwissenschaftler. Zu dem Postgraduiertenstudium Epidemiologie in Bochum sollten höchstens 25 Studenten pro Jahr (im Wintersemester) zugelassen werden.

Ebenso wichtig wie der Kursteil des Postgraduiertenstudiums ist der Aufbau weiterer Forschungsinfrastruktur an den Abteilungen, die den Studiengang anbieten. Dies bedeutet u. a., daß epidemiologische Datensätze vorhanden sein müssen und daß Personal da sein muß, welches die Studenten bei der Bearbeitung von Fragestellungen unterstützen kann. Der Zugang zum Computer muß eine Selbstverständlichkeit sein. Das Bundesministerium für Forschung und Technologie hat inoffiziell zugesagt, daß es School-of-public-health-Modelle an den Hochschulen der BRD mit Forschungsmitteln unterstützten wird.

Aus meiner Sicht könnten für die Erstellung von "Dipolomarbeiten" folgende Datensätze herangezogen werden:
- Lübecker Blutdruckstudie,
- Münchner Blutdruckstudie,
- Gesundheitssurvey der Deutschen Herz-Kreislauf-Präventionsstudie (DHP),
- Kölner Adoleszentenstudie,
- Screeninguntersuchungen des Münchner Blutdruckprogramms in 18 Münchner Betrieben,
- WHO-MONICA-Projekt,
- Daten der gesetzlichen Krankenversicherung,
- Daten des WHO-Projektes "Assessment of Hypertension Control and Management",
- weitere Datensätze aus dem Bereich der Krebsepidemiologie, Rheumaepidemiologie etc.

Berufschancen für die Absolventen des Studiengangs

Die Berufschancen von Absolventen des Postgraduiertenstudiengangs Epidemiologie sehen gut aus. An folgenden Institutionen besteht ein besonderer Bedarf an speziell in der Epidemiologie ausgebildeten Medizinern, Sozialwissenschaftlern und Naturwissenschaftlern:

1. internationale Organisationen, wie die Weltgesundheitsorganisation in Genf, Kopenhagen und Lyon,
2. Bundeszentrale für gesundheitliche Aufklärung in Köln-Merheim,
3. Ministerien des Bundes und der Länder,
4. Institut für Information und Dokumentation, Sozialmedizin und öffentliches Gesundheitswesen in Bielefeld (IDIS),
5. Bundesgesundheitsamt,
6. Großforschungseinrichtungen, wie das Deutsche Krebsforschungszentrum (DKFZ) in Heidelberg und die Gesellschaft für Strahlen- und Umweltforschung (GSF) in Neuherberg bei München,
7. staatliche und kommunale Gesundheitsämter,
8. private und staatliche Krankenkassen,
9. Sozialversicherungsträger, wie Renten- und Knappschaftsversicherungen,
10. Lebensversicherungsgesellschaften,
11. Universitätsinstitute,
12. Max-Planck-Institute,
13. Firmen der pharmazeutischen Industrie,
14. wissenschaftliche Institute der Ärzteschaft,
15. wissenschaftliche Institute der Krankenkassen,
16. wissenschaftliche Institute der Rentenversicherungsträger.

Resümee

Das anfangs erwähnte DAAD-Stipendienprogramm zur Förderung der Epidemiologie zeigt deutlich, daß für den Studiengang Epidemiologie ein Bedarf besteht. In den letzten 2 Jahren haben schon mehr als 20 Ärzte und Sozialwissenschaftler aus der Bundesrepublik Deutschland in Nordamerika oder Großbritannien ein Postgraduiertenstudium der Epidemiologie abgeschlossen oder sind im Moment dabei, es abzuschließen. Es ist dringend erforderlich, auch in der Bundesrepublik endlich einen entsprechenden Studiengang anzubieten, damit auch Interessenten, die aus den verschiedensten Gründen nicht für längere Zeit ins Ausland gehen können, die Möglichkeit der Postgradiertenausbildung geboten wird. Es ist offensichtlich, daß mit einem Postgraduiertenstudiengang Epidemiologie auch die Forschung auf diesem Gebiet nachhaltig gefördert wird. Das Programm der deutsch-amerikanischen epidemiologischen Sommerschule (Anhang 1) sehe ich als ersten Baustein beim Aufbau des Epidemiologiestudiums an der Ruhr-Universität Bochum.

Anhang 1: German-American Epidemiology Summer School 1988
Anhang 2: Planung des Studiums
Anhang 3: Curriculum

Anhang 2: Planung des Studiums

4semestriges Postgraduiertenstudium der Epidemiologie an der Ruhr-Universität Bochum
Für das 4semestrige Postgraduiertenstudium der Epidemiologie sollten folgende methodisch und inhaltlich orientierte Kurse angeboten werden:
1. Einführung in die Epidemiologie (Basis: Lehrbücher von Rothman, Pflanz, Mausner-Bahn oder MacMahon); 4 Semesterwochenstunden (SWS) Kurs und 8 SWS Übungen (Pflichtkurs);
2. Kardiovaskuläre Epidemiologie (Basis: Lehrbuch von Frazer oder Kaplan u. Stampler); 3 SWS Kurs und 6 SWS Übungen (Pflichtkurs);
3. Krebsepidemiologie (Basis: Lehrbuch von Schottenfeld); 3 SWS Kurs und 6 SWS Übungen (Pflichtkurs);
4. Umweltepidemiologie/Epidemiologie in der Arbeitsmedizin (Basis: Lehrbuch von Monson); 3 SWS Kurs und 6 SWS Übungen (Pflichtkurs);
5. Beitrag der Epidemiologie zur Gesundheitssystemforschung (Basis: Lehrbuch von Ibrahim); 3 SWS Kurs und 6 SWS Übungen (Pflichtkurs);
6. Klinische Epidemiologie (Basis: Lehrbuch von Fletcher et al.); 4 SWS Kurs und 8 SWS Übungen (Wahlkurs);

Epidemiologie: 16 Semesterwochenstunden Pflichtkurse,
                  32 Semesterwochenstunden Pflichtübungen,
                   4 Semesterwochenstunden Wahlkurse,
                   8 Semesterwochenstunden Wahlübungen.

Gesamt: 60 Semesterwochenstunden.

Parallel zu den Epidemiologiekursen müssen folgende Kurse aus dem Gebiet der Informatik und medizinischen Statistik belegt werden:
1. Einführung in die Informatik (Betriebssysteme, Datenbanksysteme, Statistik-programmpakete); 3 SWS Kurs und 6 SWS Übungen (Pflichtkurs);
2. Einführung in die medizinische Statistik (deskriptive Darstellungen, Wahrscheinlichkeitsrechnung, konfirmatorische Statistik); 4 SWS Kurs und 8 SWS Übungen (Pflichtkurs)
oder
3. Einführung in medizinische Statistik für Fortgeschrittene (lineares Modell);4 SWS Kurs und 8 SWS Übungen (Pflichtkurs);
4. multivariate statistische Methoden (lineare und nichtlineare Modelle, Klassifikationsverfahren); 4 SWS Kurs und 8 SWS Übungen (Pflichtkurs);

5. quantitative Methoden in der Epidemiologie/Planungsaspekte (z. B. "matching"),
   Anwendung mathematischer Modelle, Interpretation (z. B. "confounding"); 4
   SWS Kurs und 8 SWS Übungen (Pflichtkurs).

Informatik und Biostatistik:	15	Semesterwochenstunden Kurse,
	30	Semesterwochenstunden Übungen,
Gesamt:	45	Semesterwochenstunden

Aus den Bereichen Medizin und Biologie sollten folgende Kurse angeboten werden
(2 Wahlkurse müssen belegt werden)
1. Infektionskrankheiten; 3 SWS Kurs (Wahlkurs);
2. Genetik (z. B. "genetic epidemiology") 3 SWS Kurs (Wahlkurs);
3. Toxikologie; 3 SWS Kurs (Wahlkurs);
4. Pathologie (mit den Schwerpunkten Kanzerogenese, Teratogenese, Atherogenese,
   Hämostaseologie); 3 SWS Kurs (Wahlkurs);
5. Immunologie; 3 SWS Kurs (Wahlkurs);
6. Umwelthygiene; 3 SWS Kurs (Wahlkurs);
7. Allergische Erkrankungen; 3 SWS Kurs (Wahlkurs).

Medizin: 6 Semesterwochenstunden Wahlkurse.
Aus dem Bereich der Sozialwissenschaften sollten folgende Kurse angeboten
werden (1 Pflichtseminar und 1 Wahlseminar müssen belegt werden):
1. Gesundheitsökonomie; 3 SWS Seminar (Pflichtseminar);
2. Gesundheitserziehung; 3 SWS Seminar (Wahlseminar);
3. Bevölkerungswissenschaft und Demographie; 3 SWS Seminar (Wahlseminar)
4. Struktur und Planung des Gesundheitswesens; 3 SWS Seminar (Wahlseminar).

Sozialwissenschaften:	3	Semesterwochenstunden Pflichtseminar,
	3	Semesterwochenstunden Wahlseminar,
Gesamt:	6	Semesterwochenstunden.

Zusammenstellung:

Epidemiologie:	60	Semesterwochenstunden,
Informatik und Biostatistik:	45	Semesterwochenstunden,
Medizin:	6	Semesterwochenstunden,
Sozialwissenschaften:	6	Semesterwochenstunden,
Gesamt:	117	Semesterwochenstunden,
pro Semester:	29	Semesterwochenstunden.

Abschlußarbeit:

Im 4. und letzten Semester muß eine Magisterarbeit ("Master's thesis") erstellt werden. Die Bearbeitungszeit soll 6 Monate nicht überschreiten. Für die Anfertigung der Arbeit sollen vorhandene Datensätze ausgewertet werden.

Anhang 3: Curriculum

4semestriges Postgraduiertenstudium der Epidemiologie an der Ruhr-Universität Bochum.

Für das Postgraduiertenstudium der Epidemiologie sollten die Kurse und Seminare in folgenden Semestern angeboten werden
(E = Epidemiologie, S = medizinische Statistik, M = Medizin, G = Sozialwissenschaften):

1. Semester:

E 1.: Einführung in die Epidemiologie (Basis: Lehrbücher von Rothman, Pflanz, Mausner-Bahn, MacMahon);
    4 SWS Kurs und 8 SWS Übungen (Pflichtkurs);

E 6.: Klinische Epidemiologie (Basis: Lehrbuch Fletcher et al.);
    4 SWS Kurs und 8 SWS Übungen (Wahlkurs);

S 1.: Einführung in die Informatik (Betriebssysteme, Datenbanksysteme, Statistikprogrammpakete);
    3 SWS Kurs und 6 SWS Übungen (Pflichtkurs);

S 2.: Einführung in medizinische Statistik (deskriptive Darstellungen, Wahrscheinlichkeitsrechnung, konfirmatorische Statistik);
    4 SWS Kurs und 8 SWS Übungen (Pflichtkurs)

oder

S 3.: Einführung in medizinische Statistik für Fortgeschrifttene (lineares Modell);
    4 SWS Kurs und 8 SWS Übungen (Pflichtkurs).
G 3.: Bevölkerungswissenschaft und Demographie;
    3 SWS Seminar (Wahlseminar).

Zusammenstellung: 15   SWS Pflichtkurs,
                    30   SWS Übungen,
                     3   SWS Wahlseminar.

2. Semester:

E 2.: Kardiovaskuläre Epidemiologie (Basis: Lehrbuch Frazer oder Kaplan u.
      Stamler);
      3 SWS Kurs und 6 SWS Übungen (Pflichtkurs);

E 4.: Krebsepidemiologie (Basis: Lehrbuch Schottenfeld);
      3 SWS Kurs und 6 SWS Übungen (Pflichtkurs);

S 3.: Multivariate statistische Mehtoden (lineare und nichtlineare Modelle,
      Klassifikationsverfahren);
      4 SWS Kurs und 8 SWS Übungen (Pflichtkurs);

1 Wahlkurs Medizin und/oder 1 Wahlsemniar Sozialwissenschaften.

Zusammenstellung: 10   SWS Pflichtkurs,
                    20   SWS Übungen,
                     3   SWS Wahlkurs/Wahlseminar

3. Semester:

E 5.: Umweltepidemiologie/Epidemiologie in der Arbeitsmedizin;
      3 SWS Kurs und 6 SWS Übungen (Pflichtkurs);

E 6.: Beitrag der Epidemiologie zur Gesundheitssystemforschung;
      3 SWS Kurs und 6 SWS Übungen (Pflichtkurs);

S 4.: Quantitative Methoden in der Epidemiologie [Planungsaspekte (z. B.
      "matching"), Anwendung mathematischer Modelle, Interpretation (z. B.
      "confounding"];
      4 SWS Kurs und 8 SWS Übungen (Pflichtkurs);

1 Wahlkurs Medizin und/oder 1 Wahlseminar Sozialwissenschaften.

Zusammenstellung: 10   SWS Pflichtkurs
                    20   SWS Übungen,
                     3   SWS Wahlkurs/Wahlseminar

4. Semester:

Dieses Semester sollte vorwiegend der Magisterarbeit vorbehalten sein. Nur 1 - 2 Kurse/Seminare sollten belegt werden.

1 Wahlkurs Medizin und/oder 1 Wahlseminar Sozialwissenschaften.

Zusammenstellung: 3   SWS Wahlkurs/Wahlseminar

Wahlweise 2., 3. oder 4. Semester:

M 1.:   Infektionskrankheiten;
        3 SWS Kurs (Wahlkurs);

M 2.:   Genetik (z. B. "genetic epidemiology");
        3 SWS Kurs (Wahlkurs);

M 3.:   Toxikologie;
        3 SWS Kurs (Wahlkurs);

M 4.:   Pathologie (mit den Schwerpunkten Kanzerogenese, Teratogenese, Atherogenese, Hämostaseologie);
        3 SES Kurs (Wahlkurs);

M 5.:   Immunologie;
        3 SWS Kurs (Wahlkurs);

M 6.:   Umwelthygiene;
        3 SWS Kurs (Wahlkurs);

M 7.:   Allergische Erkrankungen;
        3 SWS Kurs (Wahlkurs);

G 1.:   Gesundheitsökonomie, Gesundheitspolitik;
        3 SWS Seminar (Pflichtseminar);

G 2.:   Gesundheitserziehung;
        3 SWS Seminar (Wahlseminar);

G 4.:   Struktur und Planung des Gesundheitswesens
        3 SWS Seminar (Wahlseminar).

Zusammenstellung: 3   SWS Pflichtseminar,
                     6   SWS Wahlkurs,
                     3   SWS Wahlseminar.

Anhang

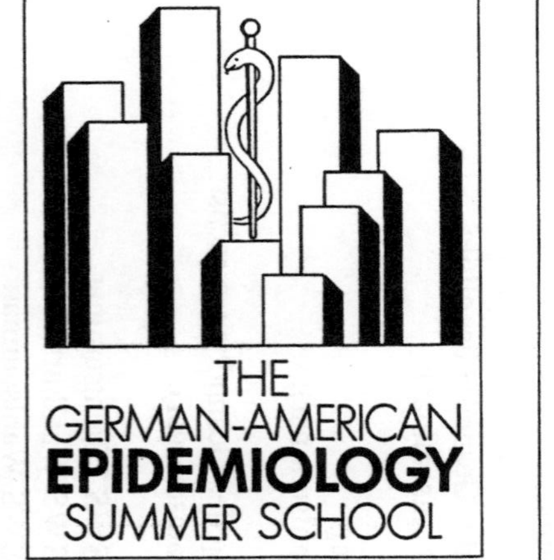

II. Statistical Methods in Epidemiology — Intermediate Level

Proportions and Chi-square
– 'Contingency tables
– Stratified data and Mantel-Haenszel test
– Matched pairs and McNemar's test

Measures of association
– Odds ratios
– Risk ratios
– Incidence density ratios
– Prevalence ration

Logistic regression

Using fitted model to estimate effects and test hypotheses
– Controlling for confounding
– Allowing for effect modification interaction

Standardization (adjustment) of proportions
– Direct
– Indirect (e. g. standard mortality ratios)
– Logistic regression

Poisson distribution

Mortality statistics and life tables

Poisson regression

Introduction to survival analysis

Sample size

III. Environmental and Occupational Epidemiology

Principles of science, architecture of epidemiologic studies, risk assessment

Cohort studies, occupational studies: Healthy worker effect

Case control studies

Information bias (sensitivity, specificity, misclassification)

Exposure assessment

Confounding and stratification

Interaction

Type I and Type II error, estimation of sample sizes with SAS

Environmental cancer, importance, attributable risk

Radiation Epidemiology

Reproductive hazards

Neurotoxicologic epidemiology

Musculo-skeletal epidemiology

Indoor air pollution

IV. Impact Evaluation

Clinical trials
– Design and interpretation
– Feasibility and practical limitations
– Public health implications

Community trials
– Quasi-experimental designs and reference
– Process-evaluation

Demonstration programs

Health monitoring

V. Guest speakers

Monitoring of Trends and Determinants of Cardiovascular Disease (Prof. Dr. med. U. Keil, Ph. D., MPH)

Intervention Studies: Problems and Perspectives (Prof. Dr. med. U. Laaser, DTM & H, MPH)

Lectures are every workday from 9.00 to 12.30 a. m. and from 2.00 to 5.00 p. m.

Participants can choose the following combinations: I and III, I and IV, II and III, II and IV (Please indicate in your application!) Guest lectures usually take place in the evening.

2.5 Umwelt- und arbeitsmedizinische Aspekte in der Public-health-Ausbildung an der Gesamthochschule Wuppertal

H.-E. Wichmann

Ziel dieses Beitrags ist es, die Notwendigkeit einer epidemiologischen Ausbildung in den Fächern Umweltmedizin und Arbeitsmedizin aufzuzeigen. In beiden Bereichen besteht für die Bundesrepublik ein erheblicher Nachholbedarf sowohl an qualifizierter Epidemiologie- und Public-health-Ausbildung als auch an epidemiologischem Grundwissen. Neben der Darstellung der Bedarfssituation sowie der Diskussion inhaltlicher Gestaltungsmöglichkeiten eines entsprechenden Curriculums möchte ich auf das bereits bestehende Lehrangebot innerhalb des Studienganges "Sicherheitstechnik" an der Universität Wuppertal hinweisen.

Risiken im Umweltbereich

Ausbildungsbedarf und Zielgruppen

Die aus meiner Sicht wichtigsten Adressaten für eine umweltepidemiologische Ausbildung sind Mitarbeiter aus den Bereichen
- öffentliches Gesundheitswesen,
- Umweltbehörden,
- Umweltforschung,
- Umweltrecht,
- klinische Medizin.

Hier ist zunächst der öffentliche Gesundheitsdienst zu nennen, der in den Gesundheitsämtern und bei der Gewerbeaufsicht einen großen Bedarf an umweltepidemiologischen Grundkenntnissen hat. Ein zunehmend wachsender Anteil der Beschäftigung in diesen Bereichen hat mit Fragen zu Umweltbelastungen und Umweltrisiken zu tun, die von kommunalen Entscheidungsträgern und aus der Bevölkerung gestellt werden. Die Gesundheitsämter stehen diesen Anfragen häufig hilflos gegenüber, u. a. weil ihnen das erforderliche Wissen zur Bewertung vorliegender wissenschaftlicher Ergebnisse fehlt. Eine bessere "epidemiologische Allgemeinbildung" wäre hier wünschenswert.

Die Umweltbehörden umfassen sowohl Genehmigungsinstanzen als auch Institutionen der Überwachung im Umweltbereich. Durch erweitete gesetzliche Bestimmungen - Stichworte wie Umweltverträglichkeitsprüfung, verstärkte Emissions- und Immissionsüberwachung etc. seien genannt - ist dies ein wachsendes Tätigkeitsfeld, in welchem Kenntnisse in umweltepidemiologischen Fragen wichtig sind, um wirkungsrelevante Entscheidungen treffen zu können.

Das Feld der Umweltforschung umfaßt eine breite Palette von Umwelttoxikologie und -immunologie über Chemie, Biochemie, Umweltepidemiologie im engeren Sinne, Biostatistik, Meßtechnik etc. Diese Forschung ist im Universitätsbereich angesiedelt, aber auch in anderen öffentlichen Forschungseinrichtungen und zunehmend in privaten Instituten, wobei der Bedarf für umweltmedizinische Fortbildung und Grundlagenvermittlung groß ist.

In jüngster Zeit entwickelt sich ferner im juristischen Bereich zunehmend ein Bedarf an umweltmedizinischer Kompetenz. Da häufig zur rechtlichen Entscheidung eine statistische Risikoabschätzung mit herangezogen werden muß, sind umweltepidemiologische Publikationen zunehmend auch Lektüre für Anwälte und Richter. Richterfortbildungsveranstaltungen zu dieser Thematik belegen den Bedarf.

Im medizinischen Umfeld ist der Bedarf an Fortbildung über Umweltrisiken, insbesondere im Bereich der primären ärztlichen Versorgung, groß und der Kenntnisstand im Durchschnitt wenig zufriedenstellend. Durch Vermittlung epidemiologischer Grundkenntnisse für interessierte Ärzte läßt sich diese Situation verbessern und die Kompetenz des Primärarztes in der realistischen Einschätzung von Umweltrisiken steigern.

Inhalte

Die Untersuchung von Umweltrisiken stützt sich auf 2 Säulen, die Umwelttoxikologie und die Umweltepidemiologie. Nur beide gemeinsam sind in der Lage, eine ausgewogene Bewertung von umweltmedizinischen Problemen (und Scheinproblemen) vorzunehmen (Wichmann 1986, 1988). Darüber hinaus stellen toxikologische Untersuchungsmethoden in Körperflüssigkeiten sowie im Gewebe (Stichwort: "biological monitoring") zunehmend ein wichtiges Instrument im Rahmen der umweltepidemiologischen Forschung dar. Doch nicht nur die Forschung ist Ziel der Umweltmedizin: die Prävention, die vorbeugende Vermeidung von Risiken, stellt die 2. und aus ärztlicher Sicht wichtigere Komponente der Umweltmedizin dar.

Zu Wissensvermittlung in diesem Umfeld erscheinen 5 Ausbildungskomponenten erforderlich:

1. Grundlagen

- Umweltchemie/-biochemie,
- Umwelttoxikologie/ -pathologie,
- Immunologie / Genetik,
- Umwelttechnik,
- Strahlenschutz,
- Pathophysiologie,
- Biostatistik.

2. Umweltrelevante Expositionen

- Schwermetalle,
- Reizgase,
- Lösungsmittel,
- Insektizide/Herbizide,
- krebserregende Stoffe,
- Lärm,
- radioaktive Strahlung.

3. Problembereiche

- Luft,
- Wasser,
- Boden,
- Abfall.

4. Epidemiologie von "adverse health effects"

- blutbildendes System,
- Atmungssystem,
- Herz-Kreislauf-System,
- Verdauungssystem (einschließlich Leber),
- Niere,
- Knochen,
- Haut,
- Nervensystem,
- Immunsystem,
- Reproduktionsystem,
- allergische Reaktionen.

5. Verfahren zur Risikobewertung

- "no effect level"/"minimal effective dose",
- Interpolation /Extrapolation /Metaanalyse,
- "comparative potency method",
- "unit risk concept",
- Ableitung von Grenzwerten.

Ohne auf die Einzelheiten des vorgeschlagenen Lehrangebotes eingehen zu wollen, sei darauf hingewiesen, daß der Schwerpunkt umweltepidemiologischer Untersuchungen sich in Richtung "adverse health effect" verschiebt, also zu Identifizierung von Frühsymptomen, die noch nicht unbedingt Krankheitswert haben (z. B. Blutbleikonzentration als Parameter der Bleiaufnahme). Hierbei spielen die erwähnten Verfahren des "biological monitoring" eine wichtige Rolle. Auf die Risikobewertung ("risk assessment") im Niedrigdosisbereich sei besonders hingewiesen. Dieses Gebiet der quantitativen Risikoabschätzung aus Tierexperimenten und epidemiologischen Studien entwickelt sich z. Z. stark und gewinnt zur Ableitung von Grenzwerten zunehmend an Bedeutung.

Epidemiologie der Berufskrankheiten

Ausbildugsbedarf und Zielgruppen

An 1. Stelle ist hier naturgemäß die Arbeitsmedizin zu nennen.
Zielgruppen sind Mitarbeiter aus den Bereichen:
- Arbeitsmedizin,
- Arbeitsschutz und Arbeitssicherheit,
- Toxikologie,
- sonstige klinische Medizin,
- Kranken-, Renten-, Lebensversicherungen.

Hier besteht m. E. ein besonders großer Nachholbedarf, der zunehmend auch von den Vertretern dieses Fachs erkannt wird. Angesprochen sind Ärzte und Naturwissenschaftler im Bereich der arbeitsmedizinischen Forschung, darüber hinaus Werksärzte, Gewerbeärzte, Mitarbeiter der Berufsgenossenschaften etc. Nur wenn es gelingt, hier ausreichende epidemiologische Grundkenntnisse zu vermitteln, wird sich die Einsicht zur Notwendigkeit berufsepidemiologischer Studien durchsetzen, ein Instrument, das in der deutschen Arbeitsmedizin bisher viel zu wenig benutzt wird.

Die Bereiche Arbeitsschutz und Arbeitssicherheit sind vielfach mit Ingenieuren und Technikern besetzt, und ein Ausbildungsbedarf in arbeitsepidemiologischer Hinsicht besteht durchaus auch hier. Wie ich weiter unten erläutern werde, liegt hier ein Schwerpunkt der Ausbildungen an der Universität Wuppertal.

Die Toxikologie ist im arbeitsmedizinischen Umfeld, ähnlich wie im umwelt-medizinischen Bereich, als 2. Stütze der Risikobewertung anzusehen. Daher ist für die dort tätigen Mitarbeiter eine epidemiologische Grundausbildung ebenso wichtig, wie für den arbeitsmedizinisch tätigen Epidemiologen toxikologische Grundkenntnisse unverzichtbar sind.

Die Kollegen in anderen Fächern der klinischen Medizin, insbesondere All-gemeinärzte, Internisten, Dermatologen etc. benötigen ausreichende berufsepide-miologische Kenntnisse, um die Häufigkeit und Symptomatik wichtiger berufsbedingter Erkrankungen zu kennen. Eine wichtige Ursache für das "underreporting" von Berufskrankheiten in der Bundesrepublik ist darin zu sehen, daß die Primärärzte wegen unzureichender Grundkenntnisse häufig Berufserkrankungsverfahren nicht in Gang setzen, obwohl diese angezeigt wären. Die statistische, mehr gruppen- als individuumbezogene Denkweise der Epidemiologie liegt dem Versicherungsstatistiker im Bereich der Kranken-, Renten- und Lebensversicherungen von jeher nahe und stellt ein wichtiges Element in seiner Tätigkeit dar. Die Verbesserung der Grundkenntnisse über die Basis seiner epidemiologischen Daten erscheint daher wichtig.

Inhalte

Thematisch gehört ein großer Teil der Inhalte einer umweltepidemiologischen Ausbildung ebenfalls in die Ausbildung über die Epidemiologie der Berufskrankheiten. Es kommen aber neben der Schwerpunktverschiebung hinsichtlich der relevanten Noxen einige weitere Spezifika hinzu, wie folgende Übersicht zeigt:

1. Grundlagen

- Umweltepidemiologie,
- Ergonomie,
- rechtliche Aspekte von Berufskrankheiten

2. Arbeitsplatzrelevante Expositionen

- chemische Einwirkungen,
- physikalische Belastungen,
- Infektionskrankheiten

3. Problembereiche

- Berufssparten,
- Arbeitsbedingungen

4. Epidemiologie von Krankheiten und Symptomen

- meldepflichtige Berufskrankheiten,
- Quasiberufskrankheiten

5. Verfahren zur Risikobewertung

- Umweltepidemiologie.

So spielt der Bereich der Ergonomie hier eine wichtige Rolle, ebenso wie zusätzliche rechtliche Aspekte der Berufskrankheitenverordnung, die bei epidemiologischer Arbeit in Betrieben als vorgegebene Rahmenbedingungen mit zu beachten sind. Ferner sind die mechanischen Belastungen als große zusätzliche

Gruppe von Risiken am Arbeitsplatz zu berücksichtigen. Die Zahl der in Frage kommenden Noxen ist so vielfältig, daß sie hier als chemische und physikalische Risiken zusammengefaßt sind.

Bei der Risikobewertung sind ähnliche Verfahren wie im Umweltbereich gebräuchlich, wiewohl hier in der Regel - wegen der stärkeren Exposition - einfachere Bewer-tungsmodelle ausreichend sind.

Ausbildungsangebote an der Universität Wuppertal

Seit 13 Jahren bietet der Fachbereich Sicherheitstechnik der Universität Wuppertal einen gleichnamigen Studiengang an. (Studienordnung für den integrierten Studiengang "Sicherheitstechnik" der Bergischen Universität - Gesamthochschule Wuppertal). Die Ausbildung orientiert sich am Ingenieurstudium, ergänzt um vielfältige Elemente der Sicherheitswissenschaften, zu denen als ein Teilkomplex die Arbeitssicherheit gehört. Seit dem Sommersemester 1988 ist dieses Fachgebiet erweitert auf den Schwerpunkt "Arbeitssicherheit und Umweltmedizin".

Das Studium umfaßt 2 Teile, einen Fachhochschulstudiengang und einen Hochschulstudiengang. Unter mehreren Alternativen stellt die Arbeitssicherheit und Umweltmedizin hierbei eine wichtige und häufig gewählte Speziali-sierungsmöglichkeit dar.

Zu den Pflichtveranstaltungen für die Studenten der Sicherheitstechnik gehört eine 3semestrige Vorlesung, die Grundkenntnisse in Arbeitssicherheit, Ergonomie und Umweltmedizin vermittelt, wobei die epidemiologischen Aspekte eine wichtige Komponente sind. Daneben vertiefen die Studenten ihre Kenntnisse im Rahmen von 3monaten Studienarbeiten und Diplomarbeiten. Ferner besteht die Möglichkeit zur Dissertation (z. B. zum Dr. rer. sec.) und Habilitation. Neben dem Vollstudium besteht ein Aufbaustudiengang, der vergleichbare Ausbildungselemente enthält.

In einem kleinen Teilbereich ist somit durchaus eine epidemiologische Ausbildung an einer Hochschule in Nordrhein-Westfalen bereits Realität, und zwar sowohl in der Vermittlung von Grundkenntnissen als auch in der praktischen Mitarbeit im Rahmen laufender Studien.

Darüber hinaus können wir in Wuppertal das Angebot machen, im Rahmen einer überregional organisierten Public-health-Ausbildung einen kleinen Teil, nämlich den Bereich Arbeitssicherheit und Umweltmedizin, abzudecken. Hierbei haben die Absolventen eines solchen Ausbildungsprogramms die Möglichkeit, durch Mitarbeit in Forschungsprojekten eine praxisnahe Epidemiologieausbildung zu erhalten.

Literatur

Wichmann H-E (1988) Umweltepidemiologie. Dtsch Ärztebl 3: 91-92
Wichmann H-E (1986) Methodische Aspekte der Umweltepidemiologie. Springer, Berlin Heidelberg New York Tokyo (Medizinische Informatik und Statistik, Bd 65, S 1-160)

3 Außeruniversitäre Modelle in der BRD

3.1 Der Studiengang "Gesundheitserziehung und Gesundheitsförderung" an den Lüneburger Hochschulen und weitere Ansätze in Bereich der Fachhochschulen

H. Waller

Vorbemerkungen: Was sind Fachhochschulen?

Fachhochschulen sind 1970 als eigenständige Hochschulart gegründet worden. Unter den ca. 240 Hochschulen in der Bundesrepublik gibt es etwa 125 Fachhochschulen. Mit der Novellierung des Hochschulrahmengesetztes hat der Gesetztgeber die Gleichwertigkeit der Hochschulen festgestellt. So lautet: $ 1 des Hochschulrahmengesetztes: "Hochschulen im Sinne dieses Gesetztes sind die Universitäten, die Pädagogischen Hochschulen, die Kunsthochschulen, die Fachhochschulen und die sonstigen Einrichtungen des Bildungswesens, die nach Landesrecht staatliche Hochschulen sind ..." (HRG 1987). Die Fachhochschulen dienen den angewandten Wissenschaften und der Kunst in Lehre und Studium (bgl. 2 des Niedersächsischen Hochschulgesetztes von 1981). Die Ausbildung an Fachhochschulen erfogt praxisbezogen, in kleinen Gruppen und durch wissenschaftlich und berufspraktisch qualifizierte Hochschullehrerinnen und Hochschullehrer. Die Regelstudienzeit an Fachhochschulen (FH) beträgt 6 - 8 Semester. Eine achtsemestrige Ausbildung, die die für Fachhochschulen typischen Praxissemester beinhaltet, wird angesichts der Probleme der EG-Anerkennung von FH-Diplomen bundesweit angestrebt.

Im Wintersemester 1987/88 studierten von den 1,415 Mio. Studentinen und Studenten 291 820 an Fachhochschulen. Von den 196 690 Studienanfängern begannen 49 230 ihr Studium an den Fachhochschulen. Dies deutet auf eine zunehmende Attraktivität des Hochschultyps Fachhochschule hin (alle Zahlen aus DUZ 1988).

Folgende Übersicht (aus WRY 1987) zeigt die Studiengänge, die derzeit an Fachhochschulen vorhanden sind:

Fächer / Studiengänge

Archtitektur	Bekleidungs-/Textiltechnik
Bauingenieurwesen	Bergbau
Baubetrieb	Betriebstechnik
Bauphysik	Bibliotheks- u. Dokumentationswesen

Chemieingenieurwesen
Design/Gestaltung
Druckereitechnik
Elektrotechnik
    Automatisierungstechnik
    Ingenieur-Informatik
    Elektr. Energietechnik
    Nachrichtentechnik
Ernährung u. Hauswirtschaft
Ernährungs- u. Haushaltstech.
Feinwerktechnik
Forstwirtschaft
Gartenbau
Holztechnik
Hütten- u. Giessereitechnik
Informatik
    Medizin. Informatik
    Wirtschaftsinformatik
Innenarchitektur
Keramik/Glastechnik
Kunststofftechnik
Landbau/Landwirtschaft
Landespflege
Lebensmitteltechnologie
    Getränketechnologie
Maschinenbau
    Fahrzeugtechnik
    Kerntechnik
    Landmaschinentechnik
    Luftfahrzeugtechnik
    Stahlbau

Mathematik
Milch- u. Molkereiwirtschaft
Physikalische Technik
Product-Engineering
Produktionstechnik
Rel. paed. Kirchl. Bildungsarb.
Schiffbau
    Schiffsbetriebstechnik
Seefahrt/Nautik
Sozialwesen
    Sozialarbeit
    Sozialpädagogik
Techn. Gesundheitswesen
Übersetzen und Dolmetschen
Verfahrenstechnik
Vermessungswesen
    Kartographie
Versorgungstechnik
Wasserbau u. Kulturtechnik
Weinbau
Werkstofftechnik
Wirtschaft
    Betriebswirtschaft
Wirtschafsingenieurwesen

Entsprechend dem Ausbildungsauftrag der Fachhochschulen dominieren anwendungsbezogene und technische Studiengänge. Hinsichtlich der Skizzierung der Public-health-Ausbildung an Fachhochschulen ist dieser Tatbestand insofern bedeutsam, als eine derartige Ausbildung und insbesondere eine Fort- und Weiterbildung aus den vorhandenen Studiengängen heraus entwickelt werden muß.

Public-health-Ausbildung an Fachhochschulen?

Die zum Master of Public Health (MPH) führende Ausbildung an den derzeit 23 Schools of Public Health in Amerika umfaßt in der Regel folgende Disziplinen:

- Biostatistik,
- Epidemiologie,
- Gesundheitserziehung,
- Gesundheitspolitik und Gesundheitsadministration,
- Gesundheit von Mutter und Kind,
- Umweltgesundheit,
- Gesundheit am Arbeitsplatz.

Je nach Hochschule kommen weitere Spezialbereich wie Ernährung, Genetik oder Toxologie hinzu (vgl. z. B. die Ausbildungsgänge an der Graduate School of Public Health in Berkeley und San Diego).

Vergleichbare Ausbildungsgänge gibt es in der Bundesrepublik Deutschland weder an Universitäten noch an Fachhochsculen. Eine Entwicklung vergleichbarer umfassender Ausbildungsänge ist an Fachhochschulen schon deshalb ausgeschlossen, weil entsprechende Fachbereiche fehlen, aus denen diese Studiengänge heraus entwickelt werden könnten. Bei einer Analyse der Fachhochschul-Studiengänge ist deshalb auch nur zu erwarten, daß Teilaspekte von Public health angeboten werden bzw. sich entwickeln. Ich möchte deshalb im folgenden auch nicht von Public-health-Studiengängen sprechen, sondern von Studiengängen, die eine Bedeutung hinischtlich der Qualifizierung für den Public-health-Bereich (d. h. für das öffentliche Gesundheitswesen) haben.

Die folgende Recherche über Studiengänge an Fachhochschulen, die für das öffentliche Gesundheitswesen qualifizieren, beschränkt sich auf weiterführende Studiengänge. Zu diesem Bereich hat die Westdeutsche Rektorenkonferenz 1986 eine umfassende Aufstellung vorgelegt (WRK 1986). Um auch die grundständigen Studiengänge nach Schwerpunktsetzungen, die für das öffentliche Gesundheitswesen relevant sind, zu durchleuchten, wäre eine eigene Recherche unabdingbar. Das gleiche trifft für den sehr heterogenen und primär lokal geprägten Fortbildungsbereich zu. Daß sich eine eigene Recherche lohnen würde, zeigt die Tatsache, daß eine Reihe von Studiengängen, die zum Diplom in Sozialarbeit und Sozialpädagogik führen, gesundheitsbezogene Schwerpunktsetzungen aufweisen (vgl. Waller 1982, Kap. 1). Doch auch in anderen Bereichen sind Schwerpunktsetzungen zu erwarten, die für den Gesundheitsbereich qualifizieren: So gibt es an der Fachhochschule Osnabrück einen 7ssemestrigen Studiengang "Betriebswirtschaft in Einrichtungen des Gesundheitswesens."

Die Übersicht der Westdeutschen Rektorenkonferenz umfaßt 330 weiterführende Studiengänge (Aufbau-, Zusatz-, Ergänzungs- und Weiterbildungsstudiengänge) an den Hochschulen der Bundesrepublik Deutschland. In Tabelle 1 sind diejenigen Studiengänge zusammengefaßt, die - im Sinne der obigen Erörterung - im weiteresten Sinne für das öffentliche Gesundheitswesen qualifizieren.

Eine Reihe von weiteren weiterführenden Studiengängen sind in der Planung, so z. B. ein Ergänzungsstudiengang "Soziale Dienste in Einrichtungen des Gesundheitswesens" an der Fachhochschule Koblenz (vgl. Schwendtke 1986).

Weiterbildungsstudiengang "Gesundheitserziehung und Gesundheitsförderung" der beiden Lüneburger Hochschulen

Zur Situation der gesundheitspädagogischen Ausbildung in der Bundesrepublik Deutschland und in einigen ausgewählten europäischen Ländern

Am 2. und 3. Mai 1985 veranstaltete die Akademie für öffentliches Gesundheitswesen in Düsseldorf ein Symposium zur Situation der Aus- und Fortbildung in Gesundheitserziehung. Nannen-Gethmann (1985) hat zu diesem Zweck eine Bestandsaufnahme aller Aus- und Fortbildungskurse in der BRD vorglegt. Aus dieser Übersicht wird deutlich, daß bis zu diesem Zeitpunkt kein Weiterbildungsstudium in Gesundheitserziehung an einer deutschen Hochschule existierte. Auch die Übersicht der Westdeutschen Rektorenkonferenz vom März 1986 über weiterführende Studienangebote an Hochschulen der Bundesrepublik Deutschland enthält außer dem Lüneburger Vorhaben keinen Hinweis aud gesundheitspädagogische Weiterbildungsstudiengänge.

England

Ganz anders ist dagegen die Situation in England: 1984 boten 33 Hochschulen in England Weiterbildungsstudiengänge in Gesundheitserziehung an, die ca. 1 Jahr dauern, zumeist berufsbegleitend organisiert sind und mit einem Zertifikat abschließen. Diese Studiengänge sind in vielerlei Hinsicht dem von uns vorgeschlagenen Weiterbildungsstudiengang ähnlich. Darüber hinaus bieten die Polytechnics in Leeds, Bristol und South Bank in London Ergänzungsstudiengänge an, die zu einem Diplom in Gesundheitserziehung führen. Dieses Diplom ist Voraussetzung für die Übernahme von Positionen in der Gesundheitserziehung, die in jedem der ca. 200 Gesundheitsbezirke Englands vorhanden sind. Schließlich bieten noch die Universitäten in London, Manchester und Southampton Magister- und Promotionsstudiengänge in Gesundheitserziehung an (vgl. HEA 1987).

Frankreich, USA, Entwicklungsländer

In Frankreich gibt es seit 1979 an der Universität von Bobigny (Paris) ein Weiterbildungsstudium in Gesundheitserziehung, das über 2 Jahre berufsbegleitend für Angehörige aller Gesundheits- und Sozialberufe angeboten wird (Über die Situation in den USA vgl. insb. Hamburg 1982. Über gesundheitspädagogische Studiengänge für Entwicklungsländer informiert das Supplement zur Aprilausgabe von 1980 des Internationalen Journals of Health Education).

Empfehlungen zur Aus- und Weiterbildung in Gesundheitserziehung

Das geringe Angebot an Aus- und Weiterbildungsmöglichkeiten in Gesundheits-
erziehung verwundert angesichts der vielen wiederholten und eindringlichen
Empfehlungen zur gesundheitspädagogischen Ausbildung, auf die im folgenden
kurz hingewiesen werden soll. In der Entschließung der Konferenz der für das
Gesundheitswesen zuständigen Minister und Senatoren der Länder am 10./11.05.1979
in Düsseldorf wird auf die Notwendigkeit der Fort- und Weiterbildung in
Gesundheitserziehung besonders eindringlich hingewiesen:
"Die gesundheitserzieherische Fortbildung der in diesem Bereiche Tätigen ist
besonders wichtig. Die Befähigung zu gesundheitserzieherischer Tätigkeit in
Gesundheits-, Sozial- und Erziehungsberufen soll besser als bisher gewährleistet
sein. Hierfür müssen im Rahmen der Aus-, Weiter- und Fortbildung verstärkt
gesundheitserzieherische Inhalte angeboten werden. Die Inanspruchnahme der
Fortbildungsangebote soll gefördert werden.
Die Internationale Union für Gesundheitserziehung hat sich ebenfalls wiederholt
mit der beruflichen Aus- und Weiterbildung in Gesundheitserziehung beschäftigt.
Sie hat für diesen Zweck eine eigene Arbeitsgruppe eingerichtet. Die Arbeitsgruppe
kam zu folgenden Schlußfolgerungen: "Die Entwicklung von Personal auf dem
Gebiet der Gesundheitserziehung (einschließlich Grundausbildung, postgradualer
Ausbildung und Weiterbildung) stellt eine hervorragende strategische Aufgabe
dar, von deren Bewältigung weitere Fortschritte in der Erhöhung der Wirksamkeit
der Gesundheitserziehung entscheidend abhängen" (zit. nach Prävention 3/1979,
S. 87). Auch die Weltgesundheitsorganisation sieht in der qualifizierten Aus- und
Fortbildung in Gesundheitserziehung einen wesentlichen Beitrag zur Erreichung
ihres großen programmatischen Zieles: "Gesundheit für alle im Jahr 2000" (WHO
1985, S. 181 ff.).

Adressaten des Lüneburger Studiengangs

Im Gegensatz zu anderen Ländern wird in der Bundesrepublik Deutschland kein
Berufsbild "Gesundheitserzieher" angestrebt. Statt dessen wird gefordert, daß
Gesundheitserziehung als Arbeitsfeld für unterschiedliche Gesundheits-, Sozial-
und Erziehungsberufe verstanden wird (vgl. z. B. die Stellungnahme der Bundeszentrale
für gesundheitliche Aufklärung in Prävention 3/1985, S. 87). Der Lüneburger
Studiengang Gesundheitserziehung hat sich diese Konzeption zu eigen gemacht,
indem er sich zum Ziel gesetzt hat, Angehörige unterschiedlicher Berufe für die
Durchführung gesundheitspädagogischer und gesundheitsfördernder Aufgaben zu
qualifizieren (vgl. 2 der Studienordnung). Der Weiterbildungsstudiengang steht
Bewerbern mit abgeschlossener Hochschulausbildung sowie Bewerbern offen, die
die für eine Teilnahme erforderliche Eignung im Beruf erworben haben (vgl. § 3
der Studienordnung). Es ist davon auszugehen, daß folgende Berufsgruppen sich
für eine Weiterbildung in Gesundheitserziehung interessieren (diese Aufzählung

beinhaltet nur Beispiele und ist nicht als abschließend zu verstehen): Erzieher in Kindergärten und Kindertagesstätten, Pädagogen in Schulen und Volkshochschulen, Sozialarbeiter und Sozialpädagogen in sozialen Diensten innerhalb des Gesundheitswesens (z. B. Krankenkassen, Krankenhaussozialdienste, Sozialstationen, Gesundheitsämter, Rehabilitationskliniken), Sozialarbeiter und Sozialpädagogen in sozialen Diensten außerhalb des Gesundheitswesens (Einrichtungen der Jugendarbeit, der Familienarbeit, der Altenarbeit etc.), Gemeindekrankenschwestern, Altenpfleger, Unterrichtsschwestern und Unterrichtpfleger, Psychologen in Beratungsstellen und Gesundheitseinrichtungen, Ärzte in Einrichtungen des Gesundheitswesens, Mitarbeiter von Einrichtungen der Gesundheitsverwaltung (Krankenkassen, Behörden, Ministerien), Mitarbeiter aus Gewerkschaften, Mitarbeiter aus Forschung und Lehre etc.

Aufbau des Studiengangs

Der Studiengang "Gesundheitserziehung und Gesundheitsförderung" ist nach dem Baukastenprinzip aufgebaut. Ein Kurs ist die kleinste Studieneinheit, die in der Regel 24 Stunden umfaßt. Die Studienzeit, in der das weiterbildende Studium abgeschlossen werden kann, beträgt einschließlich der Abschlußprüfung 2 Semester. Der Studiengang ist in ein Grund- und ein Schwerpunktsemester gegliedert, er umfaßt 10 Kurse, und zwar 5 Kurse im Grundsemester und 5 Kurse im Schwerpunktsemester.

Entsprechend diesem Aufbau des Weiterbildungsstudiengangs Gesundheitserziehung studiert ein Teilnehmer ca. 240 Stunden. Damit ist ein Studienumfang erfüllt, den die Studienreformkommission "Erziehungswissenschaft/Sozialarbeit" des Niedersächsischen Ministeriums für Wissenschaft und Kunst als unter Grenze für ein Weiterbildungsstudium angegeben hat.

Im Grundsemester werden Grundlagen vermittelt und Grundfragen angesprochen, die Voraussetzungen für Qualifizierungsmaßnahmen im Rahmen der Gesundheitserziehung und Gesundheitsförderung darstellen. Es ist in 2 Lernbereiche gegliedert, die nach Studieninhalten wie folgt umschrieben werden können: Lernbereich I: theroretische Grundlagen der Gesundheitserziehung und Gesundheitsförderung; Lernbereich II: methodische Grundlagen der Gesundheits-erziehung und Gesundheitsförderung.

Das Schwerpunktsemester ist in 3 Vertiefungsrichtungen gegliedert, die sich in ihren Zielsetzungen wir folgt unterscheiden: Vertiefungsrichtung I: verhaltensbezogene Probleme der Gesundheitserziehung, Vertiefungsrichtung II: lebensalterbezogene Probleme der Gesundheitserziehung, Vertiefungsrichtung III: lebenssituationsbezogene Probleme der Gesundheitserziehung.

Die Teilnehmer des Weiterbildungsstudiums studieren im Grundsemester neben der Einführung in jedem Lernbereich 2 Kurse. Im Schwerpunktsemester studieren die Teilnehmer in jeder Vertiefungsrichtung 1 Kurs. Das Studium der 2 verbleibenden Kurse erfolgt nach Wahl. Nach erfolgreichem Abschluß des Weiterbildungsstudiums erhält der Absolvent ein Zertifikat.

Durchführung des Studiengangs

Das Weiterbildungsstudium Gesundheitserziehung ist als gemeinsames Projekt der Hochschule Lüneburg und der Fachhochschule Nordostniedersachsen geplant. An der Hochschule Lüneburg wird sich im wesentlichen der Fachbereich Erziehungswissenschaft und an der Fachhochschule Nordostniedersachsen der Fachbereich Sozialwesen mit der Durchführung des Studiengangs befassen. Durch diese Konzeption werden eine große Zahl von an beiden Hochschulen vorhandenen Ausbildungskompetenzen in Gesundheitserziehung und Gesundheitsförderung in den Studiengang eingebunden. Darüber hinaus wird durch diese Kooperation deutlich, daß der Weiterbildungsstudiengang sich an unterschiedliche Zielgruppen richtet. Neben den vorhandenen gesundheitspädagogischen Kompetenzen an beiden Hochschulen profitiert der geplante Weiterbildungsstudiengang insbesondere auch von der Durchführung der international besetzten Fortbildungslehrgänge zur Gesundheitserziehung, die die Fachhochschule derzeit für die Bundeszentrale für gesundheitliche Aufklärung und das Regionalbüro für Europa der Weltgesundheitsorganisation ausrichtet.

Der Weiterbildungsstudiengang soll berufsbegleitend durchgeführt werden. Da davon ausgegangen wird, daß die Interessenten auch aus Hamburg, Bremen, Hannover und dem südschleswig-holsteinischen Raum kommen werden, bedeutet diese Konzeption, daß die Lehrveranstaltungen am Freitag und darüber hinaus in gelegentlichen Wochenend-Blockveranstaltungen angeboten werden müssen. Um den Studiengang hinsichtlich seiner Durchführung adressatengerecht zu planen, ist an die Bildung eines Beirats von Mitarbeitern aus Einrichtungen der Gesundheitserziehung in der Region gedacht.

Zusammenfassung

Eine Public-health-Ausbildung im engeren Sinne ist an den Fachhochschulen der Bundesrepublik Deutschland nicht vorhanden. Eine Analyse der weiterführenden Studiengänge zeigt aber, daß an Fachhochschulen - häufig in Kooperation mit Universitäten - unterschiedliche Berufsgruppen für Aufgaben im öffentlichen Gesundheitswesen qualifiziert werden. Auf die Planung eines Weiterbildungsstudiengangs in Gesundheitserziehung und Gesundheitsförderung an den Lüneburger Hochschulen wird ausführlicher eingegangen. Mit dem Studiengang Gesundheitserziehung legen die Hochschule Lüneburg und die Fachhochschule Nordostniedersachsen ein Weiterbildungsangebot vor, das bislang in der Bundesrepublik Deutschland als einmalig bezeichnet werden kann. Der Weiterbildungsstudiengang richtet sich an unterschiedliche Berufsgruppen im Gesundheits-, Sozial- und Bildungsbereich. Er ist berufsbegleitend organisiert und orientiert sich an der aktuellen sozialmedizinischen und gesundheitspädagogischen Diskussion. Er ist nach internationalen Maßstäben konzipiert und kommt den Empfehlungen nationaler und internationaler Gremen nach einer Verstärkung der Aus- und Weiterbildung in Gesundheitserziehung nach.

Literatur

DUZ (1988) Die Studienanfängerzahlen schnellen wieder hoch. Dtsch. Universitätszeitung 44/3:6
HAMBURG MV 1982 Higher education for health education. Hygie 1/3,4:61-66
HEA (1987) Certificate in health education. Health Education Authority, London.
HRG (1987) Neufassung des Hochschulrahmengesetztes v.9.4.1987, BGBl.I, S 1170
Nannen-Gethmann F (1985) Gesundheitserziehung-Ein neues Berufsbild? Prävention 8:85-89
NHG (1981) Niedersächsisches Hochschulgesetz v. 23.10.1981, Nieders. GVBl, S 263
Schwendtke A (1986) Aufbaustudium Sozialarbeit im Gesundheitswesen. In: Oppl H, Weber-Falkensammer H (Hrsg) Soziale Arbeit im Gesundheitswesen (Lebenslagen und Gesundheit), Bd I. Diesterweg, Frankfurt am Main, S 317-324
Waller H (Hrsg) (1982) Sozialarbeit im Gesundheitswesen. Beltz, Weinheim
WHO (1985) Einzelziele für "Gesundheit 2000". Weltgesundheitsorganisation, Kopenhagen
WRK (1986) Übersicht über weiterführende Studiengänge an den Mitgliedshochschulen der Westdeutschen Rektorenkonferenz. Bonn
WRK (1987) Übersicht über Studienmöglichkeiten und Zulassungsbeschränkungen für Studienanfänger an den Hochschulen in der Bundesrepublik Deutschland im WS 87/88. Bonn

Tabelle 1. Weiterführende Studiengänge für das Gesundheitswesen. (Nach WRK 1986)

Hochschule	Studienangebot	Abschluß	Dauer
Gesundheitserziehung			
HS Lüneburg und FH Nordost-Niedersachsen	Weiterbildungsstudiengang für Bewerber mit abgeschlossenem Hochschulstudium und Bewerber mit geeigneter Berufspraxis (in Vorbereitung)	Zertifikat	2 Semester
Gesundheitspflege			
Katholische Fachhochschule Norddeutschland	Weiterbildungsstudiengang in der Fachrichtung Gesundheitspflege a) Unterrichtsschwester/ Unterrichtspfleger b) Pflegedienstleitung mit abgeschlossener Ausbildung in der Krankenpflege; mindestens 2jährige Tätigkeit im Bereich deer Krankenpflege/Kinderkrankenpflege nach abgeschlossener Ausbildung im Pflegebereich; Weiterführung einer Tätigkeit im Pflegebereich während der Dauer des Studiums; Bejahung einer an der Lehre der katholischen Kirche orientierten Weiterbildung und der kirchlichen Trägerschaft der Katholischen FH Norddeutschland	Zertifikat und Abschlußzeugnis	a) 3 Jahre b) 3 Jahre
Gerontologie			
GH Kassel	Aufbaustudium für Sozialpädagogen und Sozialarbeiter, die mindestens 2 Jahre als staatlich anerkannte Sozialarbeiter oder Sozialpädagogen und davon mindestens 1 Jahr in der Altenarbeit tätig waren	Diplom-Sozialarbeiter und Sozialpädagogen, Fachrichtung Soziale Gerontologie	Vollstudium: 4 Semester, Teilzeitstudium: 6 Semester

Hochschule	Studienangebot	Abschluß	Dauer
Heilpädagogik			
Katholische FH für Sozialwesen und Religionspädagogik Freiburg	Aufbaustudium der Heilpädagogik für staatlich anerkannte Absolventen von Fachhochschulen für Sozialwesen und/oder Religionspädagogik mit mindestens 1jähriger Berufserfahrung nach der staatlichen Anerkennung sowie Bewerber mit gleichwertiger Ausbildung und praktischer Erfahrung	Diplom-Sozialpädagoge Studiengang Heilpädagogik (FH)	4 Studiensemester und 2 Praxissemester
Pflegedienstleitung			
Fachhochschule Osnabrück	Weiterbildungsstudiengang für Pflegedienstleitungen. Adressaten sind alle in eder Pflegedienstleitung tätigen Personen Teilnahmevoraussetzungen: a) Ausbildung als Krankenschwester/Krankenpfleger b) mindestens Abschluß einer 1 jährigen Weiterbildungsmaßnahme (in der Regel Krankenpflegehochschule) c) mindestens 1jährige Berufserfahrung in der Pflegedienstleitung	Zertifikat und Abschlußzeugnis	17 Monate
Psychosoziale Versorgung			
FU Berlin und FH für Sozialarbeit und Sozialpädagogik Berlin	Fachkräfte für psychosoziale Versorgung. Modellversuch eines Ergänzungs- und Weiterbildungsstudiengangs für Angehörige verschiedener Berufsgruppen (Sozialarbeiter, Sozialpädagogen, Psychologen, Ärzte, Pädagogen und anderer sozialwissenschaftlicher Berufe)	Abschlußzeugnis (Urkunde)	4 Semester

Hochschule	Studienangebot	Abschluß	Dauer
Soziale Therapie			
GH Kassel	Aufbaustudium für Sozialpädagogen und Sozialarbeiter, die mindestens 2 Jahre als staatlich anerkannte Sozialarbeiter oder Sozialpädagogen tätig waren	Diplom-Sozialarbeiter und Sozialpädagoge Fachrichtung soziale Therapie	Vollstudium 4 Semester Teilzeitstudium: 6 Semester
Sozialtherapie			
Katholische Stiftungsfachhochschule München	Weiterbildungsstudiengang für Diplom-Sozialpädagogen (FH), Sozialpädagogen/ Sozialarbeiter mit staatlicher Anerkennung, die in Arbeitsfeldern der Sozialtherapie tätitg sind und eine 2jährige Berufserfahrung nachweisen	Zertifikat Zulassungsarbeit und Prüfungskolloquium	3 Jahre
Technisches Gesundheitswesen			
FH Lübeck in Zusammenarbeit mit der Medizinischen Universität Lübeck	- Umwelt- und Hygienetechnik (UHT) - Biomedizinische Technik (BMT) - Krankenhausbetriebstechnik (KBT) Aufbaustudium für Ingenieure einer technischen Fachrichtung	Diplom	3 Semester

3.2 Das Aus- und Weiterbildungsangebot in Public health der Akademie für öffentliches Gesundheitswesen in Düsseldorf

E. Kröger

Die Akademie für öffentliches Gesundheitswesen in Düsseldorf ist eine Einrichtung von 7 Bundesländern (Berlin, Bremen, Hamburg, Hessen, Niedersachsen, Nordrhein-Westfalen und Schleswig-Holstein). Sie wird für internationale Aufgaben auch vom Bundesministerium für Jugend, Familie, Frauen und Gesundheit unterstützt.

Historisch geht die Akademie auf die "Westdeutsche Sozialhygienische Akademie in Düsseldorf" zurück, die 1920 von dem Kinderarzt Arthur Schloßmann gegründet worden war, gleichzeitig mit der Gründung entsprechender Einrichtungen in Berlin und Breslau. Aufgabe der sozialhygienischen Akademien war es, Ärzte in 4monatigen Kursen auf ihre umwelt- und sozialmedizinischen Aufgaben im öffentlichen Dienst vorzubereiten. Die Kurse wurden mit einer staatlichen Prüfung, dem sog. Physikat, abgeschlossen.

Nach dem 2. Weltkrieg wurde die Westdeutsche Sozialhygienische Akademie, die 1934 mit der Verlagerung der Kurse an die Berliner Militärärztliche Akademie geschlossen worden war, als "Akademie für Staatsmedizin in Düsseldorf" neu gegründet. Entsprechende Akademien entstanden gleichzeitig noch in Hamburg und in München. In München hatte es seit Pettenkofer bereits staatliche Kurse zur Vorbereitung für die Tätigkeit als Arzt in der bayerischen Landesverwaltung gegeben, ohne daß dafür eine eigene sozialhygienische Akademie, wie in den ehemals preußischen Gebieten Düsseldorf, Berlin und Breslau, eingerichtet worden war.

Die Akademie für Staatsmedizin in Hamburg, die dem Hygieneinstitut der Universität angeschlossen war, und die Düsseldorfer Akademie wurden 1970 durch Staatsvertrag zwischen den obengenannten Trägerländern zur "Akademie für öffentliches Gesundheitswesen in Düsseldorf" als eine eigenständige Anstalt des öffentlichen Rechts zusammengefaßt. Die Münchener Akademie wurde gleichzeitig umbenannt in "Akademie für öffentliches Gesundheitswesen im bayerischen Staatsministerium des Inneren".

Aufgabe der Düsseldorfer Akademie

Aufgabe der Akademie für öffentliches Gesundheitswesen in Düsseldorf ist die Aus-, Weiter- und Fortbildung der Berufe im öffentlichen Gesundheitswesen sowie die angewandte Forschung im Bereich des öffentlichen Gesundheitswesens.

Als eine Einrichtung der Forschung und Lehre, die sich ausschließlich mit Fragen der öffentlichen Gesundheit (Public health) befaßt, ist die Düsseldorfer Akademie sowohl vom Staatsvertrag wie auch von der Zielsetzung her als School of Public Health angelegt und auch als solche von der Weltgesundheitsorganisation anerkannt.

Die Akademie verfügt heute über 4 Abteilungen (Epidemiologie und Gesundheitsplanung, gesundheitlicher Umwelt- und Verbraucherschutz, Gesundheitsförderung und Gesundheitshilfe, Verwaltung und zentrale Dienste). Der hauptamtliche Mitarbeiterstab umfaßt 40 Personen, darunter 12 wissenschaftliche Mitarbeiter. Der Lehrkörper besteht aus nahezu 300 fast ausschließlich nebenamtlichen Dozenten und Lehrkräften aus dem Hochschulbereich, aus Wissenschaftseinrichtungen und aus der Praxis des öffentlichen Gesundheitswesens der gesamten Bundesrepublik, vorwiegend aus den Trägerländern und hier wiederum schwerpunktmäßig aus Nordrhein-Westfalen. Der jährliche Haushaltsetat der Akademie beträgt derzeit 4,5 Mio. DM.

Lehrangebot

Die Akademie bietet Aus-, Weiter- und Fortbildungslehrgänge für eine Vielzahl von Berufen im öffentlichen Gesundheitswesen an. In erster Linie richtet sich das Aus-, Weiter- und Fortbildungsangebot an Berufe im öffentlichen Gesundheitsdienst sowie an Berufe im Umweltschutz und in der Lebensmittelüberwachung. In jüngster Zeit werden von der Akademie zunehmend auch Veranstaltungen und Lehrgänge angeboten, die über den engeren öffentlichen Gesundheitsdienst hinausgehen und Tätigkeitsfelder im gesamten öffentlichen Gesundheitswesen umfassen, einschließlich bei Diensten der Sozialversicherungsträger, im Krankenhausbereich und bei Wohlfahrtsverbänden.

Folgende Aus- und Weiterbildungslehrgänge mit Berufs- oder Weiterbildungsabschluß werden von der Akademie z. T. jährlich mehrfach oder bei geringerem Bedarf in größeren Abständen angeboten:

1. Ausbildungslehrgang für Amtsärzte, zugleich Lehrgang im Rahmen der Weiterbildung zum Arzt für öffentliches Gesundheitswesen (630 Stunden)
2. Lehrgang im Rahmen der Weiterbildung zum Zahnarzt für das öffentliche Gesundheitswesen (450 Stunden)
3. Verwaltungslehrgang für Apotheker im öffentlichen Gesundheitswesen (150 Stunden)
4. Grundlehrgang für Ärzte im kinder- und jugendärztlichen Dienst (100 Stunden)
5. Lehrgang im Rahmen der Ausbildung zum Gesundheitsaufseher (600 Stunden)

6. Lehrgang im Rahmen der Ausbildung zum Lebensmittelkontrolleur (500 Stunden)
7. Lehrgang im Rahmen der Ausbildung sozialmedizinischer Assistenten/-innen (300 Stunden)
8. Pilotweiterbildungslehrgang für Sozialarbeiter im öffentlichen Gesundheitswesen (500 Stunden; gerade abgeschlossen)
9. Internationaler Lehrgang für Führungskräfte im Gesundheitswesen (600 Stunden; in Vorbereitung)

Neben diesen beruflichen Qualifizierungslehrgängen werden von der Akademie jährlich z. Z. bundesweit, mit Schwerpunkt in den Trägerländern, rund 120 Fortbildungslehrgänge und -veranstaltungen auf den verschiedensten Gebieten des öffentlichen Gesundheitswesens angeboten, v. a. in Epidemiologie und Gesundheitsberichterstattung, Umwelthygiene, Lebensmittelhygiene und -überwachung, Gesundheitserziehung und Gesundheitsförderung, Kinder- und Jugendgesundheit, Sozialpsychiatrie und Sozialmedizin, Sozialarbeit und Gesundheitshilfe, ärztlichem Gutachterwesen sowie Verhütung und Bekämpfung übertragbarer Krankheiten. Aids nimmt hierbei einen besonderen Schwerpunkt ein, indem von der Akademie im Auftrag der Bundesregierung die Aids-Fachkräfte des Sofortprogramms der Bundesregierung gegen Aids zunächst geschult und anschließend regelmäßig fortgebildet werden.

Ausbildungslehrgang für Amtsärzte, zugleich auch Lehrgang im Rahmen der Weiterbildung zum "Arzt für öffentliches Gesundheitswesen"

Die Weiterbildung zum Arzt für öffentliches Gesundheitswesen dauert 5 Jahre und beinhaltet eine 3jährige praktische ärztliche Tätigkeit, davon mindestens 12 Monate in der inneren Medizin und 6 Monate in der Psychiatrie, weiterhin 2 Jahre Tätigkeit im öffentlichen Gesundheitswesen, darunter mindestens 6 Monate in einem Gesundheitsamt und die Absolvierung des 6monatigen Aus- bzw. Weiterbildungslehrgangs an einer der Akademien für öffentliches Gesundheitswesen in Düsseldorf oder München. Am Ende des Lehrgangs, der in 2 Abschnitte geteilt ist, steht die 2. staatsärztliche Prüfung, deren Ablegung Voraussetzung für die Leitung und stellvertretende Leitung eines Gesundheitsamtes ist. Auf Vorlage des Zeugnisses über die bestandene staatsärztliche Prüfung verleiht dann die zuständige Ärztekammer auf Antrag die Gebietsbezeichnung "Arzt für öffentliches Gesundheitswesen" (in Bayern vergibt das Innenministerium, das die staatsärztliche Prüfung abnimmt, auch die Gebietsbezeichnung).
   Der Aus- bzw. Weiterbildungslehrgang beinhaltet folgende Lehrgebiete (mit Angabe der Stundenzahl):
1. Epidemiologie, Demographie und Statistik   120
2. öffentliches Gesundheitswesen und Verwaltung   120
3. gesundheitlicher Umwelt- und Verbraucherschutz   150

4. Gesundheitsförderung und Gesundheitshilfe
   einschließlich Gesundheitserziehung   150
5. amtsärztliches Gutachtenwesen einschließlich
   forensischer Psychiatrie   90
                                                      ———
   Gesamt   630

Der Lehrgang schließt mit einer staatlichen mündlichen Prüfung ab. Weiterhin müssen die Teilnehmer eine schriftliche Prüfung ablegen, die aus einer wissenschaftlichen Bearbeitung eines Themas aus dem Bereich des öffentlichen Gesundheitswesens besteht. Die Arbeit muß spätestens 6 Monate nach Abschluß der mündlichen Prüfung vorgelegt werden. Sie wird von 2 Prüfern des staatlichen Prüfungsausschusses bewertet und geht in die Gesamtprüfungsnote ein. Die schriftlichen Prüfungsarbeiten (Amtsarztarbeiten) sind über die Bibliothek der Akademie erhältlich.

Der geplante internationale Lehrgang für Führungskräfte im Gesundheitswesen

Bereits bei Gründung der Akademie war es ein erklärtes Ziel der Gründungsväter, die bundesdeutsche Aus- bzw. Weiterbildung dem angelsächsischen Graduiertenstudium zum "Master of Public Health" anzugleichen. Dies stieß insoweit auf Schwierigkeiten, als die Amtsarztlehrgänge der Akademie von den Voraussetzungen und der Qualifikation her auf den bundesdeutschen öffentlichen Gesundheitsdienst ausgerichtet waren und auch inhaltlich primär die Zuständigkeiten und Praxis des öffentlichen Gesundheitsdienstes in der Bundesrepublik behandelten. Sie gingen weniger auf die wissenschaftlichen Grundlagen und Methoden öffentlicher Gesundheitspflege ein. Hinzu kam, daß formal die Akademien keine vollen Studienjahre oder Studiensemester anbieten, sondern geschlossene Kurssysteme für aus dem öffentlichen Gesundheitsdienst abgeordnete Ärzte. Hierdurch wurde und wird die Teilnahme von Ärzten außerhalb des öffentlichen Gesundheitsdienstes erschwert und in den letzten Jahren wegen des großen Andrangs von Ärzten aus diesem Bereich sogar unmöglich gemacht. Für nichtärztliche Berufe ist eine Teilnahme von vornherein wenig sinnvoll, da durch eine Lehrgangsteilnahme keinerlei Qualifikation oder Abschluß wie bei den Ärzten erworben werden kann.

Inzwischen sind jedoch einige Änderungen in der Gesamtsituation eingetreten. Ursprüngliche Aufgaben des öffentlichen Gesundheitsdienstes werden zunehmend von anderen Behörden wahrgenommen. Im öffentlichen Gesundheitsdienst selbst finden v. a. in Leitungsfunktionen neben Ärzten zunehmend auch andere Berufe (Juristen, Ökonomen, Sozial- oder Erziehungswissenschaftler) Anstellung, die alle keine Zugangsmöglichkeit zu einer besonderen Qualifikation für die Tätigkeit im öffentlichen Gesundheitswesen haben. Die Akademie beabsichtigt daher mit einem (internationalen) Lehrgang für Führungskräfte im Gesundheitswesen ein neues breiteres Qualifizierungsangebot für im öffentlichen Gesundheitswesen tätige Berufe anzubieten, das von einem umfassenderen Verständnis des öffentlichen Gesundheitswesens ausgeht und öffentliches Gesundheitswesen als Erfassung, Beschreibung, Bewertung und Förderung des Gesundheitszustandes der Bevölkerung, der gesundheitslichen Umwelt- und Sozialverhältnisse der gesundheitlichen Versorgung der Bevölkerung versteht.

Der Lehrgang für Führungskräfte im Gesundheitswesen soll nicht nur den obengenannten Berufen die Möglichkeit einer besonderen Qualifikation bieten, sondern darüber hinaus der angelsächsischen Qualifikation "Master of Public Health" bzw. "M.Sci. in Community Health" voll entsprechen und damit zugleich auch der Nachwuchsförderung für bundesdeutsche Führungskräfte bei internationalen Organisationen dienen.

Der (internationale) Lehrgang für Führungskräfte im Gesundheitswesen wird gemeinsam mit der Weltgesundheitsorganisation geplant und durchgeführt und über die Vereinigung der Schulen für das öffentliche Gesundheitswesen in Europa (ASPHER) mit den bestehenden entsprechenden Qualifikationen in den anderen Ländern abgestimmt. Vorgesehen ist, daß die ersten Kurse ab Herbst 1989 beginnen können. Die gegenwärtige Planung (Stand Mai 1988) sieht folgende Lehrgangsstruktur vor:

1. 2jährige praktische Tätigkeit auf dem Gebiet des öffentlichen Gesundheitswesens
2. Planung, Durchführung und Auswertung einer Projektarbeit unter wissenschaftlicher Anleitung auf dem Gebiet des öffentlichen Gesundheitswesens mit abschließender Disputation
3. Teilnahme an einem Basiskurs über Grundlagen und Methoden des öffentlichen Gesundheitswesens von insgesamt 300 Unterrichtsstunden, wobei der Kurs auch in 14tägigen Teilabschnitten über 2 Jahre absolviert werden kann
4. Teilnahme an einem Aufbaukurs von 200 (evtl. 300) Unterrichtsstunden auf einem der folgenden Gebiete:
   a) Planung, Überwachung und Förderung gesunder Umweltverhältnisse
   b) Planung, Überwachung und Förderung der gesundheitlichen Verhältnisse (des Gesundheitszustands) der Bevölkerung
   c) Planung, Überwachung und Entwicklung der gesundheitlichen Versorgung der Bevölkerung
   d) Gesundheitsplanung und Gesundheitsförderung in Entwicklungsländern
   Die Aufbaukurse sollen bis auf den Kurs für Entwicklungsländer über den Studienzeitraum von 2 Jahren als Wochenendseminare angeboten werden, ergänzt durch Selbststudium anhand von ausgegebenen Lernmaterialien.

Als Zulassungsvoraussetzung ist vorgesehen: Hochschulabschluß und mindestens 2jährige (bei Fachhochschulabschluß 5jährige) Tätigkeit auf dem Gebiet des öffentlichen Gesundheitswesens.

Der internationale Lehrgang für Führungskräfte im Gesundheitswesen wird in seiner Gesamtheit mit der Weiterbildung zum Arzt für öffentliches Gesundheitswesen weitestgehend vergleichbar sein und Übergangsregelungen vorsehen, die entsprechende Abschnitte der Amtsarztausbildung anerkennen. Mittel- und längerfristig dürfte der neue Lehrgang sogar die Grundlage auch der Ausbildung zum Amtsarzt bzw. Weiterbildung zum Arzt für öffentliches Gesundheitswesen werden, wobei dann für die staatsärztliche Prüfung einige zusätzliche Voraussetzungen erfüllt werden müssen.

Zusammenfassung

Die Akademie für öffentliches Gesundheitswesen in Düsseldorf ist eine von der Weltgesundheitsorganisation anerkannte School of Public Health. Der Lehrbetrieb erfolgt fast ausschließlich mit nahezu 300 nebenamtlichen Lehrkräften aus dem Hochschulbereich, aus Wissenschaftseinrichtungen und aus der Praxis des öffentlichen Gesundheitswesens der gesamten Bundesrepublik.

Das Lehrangebot der Akademie ist breit gefächert und umfaßt Aus-, Weiter- und Fortbildungslehrgänge in den wichtigsten Bereichen des öffentlichen Gesundheitswesens.

In Planung befindet sich derzeit ein (internationaler) Lehrgang für Führungskräfte im Gesundheitswesen, der vom Umfang und Inhalt her der angelsächsischen Master of Public Health Qualifikation entspricht. Er wird mit Unterstützung der Weltgesundheitsorganisation und der Europäischen Vereinigung der Schulen für das öffentliche Gesundheitswesen (ASPHER) angeboten werden. Der erste Lehrgang ist für Herbst 1989 geplant.

3.3 Entwurf eines Studiengangs "Gesundheitswissenschaften" am Oberstufenkolleg in Bielefeld

E. Göpel, R. Welteke-Bethge

Durch die Entwicklung des Studiengangs "Gesundheitswissenschaften" soll ein Beitrag zur theoretischen und lehrplanmäßigen Konkretisierung des gesellschaftlichen Leitziels "Gesundheitsförderung" ("health promotion") geleistet werden. Das Konzept einer sozialökologischen Gesundheitsförderung ist v. a. seitens der Weltgesundheitsorganisation (WHO) in den letzten Jahren als eine Weiterentwicklung gegenüber den bisherigen Ansätzen einer Gesundheitserziehung oder Gesundheitsbildung entwickelt worden.

Die Konzepte und Praxisansätze der bisherigen Gesundheitserziehung hatten sich in den vergangenen Jahrzehnten zunächst durchgängig an einem biomedizinischen Modell der Krankheitsverhütung ausgerichtet. Dieses traditionelle Modell der Gesundheitserziehung, das in seinen Strategien und Methoden eng mit dem professionellen medizinischen System verknüpft ist, stellt ein Konzept somatischer Krankheitsvermeidung auf der Basis medizinisch-biologischer Erkenntnisvermittlung dar. Als Grundlagen gelten entsprechend objektwissenschaftliche Erkenntnisse der Biologie und Medizin über idealtypische Krankheitsursachen und -verläufe und deren Vermeidung und Verbesserung durch sanitäre und hygienische Maßnahmen. Die geringe Bedeutung reiner Informationsvermittlung für das Verhalten führte in den 60er Jahren zu einer Erweiterung der Gesundheitserziehung um sozialpsychologische Erkenntnisse der Einstellungs- und Verhaltensbeeinflussung mit dem Ziel der Risikovermeidung. Die Beteiligung der Psychologen führte zwar zu einer Intensivierung und Erweiterung der gesundheitserzieherischen Theoriebildung, da v. a. aus den Bereichen der Entwicklungs-, Persönlichkeits-, Motivations- und Sozialpsychologie wesentliche Erweiterungen in der Erklärung gesundheitsgefährdenden Verhaltens vorgenommen wurden; die psychologische Anreicherung des grundlegenden biomedizinischen Modells konnte aber nicht darüber hinwegtäuschen, daß Verhaltenstraining und Motivationsbildung die Mängel eines auf die biologische und individuelle Ebene verkürzten Gesundheitsverständnisses nicht überzeugend kompensieren können. Der lebensgeschichtlich ausgeprägte und kulturell verankerte Sinnzusammenhang auch risikohafter oder sogar selbstzerstörerischer Lebensgestaltung kann in seinen dialektischen Zusammenhängen nur in einer umfassenderen Konzeptualisierung erfaßt werden, die auch die soziale und kulturelle Dimension individueller Lebensorientierung systematisch berücksichtigt.

In diesem Zusammenhang kann Gesundheit als ein Prozeß des aktiven, zielgerichteten Umgangs mit der erlebten Umwelt zum Zweck der persönlichen Entwicklung in einem sozialen und kulturellen Zusammenhang verstanden werden.

In einer derartigen "Ökologie des Subjektes" ist Gesundheit kein im engeren Sinne naturwissenschaftliches Problem, sondern ein Potential, das subjektiv und gesellschaftlich hervorgebracht wird und eine in die Zukunft reichende Dimension hat - als Möglichkeit, die eigenen Lebensbedingungen gesundheitsfördernd zu gestalten.

Auf das konkrete Individuum bezogen bedeutet dies, daß es dann gesund lebt, wenn es im Rahmen der objektiv-allgemeinen wie der subjektiv-besonderen Bedingungen und Verhältnisse mit anderen Betroffenen darauf hinwirkt, daß es ihm und den anderen sozial, seelisch und körperlich fortschreitend besser geht.

Danach können auch Menschen, denen es sozial, seelisch und/oder körperlich nicht gut geht und die auf die eine oder andere Weise krank sind, sehr wohl als (historisch-relativ) human-gesund bezeichnet werden, weil sie ihr Leben menschlich leben.

Eine solche Begrifflichkeit von humaner, in Unterscheidung zu animalischer Gesundheit, deren Normen auf der Basis einer objektwissenschaftlichen Vorgehensweise der Biologie oder Medizin entwickelt werden, hebt die spezifischen subjektiven und sozialen Bedingungen hervor, unter denen sich ein je spezifisches Lebenspotential entwickeln kann.

In einer derartig bestimmten "Ökologie des Subjektes" wird Gesundheit als ein genetischer Begriff verwendet, der die persönliche und gesellschaftliche Entwicklung miteinander in Beziehung setzt und der unter analytischen Gesichtspunkten als Indikator für die Entwicklungschancen eines Individuums, sozialer Gruppen bzw. der Gesellschaft dienen kann.

Gesundheit als individueller und kooperativer Entwicklungsprozeß, der auf der subjektiven Ebene ein Potential darstellt, mit sich selbst, anderen und der Umwelt produktiv gestaltend umzugehen, wird im Rahmen des sog. Lebensweisekonzepts der WHO zur Gesundheitsförderung auf der individuellen, kollektiven und interaktiven Ebene beschrieben:

> Die Lebensweise einer sozialen Gruppe kennzeichnet die Gesamtheit von Bedeutungsmustern und Ausdrucksformen, die von ihr im Verlauf der kollektiven Anstrengungen herausgebildet werden, um die Anforderungen und Widersprüche der allen Mitgliedern gemeinsamen sozialen Strukturen und Situationen zu bewältigen. In der Lebensweise vereinigen sich anforderungsspezifische - d. h. auf die (sozialen, politischen, ökologischen und kulturellen) Umweltbedingungen bezogene - Bewältigungsleistungen mit zustandsspezifischen, auf das subjektive Befinden ausgerichteten Verarbeitungsleistungen ...
>
> Die Lebensweise eines Individuums kennzeichnet die Gesamtheit normativer Orientierungen und Handlungsstrukturen, die im Verlauf seiner Biographie in der kontinuierlichen Auseinandersetzung zwischen Subjekt und gesellschaftlicher bzw. natürlicher Umwelt entwickelt wird (Wenzel 1983).

Indem Lebensweisen individuell und kollektiv definiert werden, wird deutlich gemacht, daß soziales Handeln und Wahrnehmen auf die Erfahrungs- und Deutungsmuster des Individuums und der sozialen Umgebung bezogen ist und sich auch nur in diesem Kontext entwickeln läßt.

Aufgabe gesundheitswissenschaftlicher Forschung und Lehre ist es in diesem Zusammenhang, Optionen für gesunde Lebensweisen durch eine Anregung der subjektiven und kollektiven Entwicklungspotentiale qualitativ und quantitativ zu fördern.

Der Studiengang "Gesundheitswissenschaften" am Oberstufenkolleg ist ein didaktischer Versuch, einen Beitrag zur Entwicklung einer derartigen konzeptionellen Orientierung zu leisten und sich dabei auf die aktuelle Diskussion um angemessene Strategien der Gesundheitsförderung zu beziehen.

Es handelt sich um einen eigenständigen Projektansatz, der durch eine interdisziplinäre Zusammenarbeit verschiedener Fachdisziplinen realisiert wird. Unter gesundheitspolitischen Gesichtspunkten soll der Studiengang zu einer Weiterentwicklung von wissenschaftlich fundierten Qualifikationsangeboten im Bereich der Gesundheitsförderung beitragen und neue Impulse für schulische, außerschulische und universitäre Ausbildungsgänge geben.

Bildungspolitische Einordnung

Für die Entwicklung des Studiengangs "Gesundheitswissenschaften" am Oberstufenkolleg sind die folgenden bildungspolitischen Aspekte maßgebend; aktuell besteht

- verstärktes gesellschaftliches Interesse an wissenschaftlich begründeten Methoden und Kompetenzen der Prävention von Krankheiten und einer systematischen Gesundheitsvorsorge und -förderung durch ökologische und sozialkulturelle Ansätze,
- verstärkte Orientierung sozialwissenschaftlicher Ausbildungsgänge an zentralen gesellschaftlichen Problemfeldern und Praxisbereichen und deren Integration in das Studium und ein korrespondierender Versuch, den lebensweltlichen Bezug im Rahmen der schulischen Ausbildung zu verstärken,
- verstärktes Interesse an einer produktiven Verbindung von subjekt-orientiertem Erfahrungslernen und objektorientiertem Kategoriallernen im Bereich von Schule, Hochschule und Weiterbildung.

Das Oberstufenkolleg verfügt über besonders geeignete Voraussetzungen, als Curriculumwerkstatt einen interdisziplinären Praxisbezug entwickeln und die Ergebnisse für Schule, Hochschule und Weiterbildung nutzbar machen zu können. Die Entwicklung des Studiengangs "Gesundheitswissenschaften" trägt der Tatsache Rechnung, daß korrespondierende Bildungsinitiativen im Bereich der Hochschulen der BRD bisher nicht zu eigenständigen Studiengängen entwickelt wurden.

Aus diesem Grund wird zunächst bewußt darauf verzichtet, die Entwicklung des Studiengangs mit dem Entwurf eines eigenständigen Berufsbildes zu verknüpfen, da hierfür die bildungs- und gesundheitspolitischen Rahmenbedingungen noch nicht ausreichend geklärt sind.

Die Erfahrungen dieses Studiengangs sollen allerdings dazu beitragen, empirische Erkenntnisse für diese Diskussion zu gewinnen. Der Studiengang "Gesundheitswissenschaften" ist daher in der vorliegenden Form als eine ergänzende Schwerpunktbildung im Rahmen bestehender Diplomstudiengänge konzipiert.

Ziel des Studiengangs ist es, den Kollegiat(inn)en neben einem theoretisch-systematischen Diplomstudiengang in einer sozialwissenschaftlichen Disziplin eine praktische Handlungskompetenz in dem Tätigkeitsbereich "Gesundheitsförderung" zu vermitteln, die von verschiedenen Berufsgruppen unter unterschiedlichen Aspekten auf der Basis einer gemeinsamen theoretischen Orientierung erschlossen werden kann. Eine derartige Schwerpunktbildung wird durch die gegenwärtige Ausbildungs- und Prüfungsordnung des Oberstufenkollegs unterstützt, da diese ausdrücklich die Belegung von 2 Wahlfächern fordert. Unter den am Oberstufenkolleg vertretenen Wahlfächern bieten sich folgende Kombinationen an:
-   Psychologie und Gesundheitswissenschaften im Hinblick auf einen Studienschwerpunkt in klinischer Psychologie oder Ökopsychologie,
-   Sport und Gesundheitswissenschaften im Hinblick auf einen Studienschwerpunkt in präventiven und therapeutischen Bewegungsmethoden und Gesundheitsförderung,
-   Pädagogik und Gesundheitswissenschaften im Hinblick auf einen Studienschwerpunkt im Bereich der Gesundheitsbildung,
-   Soziologie und Gesundheitswissenschaften im Hinblick auf einen Studienschwerpunkt im Bereich der Medizinsoziologie, klinischen Soziologie oder Sozialarbeit im Gesundheitswesen,
-   Kunst oder Musik und Gesundheitswissenschaften im Hinblick auf einen Studienschwerpunkt im Bereich der Gestaltungs-, Kunst- oder Musiktherapie.

Auch eine Kombination mit den Studienfächern Theologie, Philosophie, Biologie könnte sinnvolle Studien- und Berufsperspektiven für Kollegiaten eröffnen.

Die im Rahmen dieses Wahlfachs zu entwickelnden Studieneinheiten können in vielfältiger Form die Entwicklung entsprechender Bemühungen im Bereich von Schule, Hochschule und Weiterbildung anregen und unterstützen. Die spezifischen Rahmenbedingungen einer interdisziplinären Forschungs- und Entwicklungseinrichtung machen das Oberstufenkolleg zu einem besonders geeigneten Ort für die Entwicklung innovativer Ansätze im Bereich der gesundheitsbezogenen Didaktik und deren Übertragung auf andere Bildungseinrichtungen.

Wissenschaftstheoretische Überlegungen

"Gesundheitswissenschaften" dienen dem Versuch, methodologische und empirische Grundlagen für die Förderung von Gesundheit in dem eingangs skizzierten Sinne zu entwickeln. Die Förderung sozialökologischer Integrations- und Gestaltungskompetenzen setzt eine "ganzheitliche", d. h. die Gesamtheit der Lebensäußerungen einbeziehende Theoriebildung voraus, die zugleich ihre eigenen Erkenntnisbeschränkungen im Rahmen eines sozialhistorischen Veränderungsprozesses mitreflektiert.

Das bedeutet v. a. eine Zurückweisung jedes subjektunabhängigen absoluten Erkenntnis-, Wahrheits- und Wertanspruchs, wie er in traditionellen Konzeptualisierungen des Gesundheitsmotivs entweder auf der Basis eines postulierten physikalisch-biologischen Determinismus oder einer transzendenten Wertobjektivität erhoben wird.

Das bedeutet aber auch, daß eine ganzheitliche Methode von einem "System Gesundheit" ausgehen muß, von dem aus Selbstorganisationsprozesse in einem sozialökologischen Zusammenhang zu betrachten sind, in dem subjektive und objektive, biologische, psychologische und soziologische Bedingungen gemeinsam wirken.

Diese Betrachtungsweise wird aktuell von den Biologen H. R. Maturana und F. Varela als eine "radikal konstruktivistische" beschrieben, da sie zunächst eine Umorientierung in der Forschung von der bisherigen Erkenntnisobjektivität zur Erfahrungssubjektivität zur Folge hat, dann aber die Aufmerksamkeit fokussiert auf den Zusammenhang von erkennendem Subjekt und zu erkennendem Objekt. Durch diesen Wechsel des Standpunktes werden die Bedingungen von Gesundheit und Krankheit in den Blick genommen und in einem Systemzusammenhang betrachtet, der notwendig auch sog. vorwissenschaftliche Fragestellungen umfassen muß. Auf diese Weise können eine Reihe von erkenntnistheoretischen Problemen vermieden werden, die bisher den wissenschaftlichen Diskurs über das Gesundheitskriterium und Möglichkeiten einer systematischen Gesundheitsförderung belastet haben.

In den skizzierten wissenschaftstheoretischen Überlegungen wird wissenschaftliches Denken und Handeln nicht mehr an der analytischen Reduktion auf einzelne Daten orientiert, sondern auf den Zusammenhang der Phänomene und ihre inneren und äußeren Bedingtheiten gerichtet. Die bisher verwendeten abstrakten Begriffszusammenhänge der wissenschaftlichen Disziplinen, die sich mit Krankheit beschäftigen, verlieren dabei ihren Eigenwertcharakter, gewinnen jedoch eine handlungsorientierende Funktion für den Erwerb empirischen und theoretischen Wissens. Diese Überlegungen haben Konsequenzen für das didaktische Konzept, das im folgenden dargestellt wird.

Didaktisches Konzept

Das didaktische Konzept soll ein ganzheitlich orientiertes Verständnis von Gesundheit ermöglichen. Spezifische Lernbedingungen am Oberstufenkolleg, der besondere Unterrichtsgegenstand und wissenschaftspropädeutische Ziele begründen den Aufbau des Studiengangs. Die einzelnen Aspekte sollen im folgenden dargestellt werden

Institutionelle Bedingungen der Ausbildung:

Am Oberstufenkolleg muß für die Gestaltung des Studiengangs folgendes berücksichtigt werden:
- Die Wahlfachgruppe von ca. 20 Kollegiat(inn)en arbeitet über 4 Jahre zusammen, und die Reflexion des eigenen Ausbildungs- und Entwicklungsprozesses wird in einem systematischen Bezugspunkt der Ausbildungsgestaltung gemacht, was sich im Absolvieren des Kolloquiums als Zulassungsvoraussetzung zur Abschlußprüfung widerspiegelt.
- Sowohl die spezifischen Interessen und Fähigkeiten der Kollegiat(inn)en als der Lehrenden sollen zu tragenden Bestandteilen des Ausbildungsgangs gemacht werden.

Ein derartiges gruppenbezogenes Ausbildungskonzept wird am Oberstufenkolleg in Ansätzen bereits seit Jahren praktiziert. Im Studiengang "Gesundheitswissenschaften" soll die reflexive Gestaltung der Gruppenarbeit und -entwicklung verstärkt im Mittelpunkt der Ausbildung stehen.

Dabei werden folgende Prämissen zugrunde gelegt, die sich für die Entwicklung von erfolgreichen und kreativen Arbeitsgruppen als wesentlich erwiesen haben:
- Jede(r) braucht das Gefühl, in der Gruppe als Person respektiert zu werden und eine für die Gruppe bedeutsame Rolle einnehmen zu können.
- Jede(r) solle ihre/seine Ausbildungsziele für sich und die anderen soweit konkretisieren können, daß sie für sie/ihn und die übrige Gruppe zu einer tragfähigen Orientierung beitragen können.
- Jede(r) sollte in der Kursgruppe das begründete Gefühl gewinnen können, in ihrer/seiner Entwicklung unterstützt zu werden.

Die Erfahrungen am Oberstufenkolleg haben gezeigt, daß die angestrebte Selbstständigkeit und soziale Integrationsbereitschaft häufig vom Lebensalter und den sozialen Vorerfahrungen der Kollegiat(inn)en entscheidend abhängig ist.
Es wäre daher wünschenswert, für die Teilnahme an dem Studiengang Kollegiat(inn)en zu gewinnen, die bereits über möglichst umfangreiche Berufs- und Lebenserfahrungen auch außerhalb von Familie und Schule verfügen und diese in die Ausbildung am Oberstufenkolleg einbringen können.

Aus diesem Grund wird auch eine Erhöhung der maximalen Altersgrenze für Bewerber(innen) für den Studiengang Gesundheitswissenschaften auf 30 - 35 Jahre angestrebt.

Für die zeitliche Gliederung der Ausbildungsinhalte sind nun neben den skizzierten theoretischen Überlegungen zur inhaltlichen Differenzierung noch folgende allgemeine Gesichtspunkte maßgeblich:
a) Die Entwicklung des Kenntnisstandes und der Arbeitsformen sollte von einfachen, konkreten Aufgaben zu unfassenderen, abstrakteren Aufgabenstellungen voranschreiten.
b) Die soziale Entwicklung der Kursgruppe sollte von einer Anleitungssituation zu eigenständiger Gruppenentscheidung voranschreiten.

c) Die individuelle Schwerpunktbildung sollte auf der Basis einer allgemeinen Orientierung über das Berufsfeld in Richtung auf individuell spezifische Studien- und Berufsvorstellungen und -ziele gefördert werden.

Entsprechend dem skizzierten didaktischen Konzept ergibt sich daraus eine thematische Stufung des Ausbildungsgangs, bei der jeweils im Rahmen der Kursangebote des Oberstufenkollegs eine Verbindung von einer Orientierung und gemeinsamen Grundausbildung im Wahlfachunterricht mit konkreten praktischen Übungen und Erfahrungen mit individuellen Vertiefungsmöglichkeiten im Ergänzungs- und Projektunterricht geschaffen werden soll.

Eine große Bedeutung erhält in diesem Zusammenhang die individuelle Studienberatung und Studienplanung. Es wird angestrebt, daß jeweils die Lehrenden der Kombinationsfächer die Studienberatung im Rahmen der Tutorentätigkeit ausüben und die Kursteilnehmer dabei unterstützen, eine ihren Interessen und Studienzielen entsprechende Ausbildungsplanung durchzuführen (s. unten).

Unterrichtsgegenstand

Ebenso wie andere Disziplinen um die Definition ihres Gegenstands ringen - als Beispiel sei die Psychologie genannt - werden Gesundheitswissenschaften mit einer jeweils auch disziplinären Blickrichtung auf ihren Gegenstand sich bemühen müssen, die ganzheitliche Sicht auf den gesunden Menschen im Blick zu behalten. Diese relativ große Schwierigkeit angesichts der Komplexität des Gegenstands führt zu dem Versuch, sich einen Zugang zu verschaffen durch Reduktion der Komplexität. Die Zugänge zum Menschen als Gegenstand wissenschaftlicher Forschung sind aber so vielfältig, wie es einzelne Disziplinen, Forscher und Ideen gibt. Der Zugang zum Menschen über seine Zergliederung führt in herkömmlicher und einfachster Form zu den Teilganzheiten Körper - Seele - Geist und die anderen/ das andere. Die WHO fordert für jeden Menschen die Möglichkeit zu geistigem, körperlichem, seelischem und sozialem Wohlbefinden, wohl wissend, daß dieses Wohlbefinden sich nicht zerteilen läßt und untrennbar mit der jeweiligen individuellen und kollektiven Lebensweise verbunden ist.

Der methodische Zugang zum Gegenstand muß dieser Problemstellung adäquat sein.

Der Begriff Gegenstandsadäquatheit der Methoden beinhaltet das Postulat, daß nur die Integration der analytischen Teilganzheiten, die Wahrnehmung ihrer wechselseitigen Bezogenheit und ihrer gegenseitigen Bedingtheit zu angemessenen Erkenntnissen führen kann, die wiederum die Entwicklung zielgerichteter Tätigkeitspotentiale zur Folge haben kann. Insofern läßt sich die Möglichkeitsbedingung gesunden Lebens am ehesten in Teilganzheiten erforschen, wenn der methodische Zugang über jede Dimension jeder Teilganzheit erfolgen kann. Konkret heißt das, der Körper des Menschen wird sowohl in physischer als auch psychischer, geistiger und sozialer Hinsicht erfaßt werden, weil er sonst nur partiell und damit nicht gegenstandsadäquat erforscht werden könnte. Diese dimensionale

Betrachtung muß ebenso nutzbar gemacht werden für die Seele, den Geist, die anderen/das andere, die als Teilganzheit den Gegenstand der Wissenschaft - den Menschen in seinen Lebensbezügen - konstituieren.

Die kognitive Strukturierung des Gegenstandsbereichs im Rahmen des Studiengangs "Gesundheitswissenschaften" erfolgt daher in Anlehnung an die WHO-Definition anhand der Dimensionen Körper - Seele - die anderen/das andere und Geist:

Tabelle 1. Dimensionen des Gegenstandsbereichs

Gegen-stands-dimensio-nen \ Teil-ganz-heiten	Gegenstandsbereiche			
	Körper	Seele	die anderen / das andere	Geist
physische Dimensionen				
psychische Dimensionen				
sozialökologische Dimensionen				
geistige Dimensionen				

Die hieraus abgeleitete Gegenstandsmatrix dient dem Versuch, die Komplexität der Lebensbezüge in einen systematischen Zusammenhang zu stellen. Die analytische Dimensionierung bietet dabei im Rahmen des Studiengangs die Möglichkeit der methodischen Fokussierung, so daß in einem ganzheitlich orientierten Erfahrungsprozeß eine systematische Entwicklung der individuellen Handlungskompetenzen der Kollegiatinnen und Kollegiaten angestrebt werden kann.

Wissenschaftspropädeutische Leitziele

Erfahrungen, die dazu beitragen können, Grundbedürfnisse menschlicher Existenz erlebend zu verstehen, müssen gekennzeichnet sein durch überschaubare Erfahrungsräume (menschliches Maß) und durch Möglichkeiten zur sinnlichen Wahrnehmung und Betätigung; sie müssen überdies zwischenmenschliche Verständigung durch Sprache und andere nicht-technisch vermittelte Medien erlauben sowie Zeit und die Chance zum Irrtum zulassen.

Durchgängiges Prinzip der Arbeit im Fach Gesundheitswissenschaften ist daher das Ausprobieren und Erlernen verschiedener Zugänge (Erfahrungsweisen) zum jeweiligen Lern- bzw. Gegenstandsbereich (kognitive Dimension).

In welcher Weise diese verschiedenen Zugänge einander ergänzen oder miteinander konkurrieren, wird sich in der Praxis herausstellen müssen. Ziel der Ausbildung ist

es, einige wesentliche Zugänge (wenngleich notwendigerweise begrenzt) kennen-
zulernen und auszuprobieren und diese sowohl emotional als auch kognitiv
anzueignen. Das, was Wissenschaft ist oder eben nicht ist, steht dabei von
vornherein mit zur Diskussion.

Durch die Formulierung wissenschaftspropädeutischer Leitziele wird für jede
der erwähnten Dimensionen eine methodische Zugangsweise festgelegt, die
unmittelbare Primärerfahrungen mit intersubjektiv gültigen Beschreibungsformen
kontrastiert. Wissenschaftspropädeutisch gewinnen Studierende somit Kenntnisse
über verschiedene individualisierende und nomothetische Zugänge zur Gewinnung
wissenschaftlicher Kenntnisse.

Diese Zweigleisigkeit weist in der physischen Dimension hin auf solche Prozesse
wie "den Körper wahrnehmen" (z. B. es pocht in der Schläfe) als Subjekt und "den
Körper erklären" (das Blut pulsiert) als intersubjektive Erklärung der Wahrnehmung.
In der psychischen Dimension lassen sich Erfahrungsweisen wie "erleben und
verstehen" bzw. "deuten" als relevante Prozesse beschreiben. In der sozialökologischen
Dimension ist das "subjektive Tun" dem "gemeinsamen Handeln" gegenüberzustellen.
In der geistigen Dimension kann man die genannte Zweigleisigkeit durch Begriffe
wie "intuitiv gestalten" und "systematisch erkennen" (unter Anwendung allen
intersubjektiv bereitgestellten gesellschaftlichen Wissens) charakterisieren.

Der Aufbau des Studiengangs

Die didaktische Begründung des Ausbildungsgangs leitet sich ab von
- den wissenschaftspropädeutischen Leitzielen (erfahrungsbezogene Aneignung),
- dem kognitiven Orientierungsrahmen (4fache Dimensionierung des Gegenstandsbereichs "Körper - Seele - die anderen - Geist"),
- der sozialen Entwicklung von Individuen in einer Ausbildungsgruppe,
- den institutionellen Ausbildungsbedingungen.

Wir versuchen, mit Hilfe dieses Gerüstes die Komplexität des Themas "Gesundheit"
sowohl von der Seite der fachwissenschaftlichen Disziplinen (Medizin, Psychologie,
Sportwissenschaft, Soziologie, Ökologie, Theologie, Kulturwissenschaften = Kunst,
Musik, Theater, Tanz ...) als auch von der Seite der Ausbildungssubjekte, den
Interessen und dem Entwicklungsstand der Lernenden her zu reduzieren und
erfahrbar zu machen.

Leitziel der Ausbildung ist das "Lebensweisekonzept" der WHO: Jede(r)
Kollegiat/in soll am Ende der Ausbildung in der Lage sein, Optionen für gesunde
Lebensweisen aufzustellen (s. oben).

Dieses Ziel soll erreicht werden durch einen Prozeß erfahrungsbezogener
wissenschaftlicher Lerntätigkeit (wissenschaftlicher propädeutischer Leitziele an
jeweils verschiedenen Gegenständen der "Gesundheitswissenschaften" (kognitive
Dimension). Der Aufbau der 8 Semester wird durch die Dimensionen der
Gegenstandsbereiche "Körper", "Seele", "die anderen/das andere", "Geist" bestimmt,
ohne daß damit eine Hierarchie der verschiedenen Dimensionen vorgegeben sein

soll. Der Zugang zu den verschiedenen Dimensionen wird durch spezifische Methoden der Lernerfahrung gesucht. Die Folge der Lerntätigkeit wird begründet durch

a) Möglichkeiten des individuellen Zugangs zu den Gegenständen,
b) im Alltagsverständnis aufscheinende Einfachheit bzw. Kompliziertheit von "Krank- und Gesundsein" des einzelnen Menschen,
c) in den Wissenschaften sich vollziehende Entwicklung von einfachen zu komplexen Bedingungsanalysen und Theorien,
d) anthropogenetische Entwicklung des Menschen als soziales Wesen in historisch-gesellschaftlichen Zusammenhängen und gesellschaftliche Organisation der Gesundheit.

Das heißt, der eigene Körper ist der Ausgangspunkt unmittelbarer Erfahrung von "Gesund- und Kranksein". Die Wahrnehmung der eigenen Sinnesempfindungen führt zu dem Bedürfnis der Erklärung. Die wissenschaftlichen Versuche der Physiologie, die Struktur und Funktion des Körpers darzustellen, können auf einer 1. Stufe erarbeitet werden (1. Schwerpunkt).

Das Erleben psychisch be- oder entlastender Prozesse setzt als bewußtes Erleben im Vergleich zum körperlichen Empfinden kompliziertere Prozesse der Selbstwahrnehmung voraus.

Der Zusammenhang von Soma und Psyche wurde wissenschaftsgeschichtlich erst seit kurzem wiederentdeckt. Insofern ist das Alltagsverständnis dieses Zusammenhangs entweder nur rudimentär oder vulgärpsychologisch ausgebildet. Durch Aufdecken psychosomatischer Zusammenhänge, durch Ausdruck emotionaler Erlebnisinhalte und durch den Versuch psychologischer Deutung psychischen Erlebens soll ein nächster Schritt zur Herstellung einer ganzheitlichen Sicht von Gesundheit getan werden (2. Schwerpunkt).

Der Mensch ist mit Körper und Psyche als soziales Wesen von Beginn seiner Existenz an Gestalter seiner materiellen Verhältnisse und seiner sozialen Beziehungen und wird gleichzeitig durch sie gestaltet. Die individuelle und kollektive Beschränkung und Erweiterung der eigenen Handlungsmöglichkeiten soll durch die Erkenntnis der Möglichkeiten sozialökologischer Veränderungen zur Entwicklung von Optionen für gesunde Lebensweisen führen (3. Schwerpunkt).

Die historisch-genetische Analyse der gesellschaftlich gestalteten gesund- bzw. krankmachenden Umwelt und die der wissenschaftlichen Annahmen hierüber, also die theoretischen und wissenschaftsgeschichtlichen Voraussetzungen, unter denen Gesundheit, Krankheit und Normalität von Körper, Seele und Umwelt erfahren werden, sollen deutlich machen, wie die Erkenntnisse und Erfahrungen der 3 anderen Dimensionen systematisiert werden, und wie sie in neuen Lebenszusammenhängen verarbeitet werden können. Interkulturelle und geschichtliche Aspekte des Verhältnisses zur Gesundheit bilden dabei ein entscheidendes Moment (4. Schwerpunkt).

Tabelle 2: Überblick über den Ausbildungsgang im Zusammenhang mit allgemeinbildenden Kursen am Oberstufenkolleg, Studiengangsempfehlungen

	Schwerpunkt des Wahlfachunterrichts	Ergänzungs- und Projektunterricht
1. Semester	Orientierung	
1. Schwerpunkt (2. und 3. Semester)	Struktur, Funktion und Entwicklung des Körpers	Problembezogene, das Thema vertiefende Kurse, z.B. Körperlichkeit und Bewußtsein, Identität und Lebenszyklus
2. Schwerpunkt (4. und 5. Semester)	Äußerungsformen der Seele: Erleben und verstehen von Gefühlen	Problembezogene, das Thema vertiefende Kurse, z.B. Traumarbeit und Psychoanalyse, Geburt und Tod, Frauen- und Männerstereotypien. Gemeinsames Abschlußprojekt
Praktikum		Gruppenarbeit
3. Schwerpunkt (6. und 7. Semester)	Ökologie des Subjekts: Umwelt und Gesundheit	Problembezogene, das Thema vertiefende Kurse, z.B. Ernährung und 3. Welt, Luft zum Atmen, Stadtentwicklung, Wandel des Gesundheitswesens, alternative Lebensformen
		Facharbeit
4. Schwerpunkt (8. Semester)	Symbolisation und Verständigung	Problembezogene, das Thema vertiefende Kurse, z.B. Sinnfrage und Weltdeutung, unbewußtes Denken, politische Ökonomie, Fiktion und Realität

Studiengangsempfehlungen

1. Studienjahr

Im Mittelpunkt des Ausbildungsinteresses steht der Körper in seiner Struktur, Funktion und Entwicklung. Dieser Einstieg bietet sich an als einer direkten Erfahrung unmittelbar zugänglich.

Der Unterschied zwischen primären Wahrnehmungsprozessen und verschiedenen Erklärungsansätzen soll hier in der Gegenüberstellung von unmittelbaren Sinnesempfindungen ("sensory awareness") und physiologisch-anatomischen Erklärungsformen herausgearbeitet werden. Ausgangspunkt sind dementsprechend grundlegende Funktionen der Bewegung im Raum und der Sinnesempfindung, die zunehmend auf wesentliche Grundfunktionen des Körpers ausgeweitet werden. Auf dieser Stufe sollten die Kursteilnehmer durch die Wahl entsprechender Kurse im Sportangebot (von Tai Chi bis zum afrikanischen Tanz) eine ihren individuellen Interessen entsprechende Erfahrung mit Methoden systematischer Körperarbeit erwerben.

Ergänzende Kurse im Ergänzungsunterricht sollten darüber hinaus eine Beschäftigung mit Problemen körperlicher Entwicklung und sozialer Identität, der Manipulation körperlicher Reaktionen durch Arzneimittel und Drogen oder dem Wandel der Körperideale in der Geschichte ermöglichen.

Am Ende des 1. Studienjahres sollten die Kursteilnehmer über ein humanbiologisches Grundwissen verfügen, mindestens eine Form systematischer Körperarbeit ausgeübt haben, Übungen des "sensory awareness" kennengelernt, Methoden der Untersuchung und Messung körperlicher Funktionen eingeübt und über die soziale Funktion körperlicher Idealvorstellungen reflektiert haben.

2. Studienjahr

Als Erweiterung der körperlichen Dimension stehen hier psychische Äußerungsformen im Mittelpunkt des Ausbildungsinteresses.

Der Unterschied zwischen primärem Erleben und sinngebenden Deutungsversuchen wird entsprechend dem Ansatz des erfahrungsbezogenen Lernens anhand vielfältiger psychologischer Wahrnehmungs- und Ausdrucksübungen erarbeitet. Dabei steht zunächst der Erlebensaspekt psychosomatischer Prozesse im Mittelpunkt und die systematische Reflektion seiner psychologischen Voraussetzungen. In diesem Zusammenhang sollen auch Grundmuster psychosomatischer Reaktionen erarbeitet werden.

Im 2. Teil des Studienjahres steht der Ausdrucks- und Gestaltungsaspekt im Vordergrund. Als Vertiefung sollten die Kursteilnehmer sich wahlweise mit Tanz, Theater, Musik oder kreativer Gestaltung durch andere Medien befassen und in diesen Bereichen auch aktive Erfahrungen und Kompetenzen erwerben. Es wird angestrebt, diese verschiedenen Umsetzungsformen im Rahmen eines gemeinsamen Projekts zusammenzubringen und in Form einer öffentlichen Aufführung, etwa im

Rahmen eines Projektes des Gesamtunterrichts, abzuschließen. Ergänzende Kursangebote im Ergängzungsunterricht sollten auf dieser Stufe eine Vertiefung und Erweiterung der Thematik etwa in folgenden Themenbereichen ermöglichen: Traumdeutung und Psychoanalyse, Geburt und Tod, Körperlichkeit und Bewußtsein, Krankheit und Kränkung, Stereotypien der Geschlechterrollen.

Am Ende des 2. Studienjahres sollten die Kursteilnehmer über ein psychologisches Grundwissen verfügen, Methoden der psychologischen Beschreibung und Deutung kennen, Erfahrungen in der Analyse von Interaktions- und Kommunikationsproblemen haben, verschiedene psychologisch fundierte Interventionsmöglichkeiten kennen und mindestens eine Form systematischer Gestaltungsarbeit aktiv ausgeübt haben. Im Anschluß an das 2. Studienjahr wäre ein mindestens 3wöchiges Praktikum in einer therapeutischen Institution des Gesundheits- oder Sozialbereichs sinnvoll.

3. Studienjahr

Hier steht die bewußte Gestaltung der sozialen und materiellen Lebensbedingungen im Mittelpunkt des Ausbildungsinteresses. In der Gegenüberstellung von spontanem Tun zu gemeinsamem, zielgerichtetem Handeln sollen ökologische und sozialkulturelle Rahmenbedingungen einer gesundheitsfördernden Existenzsicherung erarbeitet werden.

Exemplarisch soll dies an verschiedenen Problembereichen geschehen, die von den Kollegiaten auch im Rahmen ergänzender Kurse im Ergänzungs- und Projektunterricht (GU) erweitert werden sollen.

Als Beispiel für die Erarbeitung ökologischer Zusammenhänge soll u. a. die Ernährungsproblematik dienen, als Beispiel für sozialkulturelle Zusammenhänge dagegen Aspekte sozialer Gemeinschaftsbildung in ihren Auswirkungen auf die beteiligten Individuen.

Es wird angestrebt, daß die Kursteilnehmer auf dieser Stufe auch konkrete Projekterfahrung in gesundheitsbezogenen Projekten sammeln und die theoretische Arbeit im Oberstufenkolleg durch eigene Erfahrungen in Projektzusammenhängen ihrer Wahl vertiefen.

Die unterschiedlichen Erfahrungen werden im Kurs ausgewertet und die gemeinsame Reflexion zum Ausbildungsgegenstand gemacht.

Sofern es sich ermöglichen läßt, sollen die Kursteilnehmer auf dieser Stufe auch dazu ermutigt werden, durch einen längeren kontrastierenden Auslandsaufenthalt die Normen ihrer eigenen Herkunft und Kultur im Vergleich zu anderen Lebenszusammenhängen kritisch beurteilen zu lernen.

Am Ende des 3. Studienjahres sollen die Kursteilnehmer über ein ökologisches und sozialwissenschaftliches Grundwissen verfügen, Methoden kennen, ihre subjektiven Interessen in einer wirksamen Form in sozialen und institutionellen Zusammenhängen zu vertreten, über gruppendynamische und sozialpsychologische Kenntnisse verfügen und erfolgreiche Projektarbeit organisieren können, komplexe Problemstellungen systematisch bearbeiten und erforderliche Ressourcen sowie mögliche Auswirkungen abschätzen können.

4. Studienjahr

Im Sinne einer zunehmenden Abstraktion steht im abschließenden Teil der Ausbildung die geistige Dimension im Vordergrund. In der Gegenüberstellung von intuitiver Erfassung von Zusammenhängen zu einer systematisch konstruierenden Tätigkeit soll die Dynamik geistiger Prozesse erarbeitet werden.

Die spezifische Form der gegenwärtigen Wissenschaft soll im Kontrast zu anderen Formen geistiger Tätigkeit und Symbolisation von Ideen in ihren Vor- und Nachteilen betrachtet und bewertet werden.

Der Versuch, Lebenserscheinungen in ihrer Entwicklung geistig zu erfassen und die subjektive Wahrnehmung zu kommunizieren, bildet den Bezugspunkt für eine erkenntnistheoretische Reflexion, die die Begriffe "Gesundheit" und "Krankheit" als erkenntnisleitende Kategorien zum Gegenstand hat. Der Ergänzungsunterricht des Oberstufenkollegs bietet viele Möglichkeiten, diese Probleme in verschiedenen Anwendungszusammenhängen zu vertiefen. Die Kursteilnehmer sollen durch eine historische und transkulturelle Perspektive die gegenwärtig dominanten Formen der Weltanschauung in ihrem Bedingungsgefüge und unter Entwicklungsaspekten sehen lernen und sich mit ethischen und politischen Problemen einer systematischen individuellen und kollektiven Gesundheitsförderung auseinandersetzen.
Diese Problematik soll auch Gegenstand der Facharbeit am Ende der Ausbildung sein, die die Fähigkeit ausweisen soll, den eigenen angestrebten Tätigkeitszusammenhang im Bereich der Gesundheitsförderung systematisch zu reflektieren.

Literatur

Wenzel, E (1983) Risikoverhalten. Einige Bemerkungen zu einem alltäglichen Phänomen." In: Wambach, MM (Hrsg) Der Mensch als Risiko. Zur Logik von Prävention und Früherkennung. Suhrkamp Verlag, Frankfurt, S. 7

4 DerGraduiertenstudiengang "Gesundheitswissenschaften und öffentliche Gesundheitsförderung" in Bielefeld

4.1 Grundsätze eines Public-health-Studiums in Bielefeld

U. Laaser, P. Wolters

Historischer Rückstand und aktueller Bedarf im Public-health-Sektor sind für die Bundesrepublik Deutschland zwischen den Fachleuten und Gesundheitspolitikern weitgehend unstrittig (vgl. v. a. den Beitrag von Badura , S. 61). Auch das amerikanische Verständnis von Public health wird kaum in Frage gestellt, weder im Hinblick auf seinen grundsätzlich multidisziplinären Ansatz noch was die wissenschaftliche Orientierung angeht. Dies ist insofern erstaunlich, als gerade in der BRD die multidisziplinäre Integration von Wissenschaften wiederholt gescheitert ist oder nur mit größten Schwierigkeiten vorankommt. Zu erinnern wäre in diesem Zusammenhang an das Schicksal des Studium generale oder die mit Ausnahme von Herdecke vergeblichen Bemühungen um eine ganzheitliche Medizin.

Aber auch das organisatorische Modell der amerikanischen Public-Health-Ausbildung wird als übertragbar angesehen, obgleich weder finanziell noch strukturell die sofortige Einrichtung mehrerer Schools of Public Health mit einem eigenständigen Forschungs- und Lehrauftrag in der BRD möglich ist. Dem steht die in allen Bundesländern auf Stellenkürzung angelegte Hochschulpolitik ebenso entgegen wie die Hochschulgesetzgebung, die Aus-, Aufbau- und Weiterbildung viel starrer reguliert als in den Vereinigten Staaten. Eine Konsequenz läge darin, die Public-health-Orientierung zumindest in der medizinischen Ausbildung zu verstärken. Mit den ökologischen Prüffächern Medizinsoziologie und Sozialmedizin, Standeskunde und Rechtsmedizin wäre dafür auch eine formale Basis gegeben. Der Status dieses Ausbildungssektors während des Medizinstudiums kann aber an den meisten deutschen Universitäten nur als marginal bezeichnet werden. Eine kürzlich durchgeführte Umfrage der Deutschen Gesellschaft für Sozialmedizin und Prävention hat dies nochmals belegt (Griefahn et al. 1988).

Angesichts dieses Defizits in der obligatorischen Grundausbildung in der Medizin berührt es seltsam, daß Überlegungen zu einer Kompensation im Bereich der Zusatzausbildung und Weiterbildung z. T. auf die Ablehnung der medizinischen Fakultäten gestoßen sind. Man hätte eigentlich erwarten sollen, daß die Chancen für eine Entlastung des ohnehin überladenen Medizinstudiums dankbar begrüßt werden, es sei denn, man hätte die Medizin auf ein rein kurativ-klinisches Verständnis reduzieren wollen. Damit würde sich die etablierte Medizin allerdings in ein Getto zurückziehen, das weder ihren Traditionen - v. a. den weiter zurückliegenden - entspricht noch eine längerfristige Zukunft hätte. Insofern ist auch zu fragen, ob veränderte Akzentsetzungen in der medizinischen Grundausbildung ausreichen, um Multidisziplinarität und Forschungsorientierung des amerikanischen Konzeptes in der BRD zu implementieren. Viel eher drängen die schwer behebbaren Defizite des medizinischen Lehrangebotes und die notwendige Bildung eines gesundheitswissenschaftlichen Fächerkanons zu einer Lösung im Sinne zusätzlicher Studiengänge nach Abschluß der Grundausbildung entsprechend den "postgraduate studies" in den USA. Glücklicherweise hat die Bundesärztekammer, u. a. wohl auch angestoßen durch die Genehmigung des Bielefelder Modells, jetzt positiv zu einer Graduiertenausbildung für Public Health (dort: "Öffentliche Gesundheit" !) Stellung genommen, allerdings im wesentlichen beschränkt auf eine Durchführung an den medizinischen Fakultäten (Beirat der Bundesärztekammer 1989).

Diese Zusatzausbildungen können aber bis auf weiteres kaum in eigenen unabhängigen Einrichtungen, die neu zu schaffen wären, angesiedelt werden, sondern müssen in die formalen Strukturen der deutschen Universität eingebettet werden. Hier ergeben sich nun eine ganze Reihe von Fragen, die spezifische Antworten erfordern:

1) Ausschließliche Ansiedlung an Universitäten oder auch in Verbindung mit Fachhochschulen etc.?
2) Eigenständige Einrichtung innerhalb der Universität oder bei einer "federführenden" Fakultät?
3) Unabhängigkeit gegenüber einer kurativ ausgerichteten medizinischen Fakultät?
4) Reduktion auf ein "Kernfach Epidemiologie" oder Aufbau eines breiten Fächerspektrums von Anfang an?
5) Schwergewicht auf der Lehre oder enge Verbindung mit Forschung und Praxis?
6) Angemessene Gewichtung von Internationalität, Nationalität und Regionalität?

Für diese Probleme gibt es langfristig vielleicht generelle Lösungen, die in der BRD Gültigkeit haben oder erwerben können; die Antworten, die in Bielefeld gefunden wurden, bestimmen sich aber aus der Entwicklung und Konstellation dieser Universität, die zu den wenigen Reformuniversitäten zählt, die wichtige Grundsätze ihrer Gründungszeit aufrechterhalten hat (Rudolph 1988). Zuvor wäre aber zu klären, warum überhaupt Public health in Bielefeld? Zwar bietet die "freundliche Stadt am Teutoburger Wald" mehr an Kultur und Natur als gemeinhin angenommen wird, aber die Universität ist jung und entbehrt einer medizinischen Fakultät und damit nach Meinung vieler einer wesentlichen Voraussetzung für die Lehre von Public health. Dieses Verständnis schränkt aber Public health auf die medizinische Komponente ein, etwa wie sie im deutschen Begriff vom öffentlichen Gesundheitswesen zum Tragen kommt. Die Bielefelder Universität steht dagegen für einen gerade im amerikanischen Verständnis der Begrifflichkeiten wichtigen Beitrag, nämlich den der Sozialwissenschaften. Kaum eine andere Universität in der BRD und speziell in Nordrhein-Westfalen kann sich mit der Vielfältigkeit und dem Rang der Sozialwissenschaften in Bielefeld messen. Gerade die fehlende sozialmedizinische und epidemiologische Dynamik an den weitaus meisten medizinischen Fakultäten - derzeit gibt es in der BRD nur 2 recht und schlecht ausgestattete Lehrstühle für Sozialmedizin und Epidemiologie! - prädestiniert eine

Universität, die wenigstens die komplementären Sozialwissenschaften in überzeugender Qualität für eine Initiative im Public-health-Bereich anbieten kann. Hinzu kommt ihre traditionelle multidisziplinäre Orientierung, die sich schon bei der Gründung vor 10 Jahren in der Einrichtung eines inzwischen international renommierten Zentrums für interdisziplinäre Forschung (ZiF) und einer Reihe weiterer interdisziplinärer zentraler Einrichtungen ausdrückte.

Ohne einen angemessenen medizinischen Beitrag kann allerdings Public health von der Sache her nicht gedeihen (1). In Bielefeld findet sich die möglicherweise einzigartige Situation, daß in Abwesenheit einer universitären Medizin mehrere große medizinische Einrichtungen mit überregionaler Aufgabenstellung in der ostwestfälischen Region ihren Standort haben, darunter das Herzzentrum in Bad Oeynhausen, die von Bodelschwinghschen Anstalten in Bethel und die Westfälische Klinik für Psychiatrie, Psychosomatik und Neurologie in Gütersloh mit ihrem Anspruch auf eine soziale Psychiatrie und schließlich das Landesinstitut für Dokumentation und Information, Sozialmedizin und öffentliches Gesundheitswesen (IDIS) mit den Schwerpunkten Prävention und Epidemiologie. Sowohl diese Einrichtungen wie die Universität Bielefeld sind seit Jahren dafür bekannt, daß sie mit großem Interesse Grenzfragen der sozialen und medizinischen Wissenschaften bearbeiten und nicht zuletzt dafür auch eine beträchtliche Infrastruktur entwickelt haben, etwa im bibliothekarischen Bereich mit den bei weitem größten sozialmedizinischen Beständen in der BRD. Insofern war es vielleicht naheliegend, daß sich zuerst in Bielefeld realistische Konzepte für die Entwicklung einer wissenschaftlichen Public-health-Infrastruktur entwickeln ließen. Das Bielefelder Modell hat sich entsprechend den hier vorliegenden Rahmenbedingungen profiliert, das Ergebnis läßt sich aber auch unter allgemeineren Kriterien gut vertreten.

Ad 1) In Bielefeld wird der neue Studiengang an der Universität angesiedelt. Nur eine große Universität ist unter den derzeitigen Bedingungen noch in der Lage, die notwendige Infrastruktur zur Verfügung zu stellen. Neue institutionelle Einrichtungen sind in NRW aus finanziellen Gründen kaum denkbar. Vielmehr stellt sich die Situation so dar, daß die Stellengrundausstattung nur durch eine entsprechende Umwidmung und Neuorientierung - was natürlich auch eine reduzierte Stellenstreichung bedeutet - "erwirtschaftet" werden kann. Auch keine der im "Bielefelder Regionalverbund" beteiligten medizinischen Einrichtungen hätte genügend freie Kapazitäten, um einen solchen Ausbildungsgang alleine zu tragen. Zusammengenommen mit den Möglichkeiten der Universität ergibt sich aber ein beträchtliches, für die BRD vielleicht sogar einzigartiges gesundheitswissenschaftliches Potential, das allenfalls in West-Berlin durch institutionelle Kooperationen übertroffen werden könnte (Tabelle 1).

---

(1) Dies zeigt u. a. die Entwicklung der Medizinsoziologie in der Bundesrepublik, die sich - in der Reformära mit Enthusiasmus begrüßt und durch 5 Lehrstühle vertreten - inzwischen an den Rand gedrängt sieht, weil es ihr nur in Ausnahmen gelang, in einen konstruktiven Dialog mit der klinischen Medizin einzutreten.

Tabelle 1: Bemühungen um eine verbesserte gesundheitswissenschaftliche Ausbildung in der BRD (Ende 1988).

Orte	Koordination	Institution	Genehmigungstand
Berlin	Prof. Bergmann	Bundesgesund-heitsamt	Vorüberlegungen
Berlin	Prof. Badura	Technische U.	Konzept vorgelegt
Bielefeld	Prof. Laaser/ Dr. Wolters	Universität mit anderen	Genehmigungserlaß des Ministers für Wissenschaft und Forschung
Bielefeld	Dr. Göpel	Oberstufen-kolleg	Genehmigungserlaß des Kultusministers
Bochum	Prof. Keil	Universität	Konzept vorgelegt
Düsseldorf	Prof. Kröger	Akademie f. Öffentliches Gesundheitswesen	Konzept vorgelegt
Düsseldorf	Prof. v. Ferber	Universität	Vorüberlegungen
Hannover	Prof. Schwartz	Universität	Antrag vorgelegt
Heidelberg	Prof. Kroeger	Universität	Antrag vorgelegt
Lüneburg	Prof. Waller	Fachhochschule	Konzept vorgelegt
München	Prof. Überla	Universität	Antrag vorgelegt
Ulm	Prof. Novak	Universität	Antrag vorgelegt
Wuppertal	Prof. Wichmann	Gesamthochschule Wuppertal	Konzept vorgelegt

Orte	Medizin	Forschung	Regionalkonzept
Berlin BGA	?	?	?
Berlin TU	-	+++	++
Blfd. Univ.	Instituts-verbund	+++	+++
Blfd. OSK	-	-	++
Bochum	Med. Fakultät	+++	-
Düsseldorf Akademie u. Univ.	Med. Fakultät	++	-
Hannover	Med. Fakultät	+++	++
Heidelberg	Med. Fakultät	++	-
Lüneburg	-	+	++
München	Med. Fakultät	+++	-
Ulm	Med. Fakultät	+++	+++
Wuppertal	-	++	-

?	Intentionen nicht bekannt
-	nicht vorhanden
+, ++, +++	geringe, mittlere, große Interessen/Möglichkeiten (Einschätzung durch die Autoren)

Darüber hinaus haben nach geltendem deutschem Hochschulrecht ausschließlich Universitäten die Berechtigung, einen Diplomabschluß zu verleihen, der mit dem Master of Public Health (MPH) der amerikanischen Universitäten vergleichbar wäre. Dies ist nicht zuletzt für die internationale Anerkennung (etwa bei der Besetzung von qualifizierten Stellen in der Weltgesundheitsorganisation) von Bedeutung. Im Gegensatz zur Situation in den Vereinigten Staaten sind die wenigen in Zentraleuropa existierenden Schools of Public Health staatlich getragene Einrichtungen, die nicht den Universitäten zugeordnet sind. Dies scheint für eine unabhängige kritische Ausbildung von prinzipiellem und faktischem Nachteil, stärker noch unter dem Gesichtspunkt einer notwendigen Einheit von Forschung und Lehre. In Bielefeld wird der 4 semestrige Zusatzstudiengang mit einem Diplom der Gesundheitswissenschaften abgeschlossen. Voraussetzung für die Studienzulassung ist ein abgeschlossenes grundständiges Studium der einschlägigen Fachrichtungen. Das Hochschulrecht läßt Fachhochschulabsolventen zu Aufbau- und Zusatzstudiengängen an wissenschaftlichen Hochschulen gegenwärtig nicht zu; auch wenn dies gerade in diesem Bereich besonders wünschenswert wäre, gibt es doch an den deutschen Fachhochschulen für Sozialarbeit über 20 Lehrstühle für Sozialmedizin (vgl. Beitrag Waller, S. 101). Interessenten ohne Universitätsabschluß sind also auf ähnliche Studiengänge an Fachhochschulen angewiesen und auf eine großzügige Regelung für die Anerkennung praktischer Berufserfahrung.

Die Universität Bielefeld bemüht sich darum, von 1990 an auch Fachhochschulabsolventen mit einschlägigen Abschlüssen das Zusatzstudium zu ermöglichen. Das zuständige Ministerium schließt dies nicht prinzipiell aus. Mit dem Angebot des Bielefelder Oberstufenkollegs ist eine Möglichkeit geschaffen worden, bereits in der Phase der Vorbereitung eines Hochschulstudiums ein interessantes Angebot wahrnehmen zu können (vgl. Beitrag Göpel et al., S. 117). Aus ihrer Besorgnis um die Qualität einer Graduiertenausbildung in Public health hat die Arbeitsgemeinschaft für Aus- und Weiterbildung in Bevölkerungsmedizin und Gesundheitspflege (School of Public Health) der Deutschen Gesellschaft für Sozialmedizin und Prävention - vertreten durch ihre Sprecher, die Professoren Keil, Laaser, Schwartz und Waller - eindeutig dahingehend Stellung genommen, daß eine Public-Health-Ausbildung auf internationalem Standard nur im Rahmen der Hochschulen sichergestellt werden kann.

Ad 2) In Bielefeld wird der Studiengang organisatorisch von der Fakultät für Soziologie betreut, beteiligt sind aber eine Reihe weiterer Fakultäten und Einrichtungen. Fachbereichsübergreifende Forschung und Lehre der Gesundheitswissenschaften an der Universität Bielefeld

1) Beteiligte Fakultäten der Universität:
   Biologie,
   Chemie,
   Geschichtswissenschaft und Philosophie,
   Pädagogik,
   Psychologie und Sportwissenschaft,

Rechtswissenschaft,
Soziologie,
Wirtschaftswissenschaften;

2) Beteiligte zentrale wissenschaftliche Einrichtungen der Universität (einschließlich Sonderforschungsbereichen):
Institut für Bevölkerungswissenschaften,
Oberstufenkolleg,
SFB "Prävention und Intervention im Kindes- und Jugendalter;

3) Beteiligte medizinische Einrichtungen der Region:
v. Bodelschwinghsche Anstalten Bethel,
Herzzentrum und Diabetesklinik, Bad Oeynhausen,
Landesinstitut für Dokumentation und Information,
     Sozialmedizin und öffentliches Gesundheitswesen (IDIS),
Westfälische Klinik für Psychiatrie, Psychosomatik und Neurologie, Gütersloh;

freie Vereinbarungen u. a. mit:

Bielefelder Kontakt- und Informationsstelle für
Selbsthilfegruppen (BIKIS),
Johanneswerk,
Stadt Bielefeld,
Städtisches Krankenhaus, Gütersloh.

Darüber hinaus deckt die Bielefelder Fakultät für Soziologie mit ihren 24 Lehrstühlen ein breites Spektrum sozialwissenschaftlicher Fächer ab, die an anderen deutschen Universitäten oft mehreren Fachbereichen zugeordnet sind. Zu einem späteren Zeitpunkt ist an eine Verselbständigung der Gesundheitswissenschaften innerhalb der Universität mit direkter Zuordnung zu Senat und Rektorat im Sinne einer zentralen wissenschaftlichen Einrichtung gedacht. Das Bielefelder Organisationsmodell weist insofern innovative Elemente auf, als die externen medizinischen Einrichtungen über Verträge mit der Universität gleichberechtigt (!) in den Zulassungs- und Prüfungskommissionen mitwirken und nicht nur in der Lehre, sondern auch in der Forschung mit den Universitätsinstituten zusammenarbeiten. Ein entsprechender Vertrag, der u. a. die folgenden Bestimmungen enthält, ist im Januar 1989 zwischen dem Minister für Arbeit, Gesundheit und Soziales und der Universität Bielefeld für das IDIS abgeschlossen worden:

§ 2:
Die Zusammenarbeit erstreckt sich auf die Durchführung von Lehrveranstaltungen im Rahmen des Curriculums des Studiengangs, auf die Betreuung der praktischen Projektarbeit der Studierenden und auf gemeinsame Forschungsprojekte. ...

§ 4, Absatz 2:
Mitarbeiter des IDIS, die an der Universität Lehrveranstaltungen abhalten, nehmen nach Maßgabe der Prüfungsordnung an den Prüfungen einschließlich der Begutachtung von Prüfungsleistungen teil und sind gemäß der Prüfungsordnung im Prüfungsausschuß und in der Prüfungskommission vertreten.

Ad 3) In Bielefeld wird der Zusatzstudiengang nicht in Verbindung mit einer medizinischen Fakultät durchgeführt. Das schließt Kooperationen mit bestimmten Einheiten oder Mitgliedern medizinischer Fachbereiche in Ausbildung, Forschung und Weiterbildung selbstverständlich nicht aus. Neben den über die Zusammenarbeit mit dem Herzzentrum in Bad Oeynhausen ohnehin bestehenden indirekten Kontakten zur medizinischen Fakultät der Universität Bochum ist eine engere Kooperation mit der Gesamthochschule Wuppertal und der Universität Herdecke ins Auge gefaßt worden. Schwerpunktmäßig wird sich eine Zusammenarbeit dieser Art sicher auf die gemeinsame Durchführung von Lehrveranstaltungen und die Betreuung von Studierenden bei deren Studien im Praxisfeld (Forschungspraxis) beziehen können. Aus Gründen fachlicher und sozialer Identität, nicht zuletzt wegen einer kontinuierlichen Studiermöglichkeit, scheint die amerikanische Lösung einheitlicher Zentren an einem Hochschulort Vorzüge zu haben. Denn die beträchtlichen logistischen Probleme ließen sich auch durch Blockunterricht nur begrenzt lösen, ein kleiner Hinweis auf die enormen organisatorischen Schwierigkeiten bei der Verwirklichung eines multizentrischen bundesweiten Modells, wie v. a. von Kröger vorgeschlagen.

Nicht zufällig geht keine der in diesem Band zusammengefaßten Initiativen für eine verbesserte Public-health-Ausbildung primär von medizinisch-klinischen Einrichtungen aus, nur in Bochum, Hannover, München und Ulm finden sich die Initiatoren in einem durch Gremienbeschlüsse sanktionierten Konsens mit der jeweiligen medizinischen Fakultät. Nicht zufällig wird auch die langfristig sicher aussichtsreiche Bemühung in Berlin mit Prof. Badura von einem Soziologen an der Technischen (!) Universität repräsentiert. Dort sind gegenwärtig erfolgreiche Widerstände aus der medizinischen Fakultät der Freien Universität zu verzeichnen.

Die Entwicklung hat gezeigt, daß die "Notlage" Bielefelds in dieser Hinsicht de-facto einen beträchtlichen Vorteil bedeutet, indem sich das notwendige breite gesundheitswissenschaftliche Verständnis von Public health frei von Einflußnahmen und Beschränkungen, aber dennoch in enger Fühlungnahme mit der kurativ-klinischen Medizin, überhaupt erst entwickeln konnte.

Es bleibt abzuwarten, ob die medizinischen Fakultäten in der Lage sind, genügend Ressourcen für eine Public-health-Ausbildung in eigener Regie freizusetzen und dies auch noch in der sachlich notwendigen engen Kooperation mit sozialwissenschaftlichen Fächern zu realisieren verstehen.

Ad 4) In Bielefeld wird mit dem Zusatzstudiengang für "Gesundheitswissenschaften und öffentliche Gesundheitsförderung" einem breiten Verständnis von Public Health Rechnung getragen. Das Bielefelder Modell umfaßt die meisten der international für wesentlich gehaltenen gesundheitswissenschaftlichen Fächer (Tabelle 2).

Tabelle 2: Vergleich des Master of Public Health (MPH) an der Johns Hopkins University in Baltimore/ USA und des Diploms in Gesundheitswissenschaften und öffentlicher Gesundheitsförderung an der Universität Bielefeld

School of Hygiene and Public Health der Johns Hopkins University (Departments)	Universität Bielefeld und Regionalverbund (Lehrfächer)	
	Kernstudium (1. und 2. Semester)	Schwerpunktstudium (3. und 4.Semester)
Biostatistics	Forschungsmethoden und Biostatistik	
Epidemiology	Grundlagen der Epidemiologie	Epidemiologie
Population Dynamics		
Biochemistry (inclusive Biophysics)		
Immunology and Infectious Diseases	Medizinische Grundlagen	
Maternal and Child Health		
Mental Hygiene		Soziale Psychiatrie und psychosoziale Dienste
Environmental Health Sciences		Umwelt und Gesundheit Arbeit und Gesundheit
Behavioral Sciences and Health Education	Gesundheitliche Risiken und ihre gesellschaftliche Bedeutung;	Prävention
	Chronische Krankheiten und ihre gesellschaftlichen Auswirkungen	Sozialisation und Gesundheit
	Geschichte des Gesundheitswesens	
Health Policy and Management	Planung und Entwicklung im Gesundheitswesen	Management im Gesundheitswesen Gesundheitspolitik und Gesundheitsökonomie
International Health		

Dem steht bei den meisten anderen vergleichbaren Bemühungen (Tabelle 3) eher eine Konzentration auf wenige Disziplinen gegenüber, die sich entweder an den unmittelbaren Interessen der Initiatoren oder den Möglichkeiten der jeweiligen beteiligten Institutionen ausrichtet. Alle Projektgruppen haben aber eine spätere Verbreiterung ihres Fächerkanons avisiert.

Tabelle 3: An einigen der beteiligten Universitäten in der BRD diskutierter Fächerkanon für eine verbesserte Public-health-Ausbildung (Stand etwa Sommer 1988)

Fächerkanon	Berlin	Bielefeld	Bochum	Hannover	Ulm
Biostatistik	+	+	+++	+	
Empirische Sozialforschung	+	++	+	+	+
Epidemiologie	++	++	++	++	+
Demographie		+	+	+	
Medizinische Grundlagen		+	++		
Primäre Gesundheitsversorgung				+	++
Mutter und Kind		+			
Psychiatrie		++			
Geschichte der Medizin		+		+	
Gesundheitsverwaltung und Management		++	+	++	
Gesundheitspolitik	(+)[a]	+		+	
Gesundheitsökonomie	(+)[a]	+	+	++	+
Arbeit und Gesellschaft		+			
Umwelt und Gesellschaft	(+)[a]	+	+		
Sozialisationsforschung		++			
Prävention (GF, GE)	+	++	+		++
Internationale Gesundheit (EL)	(+)[a]				
Regionale Praxis		++			++

[a] 2. Aufbaustufe

Einen besonderen Stellenwert hat hierbei das Fach Epidemiologie, einerseits weil es das Grundlagenfach des öffentlichen Gesundheitswesens und insbesondere der Prävention ist bzw. sein sollte (Laaser 1981), andererseits weil der beklagte Rückstand der ökologischen Medizin in der BRD sich v. a. mit dem auf 30 Jahre geschätzten Rückstand der epidemiologischen Forschung verbindet. Von Interesse ist in dieser Hinsicht v. a. das Bochumer Konzept (vgl. Beitrag Keil, S. 81), das sich vorerst weitgehend auf die Epidemiologie in Verbindung mit einer starken Betonung der einschlägigen biostatistischen Methodik ausrichtet. In Bielefeld werden neben der Vermittlung der klassischen epidemiologischen Methodik die Anwendungs- orientierung in der Prävention sowie in der Gesundheitsberichterstattung (vgl. Borgers et al., S. 223) und die Sozialepidemiologie viel stärker im Vordergrund stehen. Die Umweltepidemiologie bildet unter dem Titel "Umwelt und Gesundheit" einen eigenen Schwerpunkt.

Themenspektrum des Schwerpunktfaches Epidemiologie in Bielefeld:
1) historische Entwicklung,
2) demographische Grundlagen,
3) allgemeine epidemiologische Methoden,
4) Epidemiologie spezieller Krankheiten,
5) Sozialepidemiologie,
6) klinische Epidemiologie,
7) Gesundheitssystemforschung.

Vorlesungen: 18 SWS (Semesterwochenstunden); Übungen: 8 SWS; Feldpraxis: 14 SWS

Einen anderen Schwerpunkt setzen etwa die Universität Ulm mit ihrem Kristallisationskern "Primärversorgung" oder die FHS Lüneburg mit der "Gesundheitserziehung". Dort, wo die Möglichkeiten bestehen, sollte u. E. unbedingt einem breiteren Fächerspektrum der Vorzug gegeben werden, nicht zuletzt, um einen Paradigmenwandel von der Krankenversorgung zur Gesundheitsförderung zu stützen, der von einer Beschränkung auf die methodischen Fächer und einer sektoralen Sicht nicht erwartet werden kann. Insofern ist die gemeinsame Arbeit von Studenten aus unterschiedlichen Herkunftsfächern auch ein Stück Einübung von multidisziplinärem Teamwork und fachübergreifendem Verständnis füreinander und für unterschiedliche Anliegen und Problemsichten. Dabei müssen ggf. Schwächen in dem einen oder anderen Fachbereich in Kauf genommen werden. Abhilfe wird erst die Verarbeitung gemeinsamer Erfahrungen in den ersten Studiensemestern schaffen; dies geschieht u. a. im Rahmen eines gemeinsamen Forschungskolloquiums und der Studienbegleitforschung, für die ein Antrag beim Land NRW gestellt und inzwischen bewilligt ist.

Ad 5) Gewichtung von Lehre, Forschung und Praxis:
Die Graduiertenausbildung in Bielefeld entspricht den Anforderungen in § 5 Abs. 2 Nr. 5, 8 und 9 WissHG durch fachbereichsübergreifende Forschung und Lehre (vgl. Übersicht, S. 137) durch regionale Einbeziehung von Forschung und Bildung sowie durch die Verbindung von Theorie und Praxis. Dies wird u. a. realisiert durch die Auswertung von Routinedaten (z. B. im Rahmen der Gesundheitsberichterstattung) und von Forschungsdaten aus dem Bereich des Förderungsprogramms "Forschung und Entwicklung im Dienste der Gesundheit" des Bundes, aber auch der DFG-Sonderforschungsbereiche an der Universität Bielefeld. Hinzu kommen Evaluationsstudien zu Innovationen im Gesundheitswesen und der Forschungsbedarf von kooperierenden Institutionen. Die Universität hat einen Forschungsschwerpunkt "Gesundheitswissenschaften" eingerichtet. Bereits genehmigt ist die studiengangsbegleitende Forschung zur Organisation der interdisziplinären Kooperation, zur Analyse der Trnsferprozesse zwischen Wissenschaft und Praxis, zur regionalen Kooperation, zum Professionalisierungsbedarf und zu den Studiererwartungen bzw. zum Studierverhalten (vgl. Beitrag Albrecht et al., S. 243).

Ad 6) Internationale, nationale und regionale Bezüge:
Mit einer Reihe externer Einrichtungen in Forschung und Lehre wurden vorbereitende Kontakte aufgenommen. Dies betrifft in erster Linie einschlägige Institute der Universitäten Herdecke und Dortmund sowie die Gesamthochschule Wuppertal. Im Rahmen des deutsch-amerikanischen Wissenschaftsaustauschs ist mit Unterstützung des Deutschen Akademischen Austauschdienstes die Einrichtung von Gastprofessuren vereinbart worden. Für das 1. Studiensemester im Sommer 1989 hat die DFG eine Gastprofessur für einen amerikanischen Wissenschaftler aus dem Bereich Gesundheitsplanung und -management finanziert. Weitere Unterstützung für amerikanische Gastdozenten ist vom Deutschen Akademischen Austauschdienst in Aussicht gestellt.

Bedarfslage für eine Graduiertenausbildung in Gesundheitswissenschaften und öffentlicher Gesundheitsförderung:
Eine Strukturreform des Gesundheitswesens wird nicht nur von allen Seiten gefordert, sondern ist inzwischen auch in Gang gesetzt. Diese Notwendigkeit wird im wesentlichen argumentiert unter dem Aspekt der explodierenden Kosten, der Dehumanisierung und - in Teilbereichen - der eklatanten Ineffektivität. Die hier besonders geforderten Fachbereiche der Gesundheitsökonomie, der Sozialwissenschaften und der Gesundheitssystemforschung und Epidemiologie sind als notwendige ökologische Ergänzung zur kurativen Individualmedizin in der BRD notorisch unterentwickelt. Dies gilt auch für den engeren medizinischen Bereich selbst bezüglich der Sozialmedizin und Medizinsoziologie. So kann z. B. der in der medizinischen Ausbildung obligatorische ökologische Kurs nur an wenigen Universitäten adäquat angeboten werden. Dies gilt auch für Nordrhein-Westfalen.

Die oben angeführte Strukturreform kann nicht in dieses Qualifikationsdefizit hinein entwickelt werden oder gar Bestand haben. Insofern ergibt sich ein Bedarf an entsprechend ausgebildetem Personal aus der politisch gewollten Weiterentwicklung des Gesundheitswesens. Nicht die Frage, wo potentielle Arbeitgeber unbesetzte Stellen melden, sondern ob Stellen für einschlägig qualifizierte Bewerber geschaffen werden müssen, bestimmt entscheidend die Indikation für das Bemühen um eine verbesserte Ausbildung in den obengenannten ökologischen Fächern. Darüber hinaus wurden in der Vergangenheit mit Bedarfsanalysen vor allem im Bildungsbereich denkbar schlechte Erfahrungen gemacht, da das verfügbare Instrumentarium offenbar noch unzureichend entwickelt ist. Hinweise gibt aber die Entwicklung im Ausland. In vergleichbaren Ländern wie den USA oder auch Skandinavien werden pro 4 - 8 Mio. Einwohner etwa 50 - 100 Graduierte pro Studiengang laufend in Public health ausgebildet, zumindest in den USA vielfach Nichtmediziner. So finden sich solche Fachkräfte in fast allen Gesundheitsämtern auf Kreisebene und in den meisten Organisationen und Institutionen des Gesundheitswesens.

In der BRD wäre wegen der beschränkten Möglichkeit, die jetzigen Stellenpläne auszuweiten, in erster Linie an einschlägige Qualifikationserfordernisse bei Stellenneubesetzungen zu denken. Hier hat die staatliche und kommunale Administration in vielen Bereichen Gestaltungsmöglichkeiten, die einer Effektivitätssteigerung im Gesundheitswesen ohne Zweifel zugute kommen würden. Aber auch für den nichtstaatlichen Sektor mehren sich die Hinweise für ein verstärktes Interesse seitens der Entscheidungsträger. So werden seit kurzem vermehrt epidemiologische Sommerschulen angeboten, ohne daß über Teilnehmermangel seitens der Veranstalter zu klagen wäre. An der nordrhein-westfälischen German-American Epidemiology Summer School in Bielefeld haben 1988 Vertreter aus dem niedergelassenen Bereich, der Krankenkassen, der Selbstverwaltungen und selbstorganisierter Einrichtungen teilgenommen bzw. für 1989 ihr Interesse bekundet. Die erstmalige Bereitstellung eines mehrfachen Milliardenbetrages für die Gesundheitsvorsorge im Rahmen der Strukturreform wird auch innerhalb des kurativen Versorgungssystems den Einsatz entsprechender Fachkräfte - wohl überwiegend mit nichtärztlicher Grundausbildung, aber unter ärztlicher Verantwortung - erforderlich machen, bei der erforderlichen Flächendeckung durchaus in größerer Zahl. In der gesundheitspolitischen Diskussion sind Größenordnungen von 20.000 genannt worden (u. a. vom Hartmannbund). Auch hier wird im wesentlichen keine Stellenneuschaffung, wohl aber eine erweiterte Qualifizierung bei Neubesetzung erforderlich sein.

Über diesem Dienstleistungsbedarf kann allerdings der erforderliche Forschungs- und Planungsbedarf nicht unberücksichtigt bleiben. Die Ausfüllung der kürzlich publizierten und von der WHO durch ihr Programm 2000 abgedeckten "prioritären Gesundheitsziele" für die BRD (Projektgruppe "Prioritäre Gesundheitsziele" 1989) und der Aufbau einer im Gegensatz zu vergleichbaren Ländern wie etwa Kanada bisher praktisch nicht vorhandenen Gesundheitsberichterstattung erfordern auch eine Ausweitung des Forschungs- und Evaluationsbedarfs sowie die Ausbildung und Förderung geeigneter wissenschaftlicher Lehrer. Das in Bielefeld aufgrund günstiger örtlicher Gegebenheiten verfügbare Lehrangebot ist derzeit weder im sozialmedizinischen Bereich und erst recht nicht im sozialwissenschaftlichen Feld anderenorts realisiert. Dazu kommen die Perspektiven einer engen örtlichen Verflechtung zwischen Wissenschaft, Land, Kommune und regionaler Gesundheitsversorgung, die Gegenstand und Ziel der Graduiertenausbildung sein sollen und wollen.

Eine Angebots- und Bedarfsanalyse wird derzeit im Auftrag des Bundesministers für Forschung und Technologie durchgeführt. Es ist aber nochmals zu unterstreichen, daß unabhängig vom aktuell verbalisierten Bedarf ein definierter Bedarf gesundheitspolitisch gewollt sein muß, wenn die Strukturreform solide im Bildungs-, Forschungs- und Dienstleistungssystem verankert werden soll.

Zusammenfassend können konzeptioneller Hintergrund, Rahmenbedingungen und Kriterien des Bielefelder Modellprojektes wie folgt beschrieben werden: Gesundheit ist ein persönliches Gut unter individueller und kollektiver Verantwortung. Da nicht alle Dimensionen von Gesundheit bei begrenzten Mitteln gleichzeitig angestrebt werden können, müssen implizit oder explizit Prioritäten gesetzt werden. Im Hinblick auf die gesellschaftlichen Bedingungen für Lebenslagen von Individuen oder Bevölkerungsgruppen soll die Vereinbarung von Prioritätensetzungen und ihre Umsetzung möglichst explizit, transparent und partizipativ erfolgen. Dazu liefern die Gesundheitswissenschaften die Mittel, in dieser Funktion entsprechen sie in ihrer Gesamtheit dem angelsächsischen Verständnis von Public health.

Während die Förderung und Überwachung der individuellen Gesundheit überwiegend Aufgabe der kurativen und z. T. der präventiven Medizin ist, ist die Gesundheit der Bevölkerung und ihre Überwachung vornehmliche Aufgabe des demokratischen Staates bzw. der von ihm beauftragten Institutionen (öffentliche Gesundheitsförderung). Nicht Input- bzw. Kosten-, sondern Output- bzw. Effektivitätskriterien müssen in den Mittelpunkt von Zielvorstellungen für die Weiterentwicklung des Gesundheitswesens rücken.

Der Studiengang für Gesundheitswissenschaften und öffentliche Gesundheitsförderung an der Universität Bielefeld in Verbindung mit den medizinischen Einrichtungen der Region ist ein Zusatzstudiengang nach dem WissHG NRW mit Diplomabschluß und entspricht damit den "postgraduate studies" in den USA, hier "Master of Public Health". Der Studiengang ist anwendungsorientiert mit starker Betonung der Sammlung von praktischen Erfahrungen in den kooperierenden regionalen Einrichtungen, er ist forschungsorientiert mit starker Betonung interdisziplinärer Forschungsansätze im Rahmen des Forschungsschwerpunktes "Gesundheitswissenschaften" der Universität Bielefeld.

Durch die Koordination mehrerer Fakultäten und klinischer wie sozialmedizinischer Institutionen im Bielefelder Raum sind alle wesentlichen Elemente eines gesundheitswissenschaftlichen Fächerkanons sichergestellt. Multidisziplinäre Denk- und Forschungsansätze werden sich auch in der lehrenden Vermittlung bewußt widerspiegeln. Dem dient u. a. ein gemeinsames Kolloquium der Dozenten aus dem Bielefelder Raum. Die Studenten werden durch eine entsprechende Betreuung der Praktika zu erfolgreichem Teamwork quer über die Herkunftsfächer angeleitet. Ihre Themen sind vorrangig die Gesundheitsprobleme der Region und des Landes NRW, damit aber zumeist auch die Probleme des Gesundheitsschutzes, der Gesundheitsvorsorge und der Gesundheitsversorgung in der BRD bzw. den industrialisierten Ländern.

Die Ausbildung in Bielefeld orientiert sich an internationalen, insbesondere amerikanischen Standards und ist unabhängig von einer medizinischen Fakultät. Ihr Schwerpunkt in der Zusammenarbeit mit den medizinischen Einrichtungen im Bielefelder Raum liegt bei den ökologischen Fächern der Medizin. Sozialwissenschaften und Medizin gehen eine gleichberechtigte und seit langem wünschenswerte Verbindung ein.

Literatur

Bundesärztekammer, Wissenschaftlicher Beirat (1989) Deutsches Ärztebl. 86: B723-B725

Griefahn B, Brenneke R, Schwartz F-W, Tietze K, Waller H (1988) Sozialmedizin als Lehrfach an den Hochschulen der Bundesrepublik Deutschland. Vorschläge zur inhaltlichen und organisatorischen Gestaltung. Sozial Präventivmedizin 33: 56-59

Laaser U (1981) Epidemiologie: Wissenschaft, Methode oder Aufgabe?Med Klin
    76: 407
Projektgruppe "Prioritäre Gesundheitsziele" (1989)Dringliche Gesundheitsprobleme
    der Bevölkerung in der Bundesrepublik Deutschland. Zentralinstitut für die
    kassenärztliche Versorgung, Köln
Rudolph H (1988)Die Universität Bielefeld: Eine Idee im Sog der Wirklichkeit.In:
    Neue Universitäten in Deutschland, Humboldts Kindeskinder.Süddeutsche
    Zeitung 111: S 12

4.2 Das Curriculum des Zusatzstudiengangs "Gesundheitswissenschaften und öffentliche Gesundheitsförderung" an der Universität Bielefeld

P. Wolters, U. Laaser

Mit Erlaß vom 13.07.1988 hat der Minister für Wissenschaft und Forschung des Landes Nordrhein-Westfalen das Zusatzstudium "Gesundheitswissenschaften und öffentliche Gesundheitsförderung" an der Universität Bielefeld genehmigt.

Der Zusatzstudiengang wird als Diplomstudiengang eingerichtet. Nach erfolgreichem Abschluß des Studiums wird der Diplomgrad "Diplomgesundheitswissenschaftler/Diplomgesundheitswissenschaftlerin" verliehen (Erlaß des Ministers für Wissenschaft und Forschung vom 21.12.1988).

Mit Beginn des Sommersemesters 1989 werden die ersten 45 Studenten dieses 4semestrige Zusatzstudium aufnehmen.

Zur Bielefelder Konzeption

Die Verantwortung für den Zusatzstudiengang liegt bei der Interdisziplinären Arbeitsgruppe Gesundheitswissenschaften an der Universität Bielefeld. Auf ihre Initiative hin und unter Federführung der Fakultät für Soziologie wird gegenwärtig ein gesundheitswissenschaftliches Forschungs- und Ausbildungszentrum an der Universität Bielefeld aufgebaut.

Zum Aufgabenspektrum dieses Zentrums werden gehören:
- die Graduiertenausbildung "Gesundheitswissenschaften und öffentliche Gesundheits-förderung" als Zusatz- und als Promotionsstudiengang,
- die wissenschaftliche Weiterbildung in den Gesundheitswissenschaften mit spezifischen adressatengruppenbezogenen Angeboten,
- der Forschungsschwerpunkt Gesundheitswissenschaften mit Aufgabenschwerpunkten in den Bereichen Gesundheits- und Umweltberichterstattung, Epidemiologie, klinische Soziologie, Evaluation von Maßnahmen der Gesundheitsförderung und Netzwerkbildung in der Gesundheitsförderung.

Die interdisziplinäre Orientierung wird durch die Beteiligung von Wissenschaftlern aus den Fakultäten für Biologie, für Chemie, für Geschichtswissenschaft und Philosophie, für Pädagogik, für Psychologie und Sportwissenschaft, für Rechtswissenschaft, für Soziologie und für Wirtschaftswissenschaften sowie aus den zentralen wissenschaftlichen Einrichtungen, Institut für Bevölkerungswissenschaft und Oberstufenkolleg und aus dem Sonderforschungsbereich "Prävention und Intervention im Kindes- und Jugendalter" garantiert.

Die medizinische Kompetenz wird durch erfahrene Wissenschaftler und Praktiker aus 4 Einrichtungen in der Region eingebracht, mit denen die Universität auf der Basis vertraglicher Vereinbarungen die Zusammenarbeit bei der Ausbildung der Studierenden als gemeinsam verantwortete Aufgabe geregelt hat.
Es handelt sich um:
- die von Bodelschwinghsen Anstalten Bethel,
- das Landesinstitut für Dokumentation und Information, Sozialmedizin und öffentliches Gesundheitswesen (IDIS),
- Herzzentrum und Diabetesklinik in Bad Oeynhausen und
- die Westfälische Klinik für Psychiatrie, Psychosomatik und Neurologie in Gütersloh.

Studiengang

Zielsetzung

Die Einrichtung des Zusatzstudiengangs nach 87 Abs. 3 WissHG erfolgt mit der Absicht, Absolventen eines Studiums an einer wissenschaftlichen Hochschule die Möglichkeit zu geben, eine wissenschaftliche Zusatzqualifikation für eine Tätigkeit in einem Berufsfeld des Gesundheitswesens zu erwerben.

Ziel der Ausbildung ist die Verbindung grundlegender Kenntnisse im analytisch-methodischen Bereich der Gesundheitswissenschaften mit anwendungs- und umsetzungsorientiertem Wissen. Damit soll sichergestellt werden, daß forschungspraktische Kenntnisse und Fähigkeiten für die Anwendung in verschiedenen Tätigkeitsfeldern des Gesundheitswesens wissenschaftlich fundiert und im Zusammenhang mit dem jeweiligen Forschungsstand reflektiert eingebracht werden. Die Anbindung des Studiengangs an den Forschungsschwerpunkt "Gesundheitswissenschaften" und an den Sonderforschungsbereich "Prävention und Intervention im Kindes- und Jugendalter" sowie die praxisnahe Zusammenarbeit mit medizinischen Einrichtungen in der Region garantiert diese Studienstruktur.

Die Einrichtung des Zusatzstudiengangs steht im Zusammenhang mit der angestrebten Neuordnung des Hochschulwesens gemäß 5 Abs. 2 Nr. 5, 8 und 9 WissHG, in dem
- ein fachbereichs- und hochschulübergreifendes Forschungs- und Lehrprogramm aufgestellt wird;
- ein fachbereichs- und hochschulübergreifender Schwerpunkt in Forschung und Lehre gebildet wird, der weitere Forschungs- und Bildungseinrichtungen in der Region einbezieht;
- die Gesundheitswissenschaften in der Verbindung von Theorie und Praxis dargestellt werden.

Die Bielefelder Konzeption des Zusatzstudiengangs entspricht den Empfehlungen des Wissenschaftsrats für Spezialstudien im Graduiertenbereich und realisiert die von der Landesregierung geforderte regionale Öffnung der Universitäten.

Zulassung

Zum Studium wird zugelassen, wer ein Diplom, ein Magister oder ein Staatsexamen nach näherer Bestimmung im Geltungsbereich des Grundgesetzes oder eine entsprechende Prüfung an einer ausländischen Hochschule mit Erfolg absolviert hat und den Nachweis einer besonderen Eignung für das Studium gemäß 64 Abs. 2 Satz 2 WissHG erbringt.

Voraussetzungen

Zum Studium zugelassen werden können:
- Studienbewerber, die ein Diplom, Magister oder Staatsexamen an einer wissenschaftlichen Hochschule im Geltungsbereich des Grundgesetzes oder eine entsprechende Prüfung an einer ausländischen Hochschule in den Fächern: Biochemie, Biologie, Informatik, Medizin, Pädagogik, Psychologie, Sozialwissenschaften, Sportwissenschaften, Wirtschaftswissenschaften sowie vergleichbaren Fächern bestanden haben und in Anknüpfung an geeignete Grundkenntnisse aus dem Erststudium eine berufsbezogene Erweiterung ihrer Ausbildung durch Spezialstudien in den Gesundheitswissenschaften anstreben.
- Berufspraktiker, die nach dem Abschluß ihres Studiums in unterschiedlichen Feldern des Gesundheitswesens tätig sind und auf der Basis der bisherigen Erfahrungen eine zusätzliche Ausbildung erwerben möchten.

Insgesamt müssen diese Bewerber gesundheitswissenschaftlich relevante Studien oder praktische Tätigkeiten von einem Jahr nachweisen. Diese Nachweise können erbracht werden:
- durch entsprechende Studienschwerpunkte im bereits abgeschlossenen Studium,
- durch zusätzlich erworbene Qualifikationen in der gesundheitswissenschaftlich einschlägigen Weiterbildung,
- eine berufliche Tätigkeit im Rahmen des Gesundheitswesens von einem Jahr oder
- durch Berufspraktika im Bereich des Gesundheitswesens von wenigstens einem Jahr.

Absolventen von Fachhochschulen können im 1. Bewerbungsverfahren leider noch nicht berücksichtigt werden. Die Universität strebt an, sie ab 1990 ebenfalls zulassen zu können. Sie bemüht sich um eine entsprechende Genehmigung beim Minister für Wissenschaft und Forschung(inzwischen erfolgreich!).

Feststellung der besonderen Eignung

Studienbewerber, die die genannten Voraussetzungen erfüllen, können am Verfahren zur Feststellung der besonderen Eignung zum Studium teilnehmen. Dieses Verfahren dient der Auswahl unter den Studienbewerbern. Es besteht aus 2 Schritten: Zunächst wird der mit der Bewerbung einzureichende Studienprojektentwurf begutachtet und bewertet. Nach erfolgreicher Bewertung wird die endgültige Entscheidung uber die Zulassung zum Studium nach einem Gespräch mit den Bewerbern getroffen.

Umfang des Studiums

Der Zusatzstudiengang ist in einem Umfang von 80 Semesterwochenstunden (SWS) zu studieren. Die Regelstudienzeit beträgt 5 Semester. Ein Semester entfällt auf die Prüfung. Die Diplomprüfung schließt sich unmittelbar an den Abschluß des 4. Semesters an.

Berufsbegleitendes Studium

Berufstätigen Studierenden kann ein berufsbegleitendes Studium ermöglicht werden, bei dem die Regelstudienzeit auf 8 Semester ausgedehnt wird. Mit Rücksicht auf das berufsbegleitende Studium finden alle Pflichtveranstaltungen des Studiums nachmittags ab 16.00 Uhr statt.

Studienaufbau und -struktur

Das 4semestrige Studium gliedert sich in ein 2semestriges Kernstudims (K) und ein 2semestriges Schwerpunktstudium (SPS).

Curriculum

A. Kernstudium (K)

Im 1. Studienjahr umfaßt das Studium ausschließlich Pflichtveranstaltungen.

1. Semester (WS)

K1	Medizinische Grundlagen I	4 SWS
K2	Gesundheitliche Risiken und ihre gesellschaft-lichen Bedingungen I	3 SWS
K3	Chronische Krankheit und ihre gesellschaftlichen Auswirkungen	2 SWS

K4	Forschungsmethoden und Biostatistik I	4 SWS
K5	Grundlagen der Epidemiologie I	4 SWS
K6	Planungs- und Entscheidungsprozesse im Gesundheitswesen	4 SWS

2. Semester (SS)

K1	Medizinische Grundlagen II	4 SWS
K2	Gesundheitliche Risiken und ihre gesellschaftlichen Bedingungen II	3 SWS
K4	Forschungsmethoden und Biostatistik II	4 SWS
K5	Grundlagen der Epidemiologie II	4 SWS
K7	Geschichte und Struktur des Gesundheitswesens	<u>4 SWS</u>
		40 SWS

B.Schwerpunktstudium (SPS)

Im 2. Studienjahr ist ein Schwerpunktstudium nach Wahl vorgesehen. Die Studienordnung stellt sicher, daß Querverbindungen zwischen den einzelnen Wahlmöglichkeiten garantiert werden. Das Studium ist in dieser Phase wie folgt gegliedert:
1. Theoretische und methodische Einführung in das Spezialgebiet,
2. Stand der Forschung in diesem Bereich,
3. Spezialprobleme und Fallstudien,
4. Studien im Praxisfeld - Forschungspraxis,
5. Forschungskolloquium,
6. Abschlußarbeit.

Das Studium erfolgt unter intensiver Betreuung der Hochschullehrer in enger Kooperation mit erfahrenen Praktikern. Die Studien im Praxisfeld finden in medizinischen Einrichtungen der Krankenversorgung oder des Gesundheitswesens oder in kommunalen Einrichtungen der Region statt. Das Schwerpunktstudium umfaßt ca. 38 SWS.

Folgende Schwerpunktstudien (SPS) stehen zur Wahl:

SPS	1	Epidemiologie
SPS	2	Sozialisation und Gesundheit
SPS	3	Prävention
SPS	4	Umwelt und Gesundheit
SPS	5	Arbeit und Gesundheit
SPS	6	Soziale Psychiatrie und psychosoziale Dienste
SPS	7	Management im Gesundheitswesen
SPS	8	Gesundheitspolitik und Gesundheitsökonomie

Die im folgenden aufgeführten Veranstaltungen des Schwerpunktstudiums im 3. und 4. Semester stecken ein Rahmenkonzept ab. Innerhalb dieses Rahmens sind thematische Variationen möglich. Zudem ist an Untergliederungen der einzelnen

Schwerpunktstudien gedacht. So wird der Bereich Prävention (SPS 3) Akzente in Richtung Gesundheitserziehung/Gesundheitsförderung, Rehabilitation und Geriatrie enthalten.

3. Semester (WS)
Seminare

SPS 1: Epidemiologie
Epidemiologische Konzepte und Methoden   4 SWS
Stand der epidemiologischen Forschung   2 SWS
Spezielle Epidemiologien - Fallstudien I   4 SWS

SPS 2: Sozialisation und Gesundheit
Sozialisation, Lebenslauf, Gesundheit und Krankheit - theoretische
Ansätze und Konzepte   4 SWS
Stand der Forschung   2 SWS
Klinische Fallstudien   4 SWS

SPS 3: Prävention
Prävention und Intervention - Grundlagen und Modelle   4 SWS
Stand der Präventionsforschung   2 SWS
Planung, Durchführung gesundheitsfördernder Maßnahmen
 - Fallstudien   4 SWS

SPS 4: Gesundheit und Umwelt
Belastungen durch Veränderungen der natürlichen und sozialen
Umwelt   4 SWS
Biologische Umweltforschung   2 SWS
Umweltsanierung und Umweltschutz - Fallstudien   4 SWS

SPS 5: Arbeit und Gesundheit
Ausmaß und Ursachen arbeitsbedingter Erkrankungen   4 SWS
Arbeitsumwelt und Krankenvorsorge   2 SWS
Belastungsschwerpunkte und Arbeitsschutz - Fallstudien   4 SWS

SPS 6: Soziale Psychiatrie und psychosoziale Dienste
Entstehungs- und Verlaufsforschung im Bereich psychischer
Krankheiten   4 SWS
Versorgung chronisch Kranker   2 SWS
Planungs- und Entscheidungsprozesse in der Psychiatrie
 - Fallstudien   4 SWS

SPS 7: Management im Gesundheitswesen
Struktur und Funktion gesundheitlicher Versorgungssysteme   4 SWS
Ambulante und stationäre Versorgungsstrukturen   2 SWS
Innovation in der Gesundheitsverwaltung - Fallstudien   4 SWS

SPS 8: Gesundheitspolitik und Gesundheitsökonomie
Modelle der Gesundheitspolitik und -ökonomie   4 SWS
Finanzierung des Gesundheitswesen   2 SWS
Fallstudien aus der Gesundheitspolitik   4 SWS

4. Semester (SS)

Seminare

SPS 1: Epidemiologie
Epidemiologie chronischer Krankheiten   4 SWS
Epidemiologie und Gesundheitsberichterstattung - Fallstudien   4 SWS

SPS 2: Sozialisation und Gesundheit
Bewältigung von Krankheit: personale und soziale Ressourcen   4 SWS
Präventive Intervention und Gesundheitserziehung - Fallstudien   4 SWS

SPS 3: Prävention
Methoden und Programme der Gesundheitsvorsorge und
Krankheitsfrüherkennung   4 SWS
Evaluation von Präventionsmaßnahmen - Fallstudien   4 SWS

SPS 4: Gesundheit und Umwelt
Gefährdungspotentiale und Noxeninformationssysteme   4 SWS
Umweltpolitische Strategien - Fallstudien   4 SWS

SPS 5: Arbeit und Gesundheit
Betriebliche Gesundheitspolitik   4 SWS
Vorbeugender Arbeits- und Umweltschutz: Intervention der
Betroffenen - Fallstudien   4 SWS

SPS 6: Soziale Psychiatrie und psychosoziale Dienste
Ambulante und gemeindeorientierte psychiatrische Versorgung   4 SWS
Realisierung und Evaluation von Versorgungsvorhaben in der
Psychiatrie und Epilepsie   4 SWS

SPS 7: Management im Gesundheitswesen
Management im Gesundheitswesen   4 SWS
Leistungsfähigkeit der Gesundheitsdienste - Fallstudien   4 SWS

SPS 8: Gesundheitspolitik und Gesundheitsökonomie
Akteure der Gesundheitspolitik   4 SWS
Fallstudien aus der Gesundheitsökonomie   4 SWS

Lehrveranstaltungen

Erläuterungen
1. Die Lehrveranstaltungen werden durchgeführt als:
    Vorlesung und Übung,
    Seminar oder
    Studien im Praxisfeld - Forschungspraxis.

Die Vorlesungen, insbesondere in den Curriculumbereichen K1, K2, K3 und K5,
sind als neue Veranstaltungen an der Universität von großem Interesse für Hörer
anderer Fakultäten. Wegen ihrer besonderen Thematik erfüllen sie neben ihrer
Ausbildungs- auch eine Weiterbildungs- und Aufklärungsfunktion von
allgemeingesellschaftlichem Interesse.

2. Zusätzlich zu den aufgeführten Veranstaltungen in den einzelnen
    Schwerpunktbereichen besuchen die Studierenden im 2. Studienabschnitt (SPS)
    folgende Veranstaltungen:

3. Semester:
Studien im Praxisfeld - Forschungspraxis I   8 SWS
Forschungskolloquium I   2 SWS

4. Semester:
Studien im Praxisfeld - Forschungspraxis II   4 SWS
Forschungskolloquium II   2 SWS

Jeweils eine Veranstaltung aus SPS 1, SPS 2 oder SPS 3 nach Wahl. Studierende
der Schwerpunktstudien SPS 1, SPS 2 oder SPS 3 wählen dabei die entsprechende
Veranstaltung aus einem anderen der 3 Schwerpunktbereiche.

3. Die Forschungskolloquien werden schwerpunktübergreifend von den beteiligten
    Wissenschaftlern aus Hochschule und Praxis angeboten.

Die Studien im Praxisfeld werden zu gleichen Anteilen von Hochschulangehörigen
und Praktikern betreut.

Studien- und Prüfungsordnungen

Studien- und Prüfungsanforderungen und die zugehörigen Verfahren sind in
folgenden Ordnungen der Universität Bielefeld geregelt, die genehmigt vorliegen:
- Studienordnung für den Zusatzstudiengang "Gesundheitswissenschaften und
  öffentliche Gesundheitsförderung",
- Diplomprüfungsordnung für den Zusatzstudiengang "Gesundheitswissenschaften
  und öffentliche Gesundheitsförderung" und
- Ordnung zur Feststellung der besonderen Eignung für den Zusatzstudiengang
  "Gesundheitswissenschaften und öffentliche Gesundheitsförderung".

Die zuletzt genannte Ordnung regelt das Bewerbungsverfahren.

Studienbeginn und Bewerbungstermine

Das Studium kann jährlich im Sommersemester aufgenommen werden. Der erste
Studienbeginn erfolgte zum Sommersemester 1989. Das 1. Bewerbungsverfahren
hat im Februar/März 1989 stattgefunden.

Promotionsstudiengang und weiterbildendes Studium

Es ist geplant, den Promotionsstudiengang "Gesundheitswissenschaften und öffentliche
Gesundheitsförderung" im Laufe des Jahres 1989 einzurichten. Er wird sich
weitgehend mit dem Diplomstudiengang decken, allerdings zusätzlich eine vertiefte
Schwerpunktbildung vorsehen. Eine Promotionsmöglichkeit in den Gesundheitswissenschaften ohne ein entsprechendes Studium ist nicht geplant.

Das Konzept für ein adressatenspezifisches Angebot weiterbildender Studien in
den Gesundheitswissenschaften wird ebenfalls Ende 1989 feststehen. Mitglieder
der interdisziplinären Arbeitsgruppe Gesundheitswissenschaften an der Universität
Bielefeld beteiligen sich schon jetzt an der Durchführung von Sommerschulen im
Bereich Epidemiologie.

4.3 Der interdisziplinäre Ansatz des Bielefelder Ausbildungskonzepts für Gesundheitswissenschaften

F. X. Kaufmann

In der Bundesrepublik Deutschland hat sich die Vorstellung durchgesetzt, als ob "Gesundheit"' ein Problem sei, für das "die Medizin" im wesentlichen zuständig sei. Sehen wir uns klassische Probleme des öffentlichen Gesundheitswesens an, etwa die Bekämpfung der Cholera durch Stadtsanierung oder den Arbeitsschutz und die gesundheitliche Aufklärung der Arbeiterschaft, so ist auch nicht zu bestreiten, daß Mediziner maßgeblich an der Lösung dieser Probleme beteiligt waren. Gerade in Deutschland entwickelte sich seit Ende des 19. Jahrhunderts eine sozialmedizinische Bewegung, die ihren Höhepunkt in der Zeit der Weimarer Republik fand, und v.a. im großstädtischen Bereich über Ambulatorien und kommunale Gesundheitsämter den Gesundheitszustand der Arbeiterschaft nicht nur kurativ, sondern auch durch Einwirken auf die örtlichen Verhältnisse und durch gesundheitliche Aufklärung zu verbessern suchte. Der Umstand, daß diese soziale engagierten Ärzte häufig jüdischer Herkunft waren und der Sozialdemokratie nahestanden, führte zu einer recht radikalen Eliminierung dieser Tradition kommunaler Gesundheitspflege im Zuge der nationalsozialistischen Gleichschaltung aller gesellschaftlichen Kräfte. Das "Gesetz über die Vereinheitlichung des Gesundheitswesens (GVG) von 1934" brachte zwar einerseits die auf das gesamte Deutsche Reich ausgedehnte Einführung von Gesundheitsämtern und damit eine v.a. erb- und rassehygienisch motivierte staatliche Gesundheitspolitik. Aber es erstickte gleichzeitig die kommunalen Initiativen und damit den sozialreformerischen Elan der Sozialmediziner. Das von den Nationalsozialisten erlassene GVG bildet übrigens bis heute die wesentliche gesetzliche Grundlage des öffentlichen Gesundheitswesens in der BRD. Seine Formulierungen sind so allgemein, daß sie die juristischen Säuberungen durch den Alliierten Kontrollrat überstanden haben. Dies soll hier nicht erwähnt werden, um sie dadurch in Mißkredit zu bringen, sonderen um auf den geringen politischen Stellenwert aufmerksam zu machen, der dem öffentlichen Gesundheitswesen zugemessen wurde.

Diese Beobachtung führt uns zurück zur Frage der Interdisziplinarität. Ob Gesundheit primär oder gar ausschließlich ein medizinisches Problem ist oder sein kann, hängt vom zugrundeliegenden Begriff der Medizin ab. Die medizinische Forschung und Ausbildung in der Bundesrepublik hat ihr Schwergewicht ebenso wie die medizinische Praxis in der kurativen Medizin. Klassische Zweige der

Medizin, wie die Epidemiologie oder die Sozialmedizin, führen daneben nur ein Schattendasein. Eben diese Bereiche sind es jedoch, welche auch die größte Affinität zu den Sozialwissenschaften aufweisen, sie stellen sozusagen interdisziplinäre Grenzbereiche der Medizin zu den Humanwissenschaften dar, ähnlich wie in anderer Hinsicht die psychosomatische Medizin oder die Psychiatrie. Auch diese Zweige haben jedoch, soweit sie sich vom naturwissenschaftlich fundierten kurativen Paradigma entfernen, Schwierigkeiten im deutschen Medizinsystem, ebenso wie übrigens die Homöopathie und andere Naturheilverfahren. Wir müssen also zunächst festhalten, daß es im wesentlichen der naturwissenschaftlich-technischen Verfestigung, um nicht zu sagen der human- und sozialwissenschaftlichen Borniertheit des in der BRD vorherrschenden Medizinalsystems zuzuschreiben ist, daß Gesundheitswissenschaften in diesem Lande nicht primär als medizinische Aufgabe mehr betrachtet werden dürfen. Deshalb bedürfen wir auch neuer akademischer Ausbildungsgänge außerhalb der medizinischen Fakultäten, weil sich diese in den vergangenen Jahrzehnten - übrigens aus durchaus verständlichen Gründen - als in dieser Hinsicht reformunfähig erwiesen haben.

Ein weiteres kommt allerdings hinzu: Wenn wir die Grundfrage der Gesundheitswissenschaften und des öffentlichen Gesundheitswesens ernst nehmen, nämlich die Frage "Wovon ist der Gesundheitszustand einer Bevölkerung abhängig und wie läßt er sich verbessern?", so zeigt sich, daß mögliche Antworten auf diese Frage auf Faktoren und Dimensionen verweisen, die beim gegenwärtigen Stand der wissenschaftlichen Spezialisierung auch beim besten Willen nicht mehr der Medizin zugeordnet bzw. inkorporiert werden könnten. Lebensweisen erweisen sich als von ökonomischen, ökologischen, psychischen und sozialen Faktoren abhängig, deren Studium zum Gegenstand spezialisierter Wissenschaften geworden ist. Die ökonomische und organisatorische Dimension des Gesundheitswesens hat heute solche Bedeutung erreicht, daß sie als eigenständiger Wirkfaktor Berücksichtigung verdient. Was in der Gesundheitspolitik geschieht - man erinnere sich an die erst kurz zurückliegende sog. Gesundheitsreform - hat mit den somatischen und psychischen Befindlichkeiten von Personen, auf die sich Medizin auch in einem breiten Verständnis bezieht, nur noch sehr mittelbar zu tun. Auch die Rechtsordnung übt, wie nicht zuletzt die Ärzte selbst zunehmend irritiert wahrnehmen, eigenständige Wirkungen auf die gesundheitsrelevanten Zusammenhänge aus. Kurzum: Die nichtmedizinischen Bedingungsfaktoren der Gesundheit rücken heute mehr und mehr ins Rampenlicht, und es hat den Anschein, als ob v. a. von seiten der verschiedenen Sozialwissenschaften - Soziologie, Ökonomie, Rechtswissenschaft, Politikwissenschaft und Geschichte - neue Impulse für ein breiteres Verständnis der Gesundheitsförderung zu erwarten seien.

Allerdings wäre es nach unserer hier in Bielefeld vertretenen Auffassung verfehlt, einen Studiengang in Public health ausschließlich sozialwissenschaftlich zu fundieren. Ich möchte dies an einem Beispiel verdeutlichen: Die Organisation eines Krankenhauses wirft zweifellos wichtige betriebswirtschaftliche, administrative, leitungsmäßige und organisationssoziologische Probleme auf. Wollte man diese jedoch ausschließlich nach den Gesichtspunkten der Betriebswirtschaftslehre, des Verwaltungsrechts, der Managementwissenschaften oder der Organisationssoziologie behandeln, so würde der Zweck, um dessentwillen ein Krankenhaus besteht, gar nicht als systematische Größe in den Blick kommen, sondern allenfalls in den Detailproblemen der Krankenhaushygiene oder den Grenzwerten organischer und psychischer Belastbarkeit von Patienten. Eine bloß sozialwissenschaftliche Betrachtungsweise könnte zu einer ähnlichen Borniertheit führen, wie Sozialwissenschaftler sie dem herrschenden Paradigma der apparativen, medikamentösen kurativen Medizin unterstellen. Worauf es uns ankommt, das ist gerade die Kombination der medizinischen und der sozialwissenschaftlichen Perspektive. Deshalb sind auch bedeutende medizinische Einrichtungen in Ostwestfalen gleichberechtigte Mitträger unseres Studiengangs.

Unser Studiengang ist als Zusatzstudiengang konzipiert, d. h. wer ihn absolvieren will, muß bereits ein anderes Studium erfolgreich abgeschlossen haben und sich zudem bereits wissenschaftlich oder praktisch mit Gesundheitsproblemen befaßt haben. Der Studiengang richtet sich also an Personen, die bereits das akademische Lernen gelernt haben und mit bestimmten, allerdings untereinander sehr verschiedenen Vorkenntnissen in den Studiengang eintreten. Wir freuen uns, daß es uns gelungen ist, für diesen ersten Studienjahrgang Absolventen der verschiedensten Ausbildungsgänge - Mediziner, Psychologen, Pädagogen, Soziologen, Sportwissenschaftler, Ökotrophologen, Biologen, Ökonomen und Politikwissenschaftler - zu gewinnen, übrigens auch in einem recht ausgewogenen Verhältnis von Frauen und Männern. Gerne würden wir auch Fachhochschulabsolventen mit einschlägiger Berufserfahrung aufnehmen (inzwischen genehmigt). Mehr als 80 % aller Studierenden haben bereits praktische Erfahrungen in gesundheitsrelevanten Bereichen und viele versuchen, den Studiengang berufsbegleitend bei gleichzeitiger Reduktion ihrer Arbeitszeit zu absolvieren. Von einem "Studiengang für arbeitslose Soziologen" kann also keine Rede sein.

Von dieser bunten Mischung erhoffen wir uns einen zweiten praktischen Aspekt der Interdisziplinarität: Die Zusammenarbeit dieser Studenten mit unterschiedlichen Vorkenntnissen dürfte weit über das hinaus, was die Lehre leisten kann, zu einem mehrdimensionalen, multidisziplinären Verständnis der Gesundheitsprobleme beitragen.

Praktische Probleme gehören grundsätzlich keiner Disziplin an. Insoweit als unser Studiengang nach einer einigermaßen an wissenschaftlichen Disziplinen orientierten gemeinsamen Grundausbildung im 1. Jahr sich im 2. Jahr nach praxisorientierten Schwerpunkten auffächert, wird sich hier die Interdisziplinarität sozusagen von der Sache her aufdrängen. Allerdings besteht beim Umgang mit praktischen Problemen auch die Gefahr, daß man sie allzu pragmatisch, also unter Verzicht auf analytische Gesichtspunkte angeht, wie sie von den Einzeldisziplinen entwickelt werden. Das wäre keine Interdisziplinarität, sondern Disziplinlosigkeit - im doppelten Sinne. Um dieser

Disziplinlosigkeit vorzubeugen, ist eine solide multidisziplinäre Ausbildung erforderlich, welche dann in den Studien-schwerpunkten in spezialisierter Weise vertieft werden soll. Abschließend seien einige Randbemerkungen zu diesem Bielefelder Programm gestattet, um dessen Verwirklichung wir uns in den kommenden Jahren kümmern wollen.

1. Das Konzept des Studiengangs ist der Plan eines Experiments, eines ersten Versuches, der bisher erst in einem politisch administrativen Sinne erfolgreich ist, dessen Wirksamkeit und Nutzen sich jedoch erst noch erweisen müssen. Ich möchte auch im Namen meiner Kollegen und Behörden, Verbänden, Fakultäten und Einzelpersönlichkeiten, und unter ihnen nicht zuletzt unseren Studenten danken, daß sie uns dieses Vertrauen, diesen Kredit geschenkt haben. Als erste Einrichtung dieser Art in der Bundesrepublik müssen wir notwendigerweise mit einem zunächst unerprobten Konzept arbeiten, in das natürlich ausländische Erfahrungen eingegangen sind, die jedoch nicht unbesehen übernommen werden konnten. Ob die Schwergewichte richtig gesetzt wurden, ob die Lücken verkraftbar sind oder sich nachträglich schließen lassen (die juristische Dimension fehlt z. B. weitgehend), ob das Verhältnis von breiter Grundausbildung und spezialisierender Schwerpunktbildung glücklich getroffen wurde, und ob schließlich unsere Absolventen in der Konkurrenz um offene Stellen erfolgreich sein werden, all dies läßt sich nur aus Erfahrung lernen. Das bedeutet auch, daß das vorliegende Konzept nur als erstes, nicht als letztes Wort der Bielefelder Public-health-Ausbildung gelten kann.

2. Vielfach besteht ein persönliches Unbehagen angesichts der beschränkten personellen Kapazitäten und der fehlenden Vorerfahrungen auch der Lehrenden in diesem Feld. Auch wir Lehrende müssen hier zunächst lernen, das gilt v. a. für die Sozialwissenschaftler unter uns. Die meisten haben sich erst in den letzten Jahren mit Gesundheitsfragen zu beschäftigen begonnen, und die Lehrangebote für diesen Studiengang müssen größtenteils neu entwickelt werden. Nur der Umstand, daß wir hier ein in der Bundesrepublik eben weitgehend brachliegendes Feld betreten, rechtfertigt unsere Kühnheit. Wir dürfen - nicht zuletzt bei unseren Studierenden - in dieser Anfangsphase um Nachsicht bitten. Aber wir müssen uns bewußt bleiben, daß hier Neues und mehr von uns gefordert wird, als im akademischen Betrieb üblich. Wir haben dafür die Chance, auch mit und von unseren Studenten lernen zu können, die z. T. schon Experten in bestimmten Fragen sind, wofür sich v. a. die Schwerpunktbildung im 2. Jahr anbietet. Wir halten es für möglich, hier durch Diplomarbeiten auch kurzfristig in erheblichem Umfang Ergänzungen unseres Wissens zu gewinnen.

3. Diese studienbegleitenden Forschungsintentionen sind aber sicher nicht ausreichend. Wir bedürfen der Entwicklung gesundheitswissenschaftlicher Forschung auch in Bielefeld als Grundlage der Heranziehung eines breiteren und qualifizierteren wissenschaftlichen Personals. Eine Gruppe aus unserer Mitte, zu der Mediziner und Soziologen gehören, hat soeben das Konzept eines gesundheitlichen Forschungsschwerpunkts vorgelegt, das nach entsprechender Diskussion und mit Unterstützung universitärer und öffentlicher Stellen, nicht zuletzt seitens des Landesministeriums für Arbeit, Gesundheit und Soziales hoffentlich bald zu einer Institutionalisierung gesundheitswissenschaftlicher Forschung in Bielefeld führen wird. Dann wird das, was seit jeher die Stärke des Universitätswesens ausgemacht hat, nämlich die Verbindung von Lehre und Forschung, auch in unserem Bereich Wirklichkeit werden, und so scheint die Hoffnung nicht unberechtigt, daß unser zartes Pflänzchen sich den Unbilden einer konkurrenzbestimmten Wirklichkeit gewachsen zeigen wird.

5 Erste Ideen (1988) für einzelne Bausteine des Bielefelder Modells

5.1 Arbeit und Rehabilitation

K. Dörner

Ich begrüße es zutiefst, daß anläßlich dieser ersten Darstellung und Diskussion der Bielefelder Initiative zur Public-health-Ausbildung auch die Probleme der chronisch Kranken im Mittelpunkt stehen, also der Menschen, die Fritz Hartmann die "bedingt Gesunden" nennt. Da wir im Jahre 2030 nur noch eine Eindrittelgesellschaft haben werden, weil die restlichen zwei Drittel wegen Überalterung, chronischer Krankheit, Behinderung oder Unqualifizierbarkeit für die dann noch vorhandenen Arbeitsplätze überflüssig sein dürften, haben wir die heutigen, sich liberal-fortschrittlich verstehenden, aggressiven Sterbehilfebewegungen als schüchterne Präludien für künftige Problemlösungsmethoden zu werten. Der Fernethik, von Hans Jonas folgend, stellt man heute die Weichen dafür, ob und wie Menschen mit chronischen Krankheiten, "Unheilbare" im Jahre 2030 leben werden. Entscheidend hierfür ist die Frage, wie verläßlich man Rehabilitation und Arbeit miteinander verknüpfen kann. Am schwierigsten ist dies bei Menschen mit chronischen psychischen Störungen. Nur von ihnen soll im folgenden die Rede sein, wobei ich aber sicher bin, daß die mit ihnen gemachten Erfahrungen sich nicht unwesentlich auf andere Gruppen von chronisch Kranken übertragen lassen.

Aus meinen diesbezüglichen Erfahrungen der letzten Jahre stelle ich 5 Thesen vor:

1. In der Reihenfolge nach Zeit und Gewicht habe ich mich erst den chronisch Kranken einer Region zuzuwenden, dann erst den akut Kranken; denn wenn ich mit letzteren beginne, werden diese mich so verstricken, daß ich für erstere keine Kapazität mehr habe und nie bei ihnen ankomme. Dies werde ich mit der Wertung rationalisieren, daß sich das Engagement für die chronisch Kranken bei knappen Ressourcen weniger lohne. Die Wahrheit ist umgekehrt: Die Strategien, die ich für die chronisch Kranken finde, werden sich auch bei den akut Kranken als nützlich erweisen. Dieser Satz ist nicht umkehrbar.

2. Weil dies so ist, sollte die Ausbildung in allen medizinischen Berufen, auch in der Public-health-Ausbildung, mit den chronisch Kranken beginnen. Hinzu kommt als Begründung, daß wir beim Lernen wesentlich leichter vom Längsschnitt auf den Querschnitt schließen können als umngekehrt.

3. Bei der rehabilitativen Herstellung von angemessenen Lebensbedingungen für chronisch Kranke hat das Ermöglichen der Verwirklichung durch Arbeit an erster Stelle zu stehen. Nur dies wird dem vornehmsten menschlichen Bedürfnis gerecht, macht eine Menge sonstiger Hilfen und Kontrollen überflüssig und spart Kosten.

4. Die Konstruktion des einzigen dazu passenden Menschenbildes hat von den leidendsten, schwächsten und verzweifeltesten Menschen auszugehen, also von chronisch kranken, behinderten oder bösen Menschen; denn wenn ich mein Menschenbild vom Durchschnittsmenschen oder von einem Idealmenschen aus aufbaue, werde ich die schwachen Menschen nur noch als randständige Normabweichungen wahrnehmen können. Es macht keinen Unterschied, ob wir früher von minderwertigen und heute von randständigen Menschen sprechen, die bei Bedarf über den Tellerrand kippen. Sartre ist der einzige Philosoph, soweit ich sehen kann, der sein Menschenbild - in Reflexion des Nationalsozialismus - von den "wertlosesten" Menschen aus aufgebaut hat.

5. Spätestens seit der industriellen Revolution entwickeln sich in den modernen Gesellschaften Wirtschafts- und Sozialsystem immer mehr auseinander, wobei das erstere intensiv, das letztere extensiv expandiert. Wollen wir dennoch so größenwahnsinnig sein, an die Vereinbarkeit von Rehabilitation und Arbeit - sogar noch bei seelisch Behinderten zu glauben, besteht unsere Aufgabe darin, Zonen der Wiedervereinigung der sozialen und der ökonomischen Existenz der Menschen zu schaffen, was mir noch am ehesten mit dem ökologischen Denkansatz des Haushalts als der systematischen Durchmischung von starken und schwachen Menschen möglich zu sein scheint.

Ich beschreibe im folgenden die Erfahrungen, die mich zu obigen Thesen veranlaßt haben. Im Landeskrankenhaus Gütersloh haben wir seit 1981 unsere Aufmerksamkeit systematisch auf die chronisch psychisch Kranken konzentriert. Dies war nur dadurch möglich, daß wir uns ihre Verlegung in Heime selbst verboten haben. Wir haben ihre Krankengeschichte in Lebensgeschichten umgewandelt (Rehistorisierung), dadurch Perspektiven wieder ermöglicht. Wir haben Beziehungsnetze mit Angehörigen wieder hergestellt. Durch diese Arbeit haben wir uns selbst verändert und konnten wahrnehmen, daß jenseits des angeblichen Hospitalismus die Langzeitpatienten, auch wenn sie schon 40 Jahre lang im Landeskrankenhaus waren, dieselben Bedürfnisse haben wie wir, auch das Bedürfnis der Verwirklichung durch Arbeit. Die verwahrende Atmosphäre des Krankenhauses wurde nicht etwa ins Gegenteil verkehrt, sondern so umgestaltet, daß es für die Anstaltsinsassen allmählich glaubhaft wurede, daß sie wählen können zwischen dem Verbleiben im Krankenhaus und der bürgerlichen Existenzgründung in ihrer Herkunftsgemeinde. Durch Das Mittel der Vereins- und GmbH-Gründung haben wir Krankenhausarbeiter selbst die organisatorischen Bedingungen des Wohnens und Arbeitens in der Gemeinde geschaffen, wobei wir zum Glück allmählich einsehen konnten, daß es sich dabei um eigene Lebensräume handeln müsse. Auf diese Weise haben bis heute von den ursprünglich 300 Langzeitpatienten 200 Menschen sich entweder in Gütersloh oder in ihrer Heimatgemeinde neu angesiedelt. Ihr durchschnittlicher Anstaltsaufenthalt betrug 10 Jahre. Von ihnen wohnen 150 um Gütersloh herum, meist in Einzel- oder Paarwohnung, selten in Wohngruppen. Eine Selbsthilfefirma, die Dalke-GmbH, hält 23 Vollzeitarbeitsplätze vor, die die dortigen Langzeitpatienten unabhängig von Sozialhilfe oder Rente machen. Das "Industriecafé" und das "Tagwerk", 2 Zuverdienstfirmen, bieten die oben angedeuteten Zonen der Wiedervereinigung von sozialen und wirtschaftlichen Bedürfnissen. Die Nutzer dieser Gebilde können sich dort zu einer Tasse Kaffee oder zum Mittagessen treffen und sich soziale Hilfen holen. Sie können aber auch stundenweise sich zu ihrer Sozialhilfe oder Rente etwas hinzuverdienen und können diesen Zuverdienst nach Lust und Laune bis zur Vollzeitarbeit ausbauen, wobei jeder das ihm zum jeweiligen Zeitpunkt gemäße Mischungsverhältnis von sozialer und wirtschaftlicher Existenz aus sich heraus wählen und finden kann.

Zur Zeit halten wir insgesamt 30 Vollzeit- und 100 Teilzeitarbeitsplätze vor. Diese Möglichkeiten haben sich inzwischen auch für jüngere, akutere, erst von Chronizität bedrohte Patienten bewährt. In Planung oder in Gründung begriffen sind jetzt noch eine offizielle Werkstatt für psychisch Behinderte, für solche Langzeitpatienten, die einen ordentlicheren Schutz benötigen, eine Reha-Einrichtung für psychisch Kranke (RPK), für Menschen, die ein regelrechtes berufliches Rehabilitationstraining aushalten können sowie eine Selbsthilfefirma für Suchtkranke, die eine andere Organisation der Arbeitsbedingungen benötigen. Wenn wir diese Möglichkeiten in 2 Jahren geschaffen haben werden, möglicherweise noch um ein berufliches Ausbildungsangebot ergänzt, können wir hoffentlich sagen, daß die chronisch psychisch Kranken unserer Region, wenn auch auf bescheidenem Niveau, einigermaßen zuverlässig mit dem Wirtschaftssystem unserer Region verflochten und damit vor der Gefahr geschützt sind, "über den Tellerrand zu kippen". Unser dadurch erstarktes Selbstbewußtsein wird uns in die Lage versetzen, danach an noch intensiveren Einbindungen in das regionale Wirtschaftssystem zu arbeiten.

Wie sieht nun die Besonderheit der Arbeitsbedingungen in unseren Selbsthilfefirmen aus, die eine solche Entwicklung - gegen alle normale Erwartung - möglich gemacht haben. Hier eine Auswahl: Die subjektive Selbsteinschätzung der Arbeitsfähigkeit des Langzeitpatienten, so verrückt sie dem Therapeuten zu sein scheint, ist genauso ernst zu nehmen wie die Experteneinschätzung. Das klassische Rehabilitationsdenken, wonach man über etliche Stufen immer besser werden muß, ein Druck, den zumindest psychisch Kranke nicht aushalten, also die Stufenrehabilitation, ist ersatzlos zu streichen. An ihre Stelle tritt ein glaubhaftes Versprechen, daß jemand einen dauerhaften Arbeitsplatz gefunden hat, den er auch nicht verliert, egal wie oft er in der Zukunft noch einmal krankenhaus-behandlungsbedürftig werden sollte. Der übliche Normendruck nach Pünktlichkeit, Zuverlässigkeit und gleichbleibender Leistung, der extrem unphysiologisch ist, ist durch geeignete Betriebsorganisation zu ermäßigen. Dem persönlichen Rhythmus und dem persönlichen Tempo jedes einzelnen ist Rechnung zu tragen.

Die Betriebskalkulation kann daher nur auf der Leistung des gesamten Betriebskollektivs aufbauen. Das Betriebsklima hat die seismographischen Verletzbarkeiten der Arbeitnehmer nicht zu unterdrücken, sondern zuzulassen. Die Betriebsleiter, Unternehmer, Manager und Sozialarbeiter in einem haben nicht anzuleiten, sondern mitzuarbeiten. Die Durchsichtigkeit aller betrieblichen Vorgänge ermöglicht eine hohe Identifizierung mit dem Betrieb. Die Größe einer Betriebseinheit darf über 20 Arbeitsplätze nicht wesentlich hinausgehen, um Überschaubarkeit, Personalität und eine familienähnliche Atmosphäre zuzulassen. Die gesicherte Perspektive über Jahre hinaus schafft Raum und Zeit, damit die chronisch Kranken in der Zwischenzeit sich auch mit der Entwicklung ihrer privaten Existenz in Ruhe beschäftigen können. Die verläßliche Respektierung der persönlichen Ungleichheiten schafft allmählich den Glauben an die Gleichwertigkeit aller beteiligten Menschen.

Abschließend sei vermerkt, daß wir unlängst über eine empirische Erhebung auch zahlenmäßig feststellen konnten, daß unsere Konzentration auf die Ermöglichung der Verwirklichung der chronisch Kranken durch Arbeit den Betreuungsaufwand im klassischen sozialen Bereich erheblich reduzieren konnte. Anders ausgedrückt: Die chronisch Kranken, die sich durch Arbeit tagsüber verwirklichen, holen sich eben über diese Tätigkeiten soviel an sozialen Beziehungen, aber auch sozialen Kontrollen ab, daß sie wesentlich besser in ihrer Wohnung ihre wirkliche Privatexistenz, ihre Intimität aufbauen können, ohne daß so häufig wie früher auch dort noch ein Sozialarbeiter seine Nase hineinstecken muß. Eine Erfahrung, die ja auch für den Rest der arbeitenden Bevölkerung gilt. Wenn ich mir überlege, wie eigentlich das Arbeiten der in diesen Wiedervereinigungszonen von Wirtschafts- und Sozialsystem tätigen Krankenschwestern, Sozialarbeitern, Handwerkern und Pädagogen aussieht, dann fällt mir im Augenblick nichts Besseres ein als das ökologische Konzept des "life space worker".

5.2 Gemeindenahe Versorgung chronisch Kranker

N. Pörksen

Ich hoffe, daß es gemeinsam gelingen wird, die Zielsetzung des Graduiertenstudiengangs "Gesundheitswissenschaften und öffentliche Gesundheitsförderung" in eine Richtung zu entwickeln, in der Gesundheit etwas anderes ist, als Abwesenheit von Krankheit und Leid "um jeden Preis" erreichen zu wollen.

Die Psychiatriegeschichte lehrt uns, daß eugenische und wirtschaftspolitische Interessen eine Heils- und Gesundheitsideologie fördern können zur Vernichtung chronisch Kranker und Erbkranker, zumindest zu deren Sterilisierung führen muß. Die aktuelle Diskussion um die Zwangskasernierung Aids-Kranker oder der mögliche moralische Zwang zum gesunden Nachwuchs, der vielleicht in 20 - 30 Jahren denkbar ist, zwingen uns dazu, in diesem Studiengang Grundhaltungen zu erarbeiten und zu entwickeln, die die Vielfältigkeit menschlichen und mitmenschlichen Lebens als Grundrecht stabilisieren. Gleiches gilt für die verhängnisvolle Diskussion um die aktive oder passive Sterbehilfe, die ebenfalls in Zeiten offensichtlicher oder scheinbarer finanzieller Notlage dazu verführen kann, kranke, behinderte oder alte intensiv pflegebedürftige Menschen unter moralischen Druck zu setzen, den eigenen Tod herbeizuführen. Das Interesse der von Bodelschwinghschen Anstalten Bethel (vBAB) an der Entwicklung dieses Studienganges konzentriert sich insbesondere auf diese Fragestellungen.

Nun konkret zu meinem Thema: Am 14.12.1987 war telefonisch zwischen der Universität und meinem Sekretariat (ich lag derzeit im Krankenhaus) das Thema "Gemeindepsychiatrische Versorgung chronisch Kranker" verabredet worden. Im Veranstaltungsprospekt steht nun das Wort "gemeindenah". In der Diskussion wird Klaus Dörner dazu sicherlich mehr Stellung nehmen können, da er in den letzten Monaten einen anhaltenden Disput in der psychiatrischen Fachzeitschrift Spektrum mit Rainer Tölle, Ordinarius für Psychiatrie in Münster, geführt hat. Gemeindenah - das bedeutet letzten Endes, es bleibt alles in der Hand der Psychiatrie. Die Psychiatrie als Ganzes entwickelt sich mit ihren Diensten, Einrichtungen und Angeboten in der Nähe des Wohnortes. Gemeindepsychiatrisch heißt etwas ganz anderes: nicht die Psychiatrisierung der Gemeinde, aber die enge Beziehung zwischen Gemeindeleben und Bereitschaft zur Akzeptanz von Andersartigkeit und Vielfältigkeit.

Regionalisierung war eine der wesentlichen Kernforderungen in der Psychiatrieenquete. Es ging um die Überwindung der starken Trennung ambulanter und stationärer Behandlungsformen. Gemeindepsychiatrie als Strukturidee meint zunächst ein aufeinander abgestimmtes System gemeindenaher psychosozialer Hilfsangebote, damit kranke und behinderte Menschen dort leben können, wo alle Menschen leben: in ihren Familien, in der Gemeinde, in der Wohn-, Arbeits- und Freizeitwelt der sog. Gesunden. Zur Gemeindepsychiatrie gehören ambulante und teilstationäre Dienste, Tageskliniken und -stätten, beschützte und betreute Wohnangebote, Clubs und Begegnungsstätten, Ausbildungs- und Arbeitsbedingungen, die auf Behinderte und psychisch Kranke eingestellt sind.

Die Forderung nach gemeindepsychiatrischem Handeln ist jedoch mehr als eine bloß organisatorische Alternative zum Großkrankenhaus, auch wenn Schlagworte wie "Gemeindepsychiatrie", "Versorgungsnetz", "integriertes Versorgungssystem" Assoziationen eines ordnungspsychiatrischen Überwachungssystems in der Gemeinde wachrufen. Damit regionale Pflichtversorgung und Gemeindepsychiatrie nicht zur Kontrolle werden, ist es wichtig, sich auf die inhaltlichen Begründungen zu besinnen, die Ausdruck gemeindepsychiatrischer Grundhaltung sind. Ein gegliedertes, gemeindenahes Hilfsangebot ist eine der Voraussetzungen dafür, daß Menschen trotz ihrer Krankheit oder Behinderung möglichst nicht aus ihren sozialen Beziehungen herausgerissen werden, daß mehr kranke und gesunde, behinderte und nichtbehinderte, leistungsfähige und weniger leistungsfähige Menschen in Städten und Gemeinden miteinander leben lernen. Und dieses Miteinander bedeutet im Grunde, daß nicht der Kranke oder Behinderte allein derjenige ist, der an die bestehenden Verhältnisse und Strukturen durch Behandlung oder Rehabilitation angepaßt werden muß. Im Gegenteil: Es müssen eher Lebensräume gefördert und geschaffen werden, die es den kranken Menschen erleichtern, in unserer Gesellschaft mit dabei zu sein.

Es bedeutet auch, daß ein gewisses Maß an Unordnung zum normalen Leben dazu gehören muß. Die Bundesvereinigung für seelische Gesundheit hat 1980 eine Tagung zum Thema "Seelische Gesundheit möglich machen - mehr als Krankheit verhindern" durchgeführt. Auf dieser Hamburger Tagung wurde von einer Untersuchung von Specht berichtet:

> Ein soziales System wie eine Familie, eine Gruppe, eine Schulklasse, eine ganze Schule usw. ist nur solange "normal", wie zu jedem Zeitpunkt etwa 25 % der Mitglieder "nicht normal" sind, z. B. Schüler, die stören, die nicht angepaßt alles mitmachen. In der zeitlichen Entwicklung setzt sich dieses notwendige "nicht normale" Viertel zu einem größeren Teil aus immer anderen Menschen wechselnd zusammen (nicht nur zeitlich, auch örtlich ist das so). Jeder hat seine Bereiche, in denen er angepaßt ist und mitmacht und andere, in denen er aussteigt und nicht funktioniert. Die 25 %, die ungleicher sind als die anderen, sind notwendiges und durch nichts zu ersetzendes Kriterium dafür, was als menschengerecht und normal zu gelten hat: Bei der körperlichen Gesundheit ermöglicht erst die Empfindungsfähigkeit für unser Unwohlsein (Schmerz und Leiden) die Wahrnehmung und den Genuß des Wohlbefindens. (Vgl. Specht 1983 Seelische Gesundheit, Tagungsberichte der Bundesvereinigung für seelische Gesundheit, Hamburg 20).

Um das noch einmal zu verdeutlichen: Gemeindenah heißt nur: Es bleibt alles in der Hand der psychiatrischen Versorgungssysteme, ist nur leichter erreichbar. Gemeindepsychiatrisch heißt: Entwicklung von Versorgungsstrukturen, die es Kranken und Behinderten erleichtert, in unserer Gesellschaft weitgehend "normal" zu leben.

Am 9.01.1988 erschien in der Neuen Züricher Zeitung ein ausführlicher Artikel "Seitenblicke auf die psychiatrische Revolution in den USA".

Die Verkleinerung der staatlichen psychiatrischen Krankenhäuser und die Einführung der psychiatrischen Gemeindezentren (Community Mental Health Center) wurde Anfang der 60er Jahre als die 3. psychiatrische Revolution gefeiert (die 1.: "Die Befreiung der psychisch Kranken"; die 2. durch Einführung der Psychoanalyse und der therapeutischen Verfahren). Zwischen 1955 und 1980 wurden die Betten in den staatlichen Krankenhäusern der USA um 75% von 559 000 auf 138 000 reduziert - ein Schwund, welcher der späteren Bettenreduktion durch die Reform in Italien seit 1978 durchaus vergleichbar ist.

Im Jahre 1963 errichtete die Bundesregtierung dann in der Tradition von New Approach und New Society überall in den USA die Community Mental Health Centers. Die waren für 75 000 - 200 000 Einwohner gedacht, psychiatrische Einrichtungen mit Ambulatorien, Bettenstationen, Notfalldiensten, Tages- und Nachtkliniken, einem präventiven Grundansatz wie von Caplan entwickelt.

Die psychiatrischen Gemeindezentren hatten jedoch 2 Grundprobleme:

1. ihre Finanzierung war nicht ausreichend gesichert; sie wurden bei finanzieller Knappheit von extremen Kürzungen heimgesucht;
2. (und das wiegt schon schwer) wurde kein Modus für die Zusammenarbeit mit den aus den psychiatrischen staatlichen Hospitälern entlassenen Patienten festgelegt.

Dabei waren die psychiatrischen Gemeindezentren zunächst als Ersatz für die Großkrankenhäuser gedacht, aber die Schwerpunkte frühzeitiger ambulanter Behandlung, Prävention, die Übernahme bisher unterversorgter Gruppen, die noch nicht in psychiatrische Krankenhäuse kamen, führten dazu, daß die entlassenen chronisch Kranken automatisch nicht ins Blickfeld gerieten.

Die Folge waren die Zustände, die wir alle aus Berichten kennen: unterversorgte oder nichtversorgte Patientengruppen überall, v.a. in den Großstädten Amerikas, zum Teil auch in privaten Unterkünften ausgebeutet, Hunterttausende in den sog. "single-room-occopancies", kleinen privaten Wohnblöcken. Zur Zeit gibt es dort eine Situation, in der chronisch psychisch Kranke, Altershirnkranke, Fixer, Alkoholiker, Schwachsinnige und körperlich Invalide in manchen Heimen und Unterkünften zusammengewürfelt sind, so daß genau die Situation der Armenhäuser wieder erreicht ist, deren Zustände im 19. Jahrhundert zur Gründung der staatlichen psychiatrischen Kliniken geführt hat.

Aus der beispielhaften Entwicklung in den Vereinigten Staaten - über Italien ließe sich sicherlich auch vieles sagen - läßt sich eines mit aller Deutlichkeit erkennen: Die Entlassung chronisch Kranker aus Institutionen allein reicht zu ihrer "Befreiung" nicht aus; natürlich auch nicht der Versuch, sie - wie jetzt in der Stadt New York - von den Straßen, U-Bahnhöfen, Parkbänken oder verlassenen Gegenden mit Hilfe von Sozialarbeitern und psychiatrischen Krankenpflegern wegzuholen und in psychiatrische Kliniken zur Diagnostik und Behandlung einzuweisen. Es geht weniger um die Frage "Institutionalisierung ja oder nein" (das zeigt das Beispiel New York), sondern mehr um angemessene Hilfeleistungen unter weitgehend normalen Lebensbedingungen. Hier bei uns in der Bundesrepublik Deutschland ist es von entscheidender Bedeutung, sich diese Entwicklungen in anderen Ländern stets vor Augen zu führen, weil die Forderung nach gemeindepsychiatrischer Versorgung aller chronisch Kranken in Zeiten angeblicher finanzieller Engpässe leicht mit der Konzeption wirtschaftlicherer und kostendämpfender Strategien verwechselt werden kann. Deshalb wird in der Einführung der Empfehlungen der Expertenkommission, die im Anschluß an das Modellprogramm Psychiatrie als Empfehlung an die Bundesregierung erarbeitet wird, ein Grundsatzkapitel zu Psychiatrie und Armut den Vorschlägen vorangestellt werden.

Die Akzeptanz von einem gewissen Maß an Unnormalität, Unordnung, Sand im Getriebe erfordert gesamtgesellschaftliche Strukturen, in denen reibungsloses Funktionieren nicht alleiniges Grundprinzip sein darf. Daß so etwas auch unter Gesunden nicht geht, beweisen uns die Vorkommnisse der letzten Zeit im politischen (Schleswig-Holstein) und atomwirtschaftlichen Bereich (Hanau). Auch dort muß in Zukunft der Mensch als Unsicherheitsfaktor eingeplant sein. In Skandinavien wurde in den 50er/Anfang 60er Jahren v. a. in der Versorgung geistig Behinderter das sog. Normalitätsprinzip entwickelt. Dies heißt nichts anderes, als daß Kranken und Behinderten die gleichen Rechte in ihrer lebensführung zustehen, daß sie die gleichen Wünsche und Bedürfnisse nach normaler Lebensführung haben wie andere Bürger auch. So sind in Schweden seit 1987 Heime für geistig Behinderte nur in einer Größenordnung von 4 - 6 Plätzen (!) erlaubt. Leider gelten diese gesetzlichen Regelungen noch nicht für andere Behindertengruppen, insbesondere nicht für chronisch psychisch Kranke.

Der Normalitätsgedanke hat auf dem Hintergrund neuester Langzeituntersuchungen chronisch psychisch Kranker noch einmal erheblich an Attraktivität gewonnen. Chronisch psychisch Kranke sind überwiegend Menschen mit chronischen schizophrenen Psychosen. Alle Langzeitstudien der letzten 10 bis 15 Jahre - von Bleuler, Huber et al., Ciompi und Müller und neuerdings von Harding et al. aus dem Staat Vermont in den Vereinigten Staaten - zeigen eindrucksvoll, daß die angeblich chronisch verlaufende Erkrankung Schizophrenie - auch Dementia praecox - gar nicht so chronisch verläuft. Je nach Studie sind etwa ein Drittel Menschen mit schweren chronischen Verläufen und erheblichen Problemen in der Lebensbewältigung, ein Drittel mit zwar merkbaren Beeinträchtigungen, aber guter Fähigkeit, mit dem Alltagsleben fertig zu werden und ein Drittel symptomfrei. Bei der Gruppe chronisch Kranker, die im Staate Vermont/USA einem systematischen Förderungsprogramm unterzogen wurde - alles Patienten mit jahrelanger Hospitalisierung -, lag die Heilungsquote, d. h. Symptomfreiheit und volle Integration sogar bei 45 %. Diese Langzeitstudien sollten uns hellhörig machen, weil bisher immer noch Frühberentung, therapeutische oder rehabilitative Resignation usw. diesen Personenkreis prägen. Auch wenn es bisher aufgrund der aktuellen Diagnostik nicht möglich ist, den Verlauf vorherzusagen, so haben Diompi, Hubschmidt u. a. zeigen können, daß die Erwartungen von Patienten, Mitarbeitern und Angehörigen einen entscheidenden Einfluß auf den Verlauf haben. In der Pädagogik ist dieses Phänomen lange bekannt. Daß dies aber auch für Menschen mit schizophrenen Erkrankungen der Fall ist, hat doch überrascht. Wir sind also in unseren therapeutisch-rehabilitativen Programmen darauf angewiesen, Langzeitperspektiven mit konkreten Erwartungen an Entwicklungsmöglichkeiten zu koppeln.

Wir haben in den vBAB 1985 einen Leitfaden zur Entwicklung von Lebensperspektiven für chronisch Kranke erarbeitet. Bisher müssen wir davon ausgehen, daß Langzeitkranke in Einrichtungen in der Regel ohne Alternativperspektive leben. Sie gehen mehr oder weniger regelmäßig einer Tätigkeit oder Arbeit nach. Sie haben ihre Unterkunft in Ein- oder Zweibettzimmern. Sie haben ihren Alltagstrott und werden begleitet oder betreut von einem Mitarbeiterstab, der in der Regel auf das Hier, Jetzt und Heute ausgerichtet ist. Das heißt, es leben Menschen in den Einrichtungen, deren Lebensgeschichte den oft jungen Mitarbeitern nicht mehr bekannt ist, deren Lebensgeschichte auch in den Alltag nicht mehr hineinreicht. Die Zeitrechnung gilt ab Beginn der Krankheit oder der Aufnahme in die jetzige Einrichtung. Die Beschäftigung mit jedem einzelnen Bewohner anhand des Leitfadens führt zu seiner "Rehistorisierung". Das frühere Leben, das Leben vor der Krankheit oder zu Beginn der Krankheit, Kindheit, Freunde und Verwandte, die Ausbildung und frühere Berufstätigkeit, das Dorf oder die Heimatstadt werden in der gemeinsamen Beschäftigung für alle sichtbar und erkennbar. Frühere Fähigkeiten, die verschüttet waren, tauchen auf. Selbst Mitarbeiter, die seit vielen Jahren in unseren Langzeitbereichen arbeiten, haben mit Erstaunen zur Kenntnis nehmen müssen, wie sich allein durch diesen Rehistorisierungsprozeß Perspektiven für die Zukunft entwickeln lassen. Aus den Erfahrungsberichten einige Zitate:

> Dabei sind wir uns bewußt, daß bei den schon viele Jahre im Haus lebenden Bewohnern Förderungen nur in kleinen, überschaubaren Schritten möglich sind. Dennoch zeigten sich nach den Gesprächen bei einzelnen Bewohnern schon gute Ansätze einer positiven Veränderung. Das macht uns Mut weiterzuarbeiten. Besonders die stillen Bewohner, die oft übersehen wurden, kamen neu ins Blickfeld, und gerade für sie gab es Ansätze neuer Lebens-Möglichkeiten (Türpitz).

Oder:

> Zum einen ist in vielen Fällen festzustellen, daß der Einweisungsgrund von damals heute längst keine Gültigkeit mehr hat. Das führte dann immer wieder zu den Fragen, warum lebt dieser Mensch heute noch unter derart bewahrenden Bedingungen. Gleichzeitig zu erfahren, welche Kompetenzen und Fähigkeiten ein Mensch einmal besessen hat, gibt vielfältige Anhaltspunkte, an die man neu anknüpfen kann. Das sind nicht selten neue oder wiederbelebte Kontakte zu Eltern und Angehörigen. Die Anforderungen an die einzelnen Bewohner sind häufig viel konkreter geworden. In einigen Fällen wird die Frage ernsthaft verfolgt, ob eine andere Wohn- oder Lebensform nicht förderlicher ist. Ein anderer Bewohner wurde erstmals damit konfrontiert, daß er schon langenicht mehr entmündigt war. Er wußte dies nicht und verhielt sich noch so. Für einen anderen war die praktische Konsequenz, sich ein Fahrrad zu kaufen. Er tat dies sofort und blieb gleich über Nacht weg. Sein Versuch, sich draußen durchzuschlagen, war nicht sehr geplant und gekonnt, aber wir haben auf diese Weise erlebt, wieviel Energie noch in ihm steckt; und dies bei einem Menschen, der sonst praktisch nur in seinem Zimmer sitzt. Vor allem die Fragen: Wieviel Ziele, Wünsche und Träume erlaube ich mir noch? haben Mitarbeitern und Bewohnern weitreichende Zukunftsplanungen ermöglicht (Börner).

Diese Erfahrungsberichte ließen sich vielfältig ergänzen.

Auf Vorstandsebene werden in den vBAB derzeit Rahmenvorstellungen für Wohnkonzepte von Langzeitbewohnern entwickelt. Noch stehen in vielen Fällen die finanzierungsrechtlichen Möglichkeiten der Weiterentwicklung entgegen.

Es ist weniger schwierig, Patienten unter dem sog. Heim- oder Sonderkrankenhausstatus im Pflegesatz zu halten, als sie zu entlassen und das notwendige Betreuungspersonal zu finanzieren. Das, was wir heute unter "betreutem Wohnen" verstehen, d.h. Auszug in die Stadt in eine eigene Wohnung oder in eine Wohngemeinschaft, ist immer dann leicht, wenn der- oder diejenige nur auf die Unterstützung der Sozialhilfe angewiesen ist. Die Betreuung, besonders die intensive Betreuung für diesen Personenkreis sicherzustellen, ist bisher sozialhilferechtlich nicht geregelt. Einige Bundesländer haben sich damit beholfen, daß überörtliche und örtliche Sozialhilfeträger gemeinsam Personal dafür bereitstellen. In einigen Regionen zahlen die Sozialämter Hilfe zur Pflege, in anderen zahlt der Landschaftsverband einzelne Personalstellen. Wenn man aber bedenkt, daß 0,5 % der Bevölkerung chronisch psychisch krank ist und weitere 0,5 % chronisch abhängigkeitskrank, dann zeigen allein diese Zahlen das Ausmaß an chronisch Kranken (für Bielefeld ca. 3.000 Personen), die zu dieser Stadt gehören.

Die Zahlen sagen nicht, daß jeder unbedingt einer intensiven Betreuung bedarf, aber chronisch krank heißt in diesem Fall mit Sicherheit: behindert, nicht in der Lage sein, mit allen Alltagsproblemen allein fertig zu werden; auf Unterstützung angewiesen zu sein; auf angemessene Lebensräume angewiesen zu sein usw.

Hier in Bielefeld entsteht gerade ein Verein aus allen bisherigen Trägern, die ambulante Betreuung im beschränkten Umfang bereits leisten. Dies geschieht mit der Zielsetzung, die inhaltliche Arbeit aufeinander abzustimmen und zusammenzufassen, auch in der Hoffnung, gemeinsam stärker und durchsetzungsfähiger zu sein.

Für den Bielefelder Studiengang wünsche ich mir, daß es uns gelingt, Gesundheitsförderung aus der Perspektive chronisch Kranker und Benachteiligter zu analysieren und zu fördern. An der Existenzberechtigung dieser Menschen nicht wieder zu zweifeln, muß eine unserer Voraussetzungen werden. Gesundheitsfördernde Ansätze dürfen sich nicht nur auf die chronisch Kranken selbst richten. Sie müssen sich vielmehr auf die gesunde Bevölkerung konzentrieren, die lernen muß, daß Kranksein und Unwohlsein, Tod, Trennung, Trauer und Leiden nicht nur zum Leben hinzugehören, sondern lebensnotwendig sind; daß menschliches Versagen, Angst und Unruhe so zum Leben gehören wie sich gesund fühlen und zufrieden sein; daß Armut, Hospitalisierung oder Betreuungslosigkeit in einem der reichsten Länder der Welt nicht notwendig sind. Und daß eine Grundhaltung entwickelt wird, die nicht - wie in den ersten Jahrzehnten dieses Jahrhunderts - wieder die irreale Hoffnung wachsen läßt, es sei doch möglich, und zwar jetzt mit den effektiveren Methoden der Gen- und Geburtenmanipulation, den gesunden Menschen zu kreieren. (Renate Schernuns, Leiterin der Rehabilitationsklinik in Bethel, hat zu dem Thema "Kranksein und Suche nach Sinn" beim Gesundheitstag auf dem letzten Deutschen Kirchentag (1987) dazu einen vielbeachteten Vortrag gehalten, der als Betheler Arbeitstext Nr. 3 veröffentlicht wurde.)

Ich schließe mein Referat mit dem Brief einer Patientin vom Juni 1987:

Sehr geehrter Herr Dr. Pörksen,

anläßlich meines großen Umzuges möchte ich Ihnen einige Zeilen schreiben. Ich komme ursprünglich aus der Universitäts-Psychiatrie- und Nervenklinik, wo ich die ersten Jahre war. Ich kam nur immer auf die schlimmen Stationen, wo man zu 25 und 30 lag und die Frauen oft sehr schrien, einfach weil keine Zwischenstation da war. Auch später lag ich zu 7 geschlossen wochenlang. Meine Verwandten und Freunde von früher staunen nun beim Gedanken an meine neue 1 1/2 - Zimmer-Wohnung. Nach fast 10 Jahren Ruach (ein kleines Wohnheim) ist es ein großer Abschnitt für mich. Ich fühle mich sehr frei und glücklich und nun habe ich für Depressionen gar keine Zeit mehr, soviel gibt es hier zu tun: Nach Dienstschluß: einkaufen, abwaschen, putzen, täglich frischen Rharbarber und mitunter Pudding dazu kochen! Dann klingelt mal wieder das neue Telefon - ein schönes psychiatrisches Zuhause.

Unterschrift

PS: Ich hoffe sehr, daß der Zustand so bleibt.

So normal sind die Bedürfnisse und so anspruchslos ist ihre Befriedigung im Vergleich zu allem, was sonst in unserer Gesellschaft möglich und finanzierbar ist.

5.3 Krankheitsentstehungs- und Krankheitsverlaufsforschung

P. E. Schnabel

Im folgenden wird es um die nicht eben dankbare Aufgabe gehen, auf sehr engem Raum die Konturen eines Faches zu umreißen, das sehr viel weniger eingeführt ist, als die meisten der hier vorgestellten. Aus diesem Grund wird den konzeptionellen Überlegungen ein verhältnismäßig großer Part eingeräumt werden müssen; Überlegungen, deren Nähe zu den hier von K. Hurrelmann (vgl. Beitrag Hurrelmann, S. 211) zum Stichwort "Prävention" vorgetragenen besonders deutlich wird und die von analytischer Seite aus ergänzen, was u. a. K. Dörner (vgl. Beitrag Dörner, S. 165) über die Bedeutung der Längsschnittperspektive für den verstehenden und praktischen Umgang mit chronisch Kranken ausgeführt hat.

Wenn im folgenden der Stellenwert des Faches "Krankheitsentstehung und Krankheitsverlaufsforschung" in einem künftigen Curriculum "Gesundheitswissenschaften und öffentliche Gesundheitsförderung" bestimmt werden soll, ist dabei ausdrücklich nicht von soziologischer Krankheitsforschung allein die Rede. Gerade die etablierte Medizinsoziologie, die aufgrund früher Weichenstellungen noch überwiegend in der Medizinsystemanalyse und in der Sozialepidemiologie engagiert ist (Pflanz 1979), hat bemerkenswert wenig zur Entfaltung dieser neuen und notwendigen Perspektive beigetragen. Es ist dies eine Perspektive, die nicht nur auf das ursächliche Verstehen von und dem angemessenen gesellschaftlichen Umgang mit modernen, insbesondere chronisch-degenerativen Massenkrankheiten gerichtet ist, sondern - was interventionspolitisch immer bedeutsamer zu werden scheint (Rittner 1982; Schulz u. Wambach 1983) - auch auf die geschichts- und kulturabhängigen Wechselbeziehungen zwischen Verstehen und Umgangsweisen. Ausschließlich und allein deshalb, weil ihr Hauptgegenstand unabhängig davon, ob die primären Auslöser nun physischen, psychischen oder sozialen Ursprungs sind, in Entstehung und Verlauf gesellschaftlich bestimmt ist, versteht sich Krankheitsentstehungs- und Krankheitsverlaufsforschung als sozialwissenschaftliches Fach (Schnabel 1988).

Als solches ist es notwendigerweise interdisziplinär ausgerichtet; d. h. es bedient sich der Erkenntnisse so gut wie aller Wissenschaften, die sich inzwischen mit Fragen der Krankheitsversorgung und Gesundheitserhaltung auseinandersetzen. Das gilt auch für die medizinische Praxis, die ihr Handeln zwar einerseits an einer Fülle naturwissenschaftlich abgesicherter Fakten orientiert, daneben jedoch den Placeboeffekt oder die heilende Wirkung menschlicher Zuwendung seit langem kennt und nutzt (Hartmann 1984), die der psychosozialen Therapie eine stetig wachsende Bedeutung zuerkennt (Richter 1978) und die einen großen, wenn nicht sogar erheblicheren Teil ihres professionellen Erfolges auf reinem Erfahrungswissen, d. h. auf der mehr oder weniger sicheren Kenntnis davon gründet, daß etwas, nicht aber warum etwas funktioniert (Raspe 1978).

Krankheitsentstehungs- und Krankheitsverlaufsforschung ist zweitens interparadigmatisch, d. h. sie sucht nach Wegen, möglichst alle der Sache dienenden und innerhalb des Gesamtspektrums der Humanwissenschaft entwickelten bzw. angewendete Deutungsmuster krankheitsbezogener Wirklichkeit, von der Gesellschafts-, System- und Institutionenperspektive über die Kommunikations-, Biographie- und Verhaltensanalyse bis hin zur biomedizinischen Forschung miteinander in Beziehung zu setzen (Naschold u. Novack 1980).

Drittens schließlich ist Krankheitsentstehungs- und Krankheitsverlaufsforschung sozialisationsorientiert. Damit bemüht sie sich, sowohl analytische wie praktische Konsequenzen aus den Erklärungsdefiziten einer gerade noch überschaubaren Zahl vorliegender Modellvorstellungen über die Sozio- und Psychosomatogenese moderner Massenkrankheiten zu ziehen. Zur Hauptsache sind sie von der Soziologie, Psychologie, Sozialpsychiatrie, von der psychosomatisch und sozialphysiologisch orientierten Medizin entwickelt worden und zeichnen sich durch den nicht eben originellen Umstand aus, daß sie in Übereinstimmung mit der Schulmedizin (Schnabel 1988, S. 25 f.):

- "Krankheit" als wesentlich selbstverschuldeten, vom fiktiven Kriterium der Gesundheit bzw. Normalität klar unterscheidbaren Zustand des psycho-physiologischen Organismus,
- daß sie "Kranksein" als ein von der gesellschaftlichen Norm angemessenen Funktionierens abweichendes Verhalten und
- daß sie den "Weg aus der Krankheit" (Genesung) demzufolge als einen von Experten zwar angeleiteten, im wesentlichen aber den Kranken verpflichtenden und von ihm selbst verantworteten Reintegrationsprozeß begreifen.

Zur Notwendigkeit eines neuen Krankheitsverständnisses

Tatsächlich aber haben wir es mit einer Situation zu tun, in der nicht nur die subjektiv empfundenen und die objektiv vorhandenen Umweltbelastungen ein mit den herkömmlichen, insbesondere auch kurativ-medizinischen Mitteln (Laaser 1987) immer weniger kompensierbares psychosomatogenes Niveau erreichen. Nach relativierenden Teilbefunden der Sozialpsychiatrie (Krüll 1977; Lohmann 1978) und der psychosomatischen Medizin (Brede 1980; Wirsching u. Stierlin 1982; Minuchin et al. 1983) zeigen nun auch Vorsorgeuntersuchungen an Risiko- und Durchschnittspopulationen (Thorbecke 1980), wie wenig Zustände gesellschaftlich lizensierter "Normalität" und "Gesundheit" und das Fehlen von Primärsymptomatiken noch zusammenfallen. Die anhand offizieller Kriterien nachweisbare Behandlungsbedürftigkeit industriegesellschaftlicher Gesamtpopulationen scheint einen Grad erreicht zu haben, der es aus versorgungspolitischen Gründen erforderlich macht, neu über das Verhältnis von Krankheit und Gesundheit, insbesondere die Bedingungen von Gesundheitsförderung und Krankheitsbewältigung nachzudenken.

Hierzu kann die Krankheitsentstehungs- und Krankheitsverlaufsforschung durch die Entwicklung und empirische Überprüfung neuer Modellvorstellungen einen wichtigen Beitrag leisten. Dabei geht sie aus vom ganzen Menschen, und sie tut dies in einem doppelten Sinne: zum einen vom Menschen als psychosozialem und -physiologischem Einheitsorganismus in der Gesamtheit seiner kognitiven, emotionalen und expressiven Eigenschaften, zum anderen vom Prozeß seiner Vergesellschaftung bzw. Sozialisation. Durch die Sozialisationsperspektive geraten nicht nur die variablen Resultate jenes lebenslangen Lern-, Umlern- und Verlerngeschehens (Lempert 1979) in den Blick, mittels dessen sich der Mensch zur mehr oder weniger unverwechselbaren Persönlichkeit entwickelt. Auch die sozialen (hauptsächlich strukturellen, institutionellen, organisatorischen) und materiellen (physikalischen, chemischen, biologischen) Rahmenbedingungen werden wichtig, innerhalb deren sich diese "Menschwerdung" vollzieht (Geulen u. Hurrelmann 1980). Für die Krankheitsentstehungs- und Krankheitsverlaufsforschung folgt daraus dreierlei:

1. Ihr Hauptaugenmerk muß sich zwangsläufig von der Krankheit weg hin zum kranken Menschen als der umfassenderen Perspektive verlagern. In Verbindung damit läßt sich die verbreitete und für die medizinische Massenversorgung lange Zeit auch funktionale, nichtsdestoweniger aber künstliche Trennung von "Kranksein" und eine "Krankheit haben" überwinden. Unvoreingenommener als dies mit Hilfe des Abweichungsparadigmas möglich wäre, kann Krankheit als ganzheitliche, psychosoziale und psychophysiologische Momente in sich vereinende lebensäußerung (Overbeck 1984) begriffen werden; als eine Art "generativer Ich-leistung" (Brede 1972), die der Organismus keineswegs nur im Fall unzureichender Ressourcen, sondern auch in der Konfrontation mit Umweltbedingungen hervorbringt, die nicht anders als pathisch zu bewältigen sind.

2. Das Kranksein verliert den ihm gegen fast alle Erfahrungen zugeschriebenen überfallartig episodischen Charakter und den Nimbus vollständiger Restituierbarkeit. Aus der Perspektive des Kranken, insbesondere des chronisch kranken Menschen, werden mit der Krankengeschichte, der Krankheitsepisode, der Patientenkarriere usw. (Ridder 1974; Schuller 1976; v. Ferber 1979) unterschiedlich aufeinander bezogene und in ihrer je spezifischen Aufeinanderbezogenheit entstehungs- und verlaufsanalytisch überaus aufschlußreiche Phasen erkennbar. Auch die Interventionsmöglichkeiten während einer Krankheitsepisode können besser beurteilt werden, wenn gesehen wird, daß sich deren Beschaffenheit nicht nur situativen Besonderheiten, sondern auch den handlungsbestimmenden Einstellungen aller Akteure verdankt; Einstellungen, in denen Erfahrungen mit früheren Krankheiten, mit dem Versorgungssystem und mit einer sozialen Wirklichkeit zusammenlaufen, die bis in alle Lebensbereiche hinein von der modernen Medizin mitgestaltet wird (Schnabel 1988, S. 17 f.). Als Bausteine des subjektiven Krankheitsempfindens kommt ihnen überdies eine dem objektiven Befund und der offiziellen ärztlichen Diagnose gegenüber immer größere Bedeutung für den präventiven Umgang mit degenerativen Krankheitsverläufen zu.

3. Auch der Weg aus der Krankheit erscheint in einem anderen Licht. Selbst wenn
   eine "Restitutio ad integrum" möglich wäre - was auch bei physischen Erkrankungen
   selten der Fall ist - bleiben nach der konventionellen Behandlung die psychischen
   und sozialen, nach einer psychosomatischen Therapie immer noch die sozialen
   Belastungen und damit ein Teil jener Gesamtbelastung (Rothschuh 1973;
   Schäfer 1976; Overbeck 1984) erhalten, die dem oben dargelegten
   Krankheitsverständnis zufolge an der Pathogenese beteiligt ist. Für die angemessene
   Beurteilung der in der nachtherapeutischen Phase des Krankheitsgeschehens
   noch zu erbringenden rehabilitativen Leistungen wäre es daher ebenso konsequent
   wie hilfreich, die Medizin im Hinblick auf die Krankheitsbewältigung als eine
   unter anderen Kompensationsinstanzen und den nach einer Krankheit erreichbaren
   Zustand als einen zu begreifen, in dem sich krankmachende und das Krankwerden
   verhindernde Faktoren gegenseitig die Waage halten.

Krankheitsforschung als Bestandteil der Gesundheitsforschung

Die bislang dargelegte Perspektive zu einer u. a. Forschungsoptionen der
Gesundheitswissenschaften und darüber hinaus zum möglichen Planungsinstrument
der öffentlichen Gesundheitsförderung weiterentwickeln zu wollen, wäre aussichtslos,
ohne einen konzeptionell wie inhaltlich tragfähigen Begriff von Gesundheit zu
haben.

Tatsache aber ist, daß weder die auf Krankheitsversorgung abonnierte Medizin
noch die Sozialwissenschaften, die man dafür in mancherlei Hinsicht als die besser
ausgerüsteten und motivierteren halten könnte, darüber verfügen. In soziologischen
Nachschlagewerken kommt der Gesundheitsbegriff allein so gut wie gar nicht, oder
nur in irreführenden Verbindungen, wie: Gesundheitsverhalten, Gesundheitssystem,
Gesundheitsökonomie vor. Medizinische Wörterbücher behelfen sich mit Variationen
des inzwischen betagten und reichlich abstrakten, weil auf internationale
Konsensfähigkeit hin formulierten Begriffs der Weltgesundheitsorganisation. Höchst
selten kommt dabei medizinische Erfahrungspraxis so kritisch und unverblümt zu
Ausdruck, wie in der 254. Auflage des in seiner leidenschaftslosen Darstellungsart
sonst eher typischen Pschyrembel, wo es zum Gesundheitsbegriff der
Weltgesundheitsorganisation heißt: "Wer diesen Anspruch allein der Medizin und
damit dem Arzt aufhalst, sprengt... eindeutig die 'Grenzen der Medizin'.
Krankheitsgefühl auf Grund 'sozialen Unbehagens' kann auch mit größtem
psychosozialem Engagement nicht vom Arzt und 'der Medizin' bewältigt werden"
(Pschyrembel 1982). Schon in der nächsten Auflage (Pschyrembel 1986) sucht man
nach einer ähnlich klaren Zuständigkeitsabgrenzung vergebens.

Die Existenz dieses im streng analytischen Sinne begriffsfreien, zumindest aber
begriffsunsicheren Zustands, bringt nicht nur Probleme mit sich, etwa in Verbindung
mit der sich geradezu aufdrängenden Frage: was denn bisher und mit welchen
Konsequenzen unter dem Stichwort "Gesundheit" eigentlich wiederhergestellt,
erhalten, gefördert oder verwaltet worden sei. Er bietet auch Entwicklungschancen,

die von Sozialwissenschaften, Medizin, mittelbar und unmittelbar Betroffenen zu
einem zeitgemäßen, gleichberechtigten und von der wechselseitigen Akzeptanz
sachdienlicher Informationen gekennzeichneten "Diskurs" (Göckenjahn 1985)
darüber genutzt werden sollte, was unter Gesundheit zu verstehen und wie eine auf
Rationalisierung und Förderung des Phänomens bedachte Wissenschaft zu konzipieren
wäre.

Auch hierzu kann die sozialisationsorientierte Krankheitsforschung ihren Teil
beitragen, indem sie einerseits aufzeigt, wie wenig Gesundheit heute mit dem
alleinigen Fehlen physischer und psychischer Symptome identisch ist. Andererseits
wäre zu untersuchen, welche Transformationsprobleme von einer Wissenschaft
gelöst werden müßten, die praktisch wirksam werden will und trotzdem einem so
komplexen Gesundheitsverständnis wie demjenigen der WHO, wenigstens als
praktisch-utopischem Regulativ, verpflichtet bleiben möchte. Dabei käme es nicht
nur darauf an, im Blick auf die gesellschaftliche Gegenwart zu untersuchen, ob
überhaupt und unter welchen Rahmenbedingungen Zustände körperlichen, seelischen
und sozialen Wohlbefindens zeitgleich verwirklicht werden können (Schnabel
1987). Der oben entwickelte Krankheitsbegriff schließt es außerdem aus, sich
gegenüber dem Gesundheitsphänomen analytisch und praktisch so zu verhalten, als
sei dieses ein invariables Naturgut, das man mitbekommen, verzehren und wieder
erwerben kann, ohne sich dabei seiner individuellen und gesellschaftlichen
Konstruktionsmomente innewerden zu müssen.

Tatsächlich handelt es sich beim faktischen Gesundsein in der Mehrzahl aller
Fälle um einen höchst labilen Zustand, in dem sich soziale, psychische und
somatische Belastungs- und Kompensationsfaktoren auf höchst differenzierte,
biographisch variierende Weise gegenseitig stabilisieren. Die Chancen für einen
solchen Ausgleich nehmen mit zunehmendem Lebensalter ab, weil bei kumulierenden
subjektiven (pathogene Intensität) und objektiven (belastungsfaktorielle Komplexität)
Belastungsfaktoren der Kompensationsbedarf steigt, während die Kompensa-
tionsmöglichkeiten kontinuierlich abnehmen (Schnabel 1988, S. 158 f.). Ohne daß
dies einer zusätzlichen Begründung bedürfte, rücken damit neben den
Dispositionsfaktoren und den medizinisch indizierten, v. a. die vom Menschen
selbst, mit und ohne Zutun seiner Umwelt mobilisierbaren Kompensationsfaktoren
der Krankheitsentstehung (persönliche Ressourcen, subjektive Streß- und
Antistreßreaktionen, tatsächlich angewendete Bewältigungsstrategien usw.) in den
Mittelpunkt des gesundheitswissenschaftlichen Interesses. Anzusetzen hätte dieses
v. a. bei den Besonderheiten der primären, sekundären und tertiären Sozialisation
in entwickelten Industriegesellschaften sowie bei den Sozialisationsinstanzen
(Familie, Schule, Beruf, Medizinsystem usw.) mittels deren die Gesellschaft dem
Individuum normvermittelnd und -kontrollierend entgegentritt.

Objektive Gesundheit läßt sich demgegenüber heute schon, - und zwar weitaus
genauer, als dies in den frühen Verlautbarungen der WHO möglich gewesen wäre
- als ein dem einzelnen zwar grundsätzlich verfügbares, aber nur über
gemeinschaftliches Handeln aktivierbares Potential (Erben et al. 1986) beschreiben.
Vor allem in zweierlei Hinsicht ist hierbei das Kollektiv bzw. die Gesellschaft
entscheidend. Über den Sozialisationsprozeß muß sie den Menschen überhaupt erst
in die Lage versetzen, die Wahrung seiner Gesundheitsinteressen als unabdingbares

Element erfolgreicher Identitätssicherung anzuerkennen. Hier gilt es, gerade was den Umgang mit Krankheit und Körper anbetrifft, weiteres durch die Überlebensbedingungen in Industriegesellschaften systematisch verschüttetes Terrain neu bzw. wieder neu zu entdecken (Kamper u. Wulf 1982). Und sie muß in der Lage sein, geeignete Rahmenbedingungen für die Entfaltung v. a. solcher politisch-reformerischen Energien vorzuhalten, die zur Gestaltung und Aufrechterhaltung gesundheitsförderlicher Lebenswelten benötigt werden. "Menschen können ihr Gesundheitspotential nur dann weitestgehend entfalten, wenn sie auf die Faktoren, die ihre Gesundheit beeinflussen, auch Einfluß nehmen können" (WHO 1986).

Krankheitsentstehungs- und Krankheitsverlaufsforschung als Baustein des gesundheitswissenschaftlichen Curriculums

Der hier unternommene Einordnungsversuch sollte nicht ohne eine Darstellung dessen beendet werden, was die anderen ins Auge gefaßten Fächer des Studienganges und dessen potentielle Absolventen von der Krankheitsforschung erwarten dürfen.

Weder dem Bekenntnis zur Interdisziplinarität, noch der Erschließung ihres Erkenntnisgegenstandes, noch auch dem erklärten Ziel der Überführung krankheits- in gesundheitsrelevantes Wissen würde es dienen, wenn sich "Krankheitsentstehungs- und Krankheitsverlaufsforschung" als Hyperwissenschaft verstehen oder gebärden würde. Mit ihrem besonderen Interesse an der Pathogenese als Bestandteil der Subjekt- bzw. Persönlichkeitsgenese liegt sie perspektivisch genau zwischen der mit hochaggregierten Daten arbeitenden Sozialmedizin und Epidemiologie und der Einzelanalyse, wie sie etwa in der Psychologie oder der medizinischen Therapie und Diagnostik Verwendung findet. Zwar nimmt auch die Krankheitsforschung ähnlich wie die Einzelfallanalyse ihren Ausgangspunkt bei der Rekonstruktion einzelner Krankengeschichten. Doch sie stellt im wesentlichen auf die psychosozialen und psychophysischen "Gesetzmäßigkeiten" ab, nach denen sich menschlicher Gesamtorganismus und industrielle Umwelt derartig entwickeln, daß die infolge ihrer Wechselwirkung entstehenden Überlebensprobleme vom einzelnen nur noch pathisch bewältigt werden können. Dabei wird sie auf die in beeindruckenden Großprojekten überprüften Verursachungshypothesen der Krankheitsverteilungsforschung (u. a. Hofmann 1985; Angermeyer 1987) oder die in akribischen Einzelstudien (Selvini-Pelazzoli 1982; Wirsching u. Stierlin 1982, Minuchin et al. 1983) belegten Entstehungstheorien der Psychologie, Psychoanalyse, der psycho- und soziosomatischen Medizin selbst dann nicht verzichten können, wenn es gelingen sollte, ein ihr entsprechendes, vorerst nur in Ansätzen entwickeltes Forschungsinstrumentarium (Bintig et al. 1987) auch empirisch sinnvoll einzusetzen.

Umgekehrt kann auch die sozialisationsorientierte Krankheitsforschung den meisten der hier vorgestellten Fächer bei der Lösung konzeptioneller und umsetzungspraktischer Probleme helfen. Dazu gehört u. a. die mit eigenen Mitteln allein kaum beantwortbare "Gretchenfrage" der meist ex post verallgemeinernden epidemiologischen Entstehungsforschung: weshalb nur ein mehr oder weniger großer Prozentsatz einer Bevölkerungsgruppe psychisch oder somatisch erkrankt.

Der Präventions- und Rehabilitationsforschung vermag sie treffsichereres Anwendungswissen an die Hand zu geben, als dies von der Aggregatebene der Sozialepidemiologie oder der medizinischen bzw. psychologischen Interventionsebene her möglich wäre. Der ökologischen Gesundheitsforschung kann sie klären helfen, über die Wechselwirkung welcher Mechanismen sich Umweltbelastungen in Krankheit transformieren; der Gesundheitspolitik u. a. wie ein Gemeinwesen verfaßt sein müßte, in dem sich Gesundheitspotentiale entfalten und eine gesundheitsbewußte Lebensführung individuell planen und durchhalten läßt. Schließlich würde auch - um nur noch eine der sich abietenden Kooperationsmöglichkeiten zu nennen - die Gesundheitsökonomie von empirisch abgesicherten Informationen über die Verlaufsdeterminanten volksgesundheitlich bedeutsamer Krankheiten profitieren, die sie (die Gesundheitsökonomie) in die Lage versetzen, z. B. präventiv- und kurativmedizinische, auf dem Selbst- oder Fremdhilfeprinzip basierende Versorgungsstrategien modellrechnerisch miteinander zu vergleichen.

Aus diesen u. a. Optionen heraus erklärt sich letztendlich auch die Form der Beteiligung des Faches "Krankheitsentstehungs- und Krankheitsverlaufsforschung" am Studiengang, der seiner Konzeption nach eher auf Interdisziplinarität und Kooperation und nicht auf fragmentarische Wissensvermittlung allein angelegt ist. Im sog. "Kernbereich" (vgl. Beitrag Wolters et al., S. 147) des Curriculums, der das 1. Studienjahr umfaßt und eine Verständigungsbasis zwischen den Studiengangsteilnehmern und ihren Dozenten herstellen und der Vermittlung fachübergreifenden Grundlagenwissens dienen soll, bieten sich folgende Beiträge an:

- unter K2 (Gesundheitsrisiken und ihre gesellschaftlichen Bedingungen) zu Fragen der sozialen Konstruktion von Risikopersönlichkeit und riskanten Lebensläufen,
- unter K3 (qualitative und quantitative Methoden) zu Fragen des kombinierten Einsatzes quantitativer und qualitativer Meßverfahren bei der Rekonstruktion typischer Krankheitsverläufe,
- unter K4 (Planungs- und Entscheidungsprozesse im Gesundheitswesen und in der organisierten Krankheitsversorgung) zu Fragen der iatrogenen bzw. kompensatorischen Wirkung gesellschaftlich organisierter Formen der Krankenversorgung,
- unter K5 (Grundlagen der Krankheitsverteilungs- und Krankheitsverlaufsforschung) zu Fragen der Entstehung, Verteilung und des Verlaufs insbesondere degenerativer Krankheiten aus sozialisationsanalytischer Sicht,
- unter K6 (Grundlagen der ökologischen Gesundheitsforschung) zu Fragen der subjektiven Verarbeitung von Umwelteinflüssen.

Demgegenüber bietet die Spezialisierungsphase dem Studierenden im Schwerpunktbereich (SPS) 2 (Sozialisation und Krankheitskarriere) die Gelegenheit, sich in theoretische, analytische, methodische und interventionsthematische Fragestellungen der sozialisationsorientierten Krankheitsforschung genauer einzuarbeiten. Dabei wäre ihm eine Kombination mit anderen Bereichen, etwa SPS 1 (Epidemiologie) und SPS 3 (Prävention) dringend zu empfehlen.

Als Projektfelder stünden ihm nach dem gegenwärtigen Stand der Verhandlungen und den darin von den kooperationsbereiten medizinischen Institutionen formulierten Forschungsinteressen her die gemeindenahe und die klinische Versorung bzw. Rehabilitation chronisch Kranker, die Sozialpsychiatrie und solche Instanzen zur Verfügung, wo Instrumente der Krankenstandserfassung und der Gesundheitsberichterstattung entwickelt, eingesetzt und auf der Grundlage derartiger Dokumentationen Gesundheitserziehungs- u. a. Präventionsstrategien entwickelt werden.

Literatur

Angermeyer MC (Hrsg) (1987) From social class to social stress. New developments in psychiatric development. Springer-Verlag, Berlin

Bintig A, Schnabel P-E, Wolters P (1987) Krankengeschichte und Patientenkarriere als Prädiktorvariablen für die Rehabilitation von Herz-Kreislaufkranken (Vortrag gehalten auf der 23. wissenschaftlichen Jahrestagung der Deutschen Gesellschaft für Sozialmedizin, Augsburg)

Brede K (1972) Sozialanalyse psychosomatischer Störungen. Zum Verhältnis von Soziologie und psychosomatischer Medizin. Athenäum, Frankfurt am Main

Brede K (Hrsg) (1980) Einführung in die psychosomatische Medizin. Athenäum, Frankfurt am Main

Erben R, Franzkowiak P, Wenzel E (1986) Die Ökologie des Körpers. Konzeptionelle Überlegungen zur Gesundheitsförderung. In: Wenzel E (Hrsg) Die Ökologie des Körpers. Suhrkamp, Frankfurt am Main

Ferber C von (1979) Krankenrolle und Patientenkarriere. In: Silomon H (Hrsg) Sozialmedizin. Asgard-Verlag, St. Augustin

Geulen D (1977) Das vergesellschaftete Subjekt. Zur Grundlegung der sozialisationstheorie. Suhrkamp, Frankfurt am Main

Geulen D, Hurrelmann K (1980) Zur Programmatik einer umfassenden Sozialisationstheorie. In: Hurrelmann K, Ulrich D (Hrsg) Handbuch der Sozialisationsforschung. Psychologie Verlagsunion, Weinheim, S 52 f.

Göckenjahn G (1985) Kurieren und Staat machen. Gesundheit und Medizin in der bürgerlichen Welt. Suhrkamp, Frankfurt am Main.

Hartmann F (1984) Patient, Arzt und Medizin. Beiträge zur ärztlichen Anthropologie. Vandenhoeck & Ruprecht, Göttingen

Hofmann H (Hrsg) (1985) Primary and secondary prevention of coronary heart disease. Springer-Verlag, Berlin

Kamper D, Wulf C (Hrsg) (1982) Die Wiederkehr des Körpers. Frankfurt am Main

Krüll M (1977) Schizophrenie und Gesellschaft. Zum Menschenbild in Psychiatrie und Soziologie. Fischer Taschenbuch Verlag, Frankfurt

Laaser U (1987) Prävention bei Herz-Kreislauferkrankungen. In: Schaefer H et al. (Hrsg) Präventive Medizin. Springer-Verlag, Berlin, S 155 f.

Lempert W (1979) Zur theoretischen und empirischen Analyse von Beziehungen zwischen Arbeiten und Lernen. Grundprobleme und Lösungsstrategien. In: Groskurth P (Hrsg) Arbeit und Persönlichkeit. Rowohlt Taschenbuch Verlag, Reinbek, S 87

Lohmann H (1978) Krankheit oder Entfremdung? Psychische Probleme in der Überflußgesellschaft. Thieme, Stuttgart

Minuchin et al. (1983) Psychosomatische Krankheiten in der Familie. Klett-Cotta, Stuttgart

Naschold F, Nowak P (1980) Bedingungen für Systemanalyse des Gesundheitswesens: Integrale Erklärung von Krankheit in der heutigen Gesellschaft. In: Schönbäck W (Hrsg) Gesundheit im gesellschaftlichen Konflikt. Urban & Schwarzenberg, München Wien, S 3 f

Overbeck G (1984) Krankheit als Anpassung. Der Psychosomatische Zirkel. Suhrkamp, Frankfurt am Main

Pflanz M (1979) Medizinsoziologie. In: König R (Hrsg) Handbuch der empirischen Sozialforschung, Bd 14. Deutscher Taschenbuch Verlag, Stuttgart, S 171 f.

Pschyrembel (1982) Klinisches Wörterbuch, Stichwort: Gesundheit. De Gruyter, Berlin New York, S 411 f.

Pschyrembel (1986) Klinisches Wörterbuch, Stichwort: Gesundheit. De Gruyter, Berlin New York, S 587 f.

Raspe H-H (1987) Klinische Medizinsoziologie und klinische Praxis. Medizinsoziologie 2: 7 f.

Richter H-E (1978) Was ist Sozialtherapie? In: Richter H-E (Hrsg) Engagierte Analysen. Über den Umgang des Menschen mit dem Menschen. Rowohlt, Reinbek, S 165 f.

Ridder P (1974) Die Patientenkarriere. Von der Krankheits- zur Krankengeschichte. Enke, Stuttgart

Rittner V (1982) Krankheit und Gesundheit. In: Kamper D, Wulf C (Hrsg) Die Wiederkehr des Körpers. Suhrkamp, Frankfurt am Main

Schaefer H (1976) Die Hierarchie der Risikofaktoren. Medizin Mensch Gesellschaft 1: 141 f.

Schnabel P-E (1987) Wie tragfähig ist das psychosomatische Paradigma? Positionspapier zur wissenschaftlichen Arbeitsgemeinschaft: Integrationskonzepte in der Didaktik der Gesundheitswissenschaften, Zentrum für interdisziplinäre Forschung (Universität Bielefeld, unveröffentlichtes Manuskript)

Schnabel P-E (1988) Krankheit und Sozialisation. Vergesellschaftung als pathogener Prozeß. Westdeutscher Verlag, Opladen

Schuller A (1976) Patientenkarriere und Krankheitsbegriff. Medizin Mensch Gesellschaft 4: 193 f.

Schulz C, Wambach MM (1983) Vorbemerkungen. In: Wambach MM (Hrsg) Der Mensch als Risiko. Suhrkamp, Frankfurt am Main

Selvini-Pelazzoli M (1982) Magersucht. Klett-Cotta, Stuttgart

Thorbecke R (1980) Inanspruchnahme medizinischer Institutionen beim Auftreten morbider Episoden. In: Schönbäck W (Hrsg) Gesundheit im gesellschaftlichen Konflikt. Urban & Schwarzenberg, München Wien, S 187 f.

WHO (1986) Ottawa-Charta zur Gesundheitsförderung v. 21. Nov. 1986 (nicht autorisierte Übersetzung aus dem Englischen). In: Gesundheitswissenschaften. Beiträge zur Diskussion, Materialien des Oberstufenkollegs. Eigenverlag Oberstufen-Kolleg, Bielefeld, S 20 f.

Wirsching M, Stierlin H (1982) Krankheit und Familie. Konzepte - Forschungsergebnisse - Therapie. Klett-Cotta, Stuttgart

5.4 Zu einer historischen Soziologie des "Patienten" als medizinischem Laien

G. Stollberg

1. Ärzte und Patienten hat es zu allen Zeiten gegeben, und ihr Verhältnis zueinander implizierte stets ein Autoritätsgefälle. Die eine Seite dieser Beziehung - die Ärzte - betrieben im 19. Jahrhundert eine erfolgreiche Professionalisierungspolitik, die den ärztlichen Stand zu einer modernen Profession machte. Die Sachkompetenz der Ärzte in allen Gesundheits- und Krankheitsfragen wurde gesellschaftlich anerkannt, ihre berufsständischen Organisationen erhielten weitreichende Selbstregulationsrechte (Huerkamp 1986; Göckenjan 1985). Nun hat jede Professionalisierung die Systematisierung von Sachwissen auf wissenschaftlicher Grundlage zur Voraussetzung (Daheim 1977). Diese Systematisierung erfolgte in der Medizin durch die bakteriologische "wissenschaftliche Revolution", die die bereits mit der Renaissance einsetzende naturwissenschaftliche Orientierung vollendete (vgl. Probst über Semmelweis in: Wiench 1982).

In dieser modernen medizinischen Struktur besteht die Rolle des Patienten darin, als seiner fachlichen Inkompetenz bewußter Laie gesellschaftlich notwendiges Vertrauen in die medizinische Kompetenz des wissenschaftlich gebildeten Arztes zu entwickeln (Parsons 1958). Anders die Rollenerwartung an den "galanten Patienten" des 18. Jahrhunderts: der Patient sollte sein Krankenzimmer nach dem Grundsatze, mittleres Maß walten zu lassen, einrichten, und sich auch maßvoll im Umgang mit Ärzten zeigen: sie weder als Halbgötter noch als Domestiken ansehen und sie in taktvoller Weise wechseln (Geyer-Kordesch in: Porter 1985).

In diesem Rollenwandel wird deutlich, daß sich das Autoritätsgefälle in der Beziehung Arzt - Patient vom 18. bis zum 20. Jahrhundert fast umgekehrt hat. Zwar war der "galante Patient" des 18. Jahrhunderts sozial hochgestellt, während Parsons die soziale Stellung des Patienten für akzidentell erklärt. Doch gilt seine Überlegung eben auch für reiche und sozial hochgestellte Patienten.

Das Autoritätsgefälle hat sich also auch in vergleichbaren sozialen Schichten vom 18. bis zum 20. Jahrhundert umgekehrt. Diesen Wandel des Autoriätsgefälles habe ich bislang auf der Ebene literarischer bzw. wissenschaftlicher Reflexion skizziert. Damit bin ich auf der bzw. den vielschichtigen Ebenen des heutigen Forschungsstandes geblieben, den ich im folgenden für die Disziplinen der Soziologie und der Geschichtswissenschaft umreiße.

2. Die funktionalistisch-fortschrittsgläubige Medizinsoziologie (klassisch: Parsons 1958) hat bereits in den 1960er Jahren ihre normative Rollenerwartung durch

Studien zum Rollenverhalten der Patienten ergänzt. Laiendefinitionen von Gesundheit und Krankheit wurden vorgestellt (Freidson 1961; Apple 1960, Baumann 1961). In den 1970er Jahren wurde die Laienrolle zunehmend als eigenständig gegenüber der des Arztes gesehen und gewertet (Berkanovic 1972, Gartner u. Riesman 1978). Ihren Höhepunkt erreichte diese Entwicklung mit den Readern von

Badura und v. Ferber 1981 und 1983: hier vereinigten sich medizinsoziologische Ausarbeitungen der Patientenperspektive mit Analysen postindustrieller sozialer Entwicklungen (Touraine 1972; Bell 1975). Verhaltenskontrolle und soziale Herrschaft über die Patienten, wie von seiten der medizinischen Profession ausgeübt (Freidson 1979; v. Ferber in: Badura u. v. Ferber 1983), wurden hinsichtlich der Interaktion Arzt - Patient, der Selbsthilfezusammenschlüsse und des Krankheitsverhaltens von Laien im "Alltag" untersucht.

Neuerdings wird die Gegenbewegung sichtbar: Wissenschaftlich propagiert Gross (1985) die Fertigkeiten der Profession trotz aller Professionskritik. In der Gesellschaft haben antiprofessionelle und subsidiäre Selbsthilfegruppen den Scheitelpunkt ihrer Autonomiebestrebungen, scheint es, bereits überschritten und sind zu gewichtigen Teilen in das System medizinischer Versorgung integriert worden. In diesen Gruppen scheint am wohl deutlichsten auf, was Laienperspektive bedeuten kann: ein "alltags- und lebenswelt"-bestimmtes Handeln medizinische r Laien weitgehend vor und neben, zum geringen Teil statt der Inanspruchnahme professioneller Hilfe. Die gesellschaftliche Organisation dieses Handelns in Selbsthilfegruppen umfaßt wiederum nur einen kleinen Teil der Laienaktivitäten im Gesundheitsbereich, zu denen als weitere wichtige Bereiche die Selbstmedikation mit Hausmitteln, die Nachbarschaftshilfe sowie die familiäre Unterstützung zählen n (vgl. Grunow in Badura u. v. Ferber 1981).

3. In der Geschichtswissenschaft wurden am Fortschritt der medizinischen Wissenschaft orientierte Ansätze (z. B. Siegrist 1970; Seidler et al. 1978) durch sozialstatistische Untersuchungen ergänzt, die die sozialen Auswirkungen medizinischer Aktivitäten zu erfassen suchten. Sozialer Wandel und soziale Probleme wurden fokussiert, auf gesellschaftlicher Makroebene der Blick auf die Patienten gelenkt (McKeown 1982; Spree 1981). Medizinischer Fortschritt wurde ferner neuerdings in Konnex mit Professionalisierungs- und damit Herrschaftsinteressen der Ärzteschaft erörtert (Frevert 1984, Göckenjan 1985; Huerkamp 1986). In einigen neueren Studien wird die Patientenperspektive avisiert, z. B. wenn Arbeiterfrauen als Objekte sozialhygienischer Bestrebungen oder die Naturheilvereine als solche der ärztlichen Antikurpfuscherkampagnen vorgestellt werden (Frevert 1985; Huerkamp 1986 a). Die Quellenbasis aber besteht weiterhin aus den Äußerungen der medizinischen etc. Professionen.

Von einer anderen Warte aus hat Jewson (1976) die Patientenperspektive eingeführt: Er betrachtet den Wandel medizinischer "Kosmologie" zwischen 1770 und 1870 und führt 3 Typen dieser Kosmologie vor, die einander ablösten. Die "bedside medicine" um 1800 faßte Krankheiten als Dysfunktionen eines jeweiligen Mikrokosmos auf und intervenierte daher in ganzheitlicher und individuell differenzierender Weise. Die "hospital medicine" der 1830/1840er Jahre stellte

dagegen auf interne organische Veränderungen ab, intervenierte eher generalisierend und institutionalisierte eine Reihe von Statusdifferenzen zwischen Patienten und Ärzten. Mit Foucault (1973) läßt sich dieser Wandel als Genese des "ärztlichen Blicks" fassen, als deutliche Differenzierung der Arzt- und der Patientenperspektive, als Objektivierung der Patienten und schließlich als Übergang zur naturwissenschaftlichen Nosologie, wie sie in der "laboratory medicine" der 1850er/1860er Jahre vollendet wurde. Dieser kosmologische Typenwandel brachte zugleich eine Aspektverschiebung von der subjektiven "illness" zur objektiven "disease" als Gegenstand der Medizin. Insofern spricht Jewson von einer "disappearance of the sick man". Sein Ansatz ist jüngst von Porter (1985) aufgenommen und an Quellen überprüft worden, die der Laien- bzw. Patienten"welt" entstammen:
Die von Roy Porter zusammengestellten Aufsätze behandeln die Laienperzeption der Medizin in der vorindustriellen Gesellschaft. Christliche, aufgeklärte oder aufklärerische etc. Perzeptionsbasen von Adligen und auch Bürgerlichen werden anhand von Ratgeberliteratur und Tagebüchern verdeutlicht.

4.Für eine historische Soziologie, die medikale Verhaltensweisen in ihrem gesellschaftlich strukturierten Kontext untersuchen will, bieten sich Begriffe wie "somatische" (Boltanski 1976), "medizinische" (Schoene 1958) oder "medikale" Kultur (Dornheim und Alber 1982) als heuristisches Konzept an. So bezeichne ich im folgenden das gesamte Ensemble sozialer Praktiken, mit denen innerhalb eines gesellschaftlichen Handlungsbereichs Krankheit definiert und problemlösend darauf reagiert wird, als "medikale Kultur". Solche Praktiken sind zwar lokal und situativ gebunden, da die Kulturteilnehmer dabei aber auf gesellschaftliche Wissensbestände zurückgreifen, die ihnen eine intersubjektiv anerkannte - Geertz (1975) spricht in diesem Zusammenhang auch von der "Öffentlichkeit" der Kultur - sinnhafte Orientierung vermitteln, ist es möglich, innerhalb der medikalen Kultur allgemeinere Muster zu identifizieren und in ihrem historischen Wandel zu untersuchen. Das Spektrum solcher gesellschaftlichen Wissensbestände, auf die Handelnde im Kontext medikaler Kultur zurückgreifen, reicht von explizit in Diskursen artikulierten Deutungs- und Problemlösungsmustern bis hin zu implizitem, als "fraglose Lebenswelt" (Schütz) oder "Habitus" (Bourdieu) eingelebtem "knowing how". Es liegt in der Konsequenz dieses Begriffs einer medikalen Kultur, daß ihre wissenschaftliche Analyse sich auf die Rekonstruktion der Sinnzuschreibungen stützen muß, die die Kulturteilnehmer ihren Handlungen unterlegen. Dennoch kann dabei nicht auf die Verwendung analytischer Begriffe verzichtet werden. So ist schon die Ausgrenzung bestimmter kultureller Praktiken als "medikal" kein reiner Teilnehmerbegriff, sondern eine heuristische Entscheidung, die aus unserem spezifischen Forschungsinteresse folgt. Obwohl ich dazu nur solche Praktiken rechne, die für die Teilnehmer selbst in irgendeiner Beziehung zu Krankheit oder Gesundheit stehen, mögen sie für diese durchaus in umfassenderen und vieldeutigeren Sinnzusammenhängen stehen. So kann etwa eine Wallfahrt durchaus als sinnhaft orientierter Umgang mit Krankheit verstanden werden; ihre analytische Behandlung als medikale Kultur sieht jedoch davon ab, daß der religiöse Sinn dieser Handlung für die Beteiligten mindestens ebenso wichtig ist.

Es wäre jedoch eine Engführung der Analyse medikaler Kultur im Sinne eines "hermeneutischen Idealismus" (Habermas), bliebe sie ganz auf die Rekonstruktion der Teilnehmerperspektive beschränkt. Die sozialen Milieus, innerhalb derer sich das Wissen medikaler Kultur konstitutiert und über kommunikatives Handeln reproduziert wird, werden nämlich ihrerseits über die in ihrem weiteren gesellschaftlichen Kontext institutionalisierten Zwänge und Chancen strukturiert. Ein vollständiges Bild medikaler Kulturen ergibt sich daher erst durch ihre Vermittlung mit diesen gesellschaftsstrukturellen Kontextbedingungen.

5. Eine solche historische Soziologie der medikalen Kultur nimmt nicht nur den Patienten als Objekt der medizinischen Theorie und Praxis oder den medizinischen Laien als Gegenstand des ärztlichen Hörens (und Verhörs) wahr (vgl. Armstrong 1984); sie begibt sich vielmehr auf die umfassendere Ebene eines "Public health" als gesellschaftlichem Ort von Kommunikation und Handeln.

Literatur*

Apple D (1960) How Layman define illness. J Health Hum Behav: 39-46

Armstrong D (1984) The patient's view. Soc Sci Med 18: 737-744

Badura B, Ferber C von (Hrsg) (1981) Selbsthilfe und Selbstorganisation im Gesundheitswesen. Oldenbourg, München Wien

Badura B, Ferber C von (Hrsg) (1983) Laienpotential, Patientenaktivierung und Gesundheitsselbsthilfe. Oldenbourg, München Wien

Baumann B (1961) Diversities in conception of health and physical illness. J Health Hum Behav 1: 219-225

Bell D (1975, am. 1973) Die nachindustrielle Gesellschaft. Campus, Frankfurt am Main

Berkanovic E (1972) Lay conceptions of the sick role. Soc 51: 53-64

Boltanski L (1976) Die soziale Verwendung des Körpers. In: Kampe D, Rittner V (Hrsg) Zur Geschichte des Körpers. Hanser, München Wien, S 138 f.

Daheim H (1977) Berufssoziologie. In: König R (Hrsg) Handbuch der empirischen Sozialforschung, 2. Aufl. Bd 8, Enke, Stuttgart.

Dornheim J, Alber W (1982) Ärztliche Fallberichte des 18. Jahrhunderts als volkskundliche Quelle. Z Volkskd 78 :28-43

Foucault M (1973, frz. 1963) Die Geburt der Klinik. Hanser, München

Freidson E (1961) Patients' views of medical practice. Russel Sage Foundation, New York

Freidson E (1979, am. 1970) Der Ärztestand. Enke, Stuttgart

Frevert U (1984) Krankheit als politisches Problem. Vandenhoeck + Ruprecht, , Göttingen

---

* Für Hinweise danke ich Herrn Dipl.-Soz. Jens Lachmund

Frevert U (1985) "Fürsorgliche Belagerung". GuG 11: 420-446

Gartner A, Riesman F (1978, am. 1974) Der aktive Konsument in der Dienstleistungsgesellschaft. Suhrkamp, Frankfurt am Main

Geertz C (1975) The interpretation of cultures. Hutchinson, London

Göckenjan G (1985) Kurieren und Staat machen. Suhrkamp, Frankfurt am Main

Gross P (1985) Liebe, Mühe, Arbeit. Abschied von den Professionen. Soz Welt 36 :60-82

Huerkamp C (1986 a) Der Aufstieg der Ärzte im 19. Jahrhundert. Vandenhoeck & Ruprecht, Göttingen

Huerkamp C (1986 b) Die Naturheilbewegung des späten 19. Jahrhunderts. Vierteljahresschrift für Sozial- und Wirtschaftsgeschichte 73

Jewson ND (1976) The disappearance of the sick man from medical cosmology, 1770 - 1870. Sociology 10 :225-244

McKeown T (1982, engl. 1979) Die Bedeutung der Medizin. Suhrkamp, Frankfurt am Main

Parsons T (1958) Struktur und Funktion der modernen Medizin. In: Porter R (ed) (1985) Patients and practitioners. Cambridge University Press, Cambridge

Schoene W (1958) Einige kulturanthropologische Betrachtungen über die Medizin. In: König R, Tönnesmann M (Hrsg) Probleme der Medizinsoziologie. Westdeutscher Verlag, Köln (KZfSS, Sonderheft 3, S 80-114

Seidler E, Schipperges H, Unschuld P (1978) Krankheit, Heilkunst, Heilung. Alber, Freiburg

Spree R (1981) Soziale Ungleichheit vor Krankheit und Tod. Vandenhoeck & Ruprecht, Göttingen

Touraine A (1972, frz. 1969) Die postindustrielle Gesellschaft. Suhrkamp, Frankfurt am Main

Wiench P (Hrsg) (1982) Die großen Ärzte. 335 S., Kindler, München

5.5 Sozialepidemiologie als Plädoyer für eine differenzierte Erfassung von Lebenslagen und sozialen Milieus

G. Steinkamp

Ungeachtet der bestehenden Kontroversen um Gegenstand, Aufgaben, theoretische Fundierung und methodisches Vorgehen der Sozialepidemiologie ist unbestritten, daß sich diese Disziplin mit der Erforschung sozialer Bedingungen, die zur Entstehung bzw. Verhinderung von somatischen, psychosomatischen und psychischen Krankheiten beitragen und ihre Bewältigung behindern bzw. fördern, beschäftigt. Das ihr zugrundeliegende soziogenetische Paradigma tritt an gegen den Ausschließlichkeitsanspruch eines in der medizinischen Epidemiologie dominierenden biomedizinischen Modells der Pathogenese, das die Ursachen von Krankheit in individuellen, stofflich-materiellen Defektzuständen oder riskanten Verhaltenswesen sieht (z. B. Bluthochdruck, Cholesterinspiegel, Übergewicht, Rauchen: vgl. die Framingham-Studie, Kannel 1976). Die erwähnten Risikofaktoren erscheinen in diesem Modell nicht mehr als mögliche integrale Bestandteile menschlichen Lebens, sondern als isolierte Krankheitserreger (v. Münnich 1987, S. 173).

Die Vernachlässigung protektiver und pathogener Bedingungen des sozialen Umfeldes in diesem medizinischen "Risikofaktorenmodell" zeigt das sehr deutlich (Korporal u. Zink 1981, S. 45). Die Entstehung und Wirkung der in ihm berücksichtigten Bedingungen kann aber nicht unabhängig von dem lebensgeschichtlich sich ändernden sozialen Kontext - etwa dem Ausmaß sozialer Unterstützung und Integration - verstanden werden. Daher kann das Risikofaktorenkonzept auch nicht den Anspruch erheben, eine soziale Theorie der chronisch-degenerativen Erkrankungen zu sein (Franzkowiak 1986, S. 126).

Diesem Anspruch versucht die sozialepidemiologische Forschung gerecht zu werden, die seit etwa 50 Jahren, verstärkt in den 70er und 80er Jahren v. a. in angelsächsischen Ländern durchgeführt wird. Sie hat offenkundig gemacht, daß an der Gültigkeit des soziogenetischen Paradigmas, das sowohl ein Modell der Pathogenese als auch eines der Salutogenese darstellt, nicht mehr gezweifelt werden kann. (Vergleiche z. B. die inzwischen "klassischen" Untersuchungen von Faris u. Dunham 1939; Hollinghead u. Redlich 1958; Srole et al. 1962; Wheaton 1978; Pearlin u. Lieberman 1979).

Weit geringerer Konsens aber herrscht in dieser Forschungsrichtung hinsichtlich der Frage, welche sozialen, psychischen und physischen Bedingungen in welchen Konstellationen der Prozeß der Patho- bzw. Salutogenese beeinflussen; wie die Kausalpfade zwischen den zu berücksichtigenden wichtigsten Variablengruppen verlaufen können ob Zusammenhänge und gegenseitige Beeinflussungen vorliegen und über welche Vermittlungsschritte soziale Bedingungen auf psychische und physische Funktionsabläufe einwirken.

In einer Reanalyse der wichtigsten sozialepidemiologischen Untersuchungen der 70er Jahre identifiziert Waltz (1981) 3 zentrale Variablengruppen, die in diesen Arbeiten den Prozeß der Patho- bzw. Salutogenese beeinflussen:

1. Soziale Stressoren wie chronische Umweltbelastungen z. B. in Familie, Schule, Beruf und kritische, lebensverändernde Ereignisse wie Tod eines Ehepartners oder Verlust des Arbeitsplatzes;

2. personale Ressourcen: v. a. individuelle Kompetenzen, mit einem Problem (vgl. 1) fertigzuwerden. Hierzu gehören zentrale Persönlichkeitseigenschaften, die auf Bewältigungsprozesse (Coping) Einfluß nehmen wie Machtlosigkeit (Seeman 1959), Internalität - Externalität (Rotter 1966), soziale Kompetenz (Vance 1973), gelernte Hilflosigkeit (Seligman 1975), Fatalismus - Instrumentalismus (Wheaton 1978), Sence of Mastery (Pearling u. Schooler 1978).
Die gängigen Methoden zur Erfassung personaler Bewältigungsressourcen sind allerdings eigenschaftsorientiert, d. h. sie berücksichtigen nicht das Verhalten von Personen in spezifischen Situationen (Lazarus 1981, S. 91);

3. soziale Ressourcen v. a. soziale Unterstützung ("social support") und soziale Netzwerke.

In den von Waltz (1981) analysierten sozialepidemiologischen Untersuchungen werden verschiedene Begriffe zur Konzeptualisierung dieser z. T. komplexen Phänomene verwendet, die darüber hinaus noch sehr unterschiedlich operationalisiert und gemessen werden. Diese Verwirrung ist z. T. auf die unterschiedlichen Theorietraditionen, denen diese Begriffe entstammen, zurückzuführen.

Die skizzierten komplexen Variablengruppen lassen sich sowohl in rekursiven als auch nichtrekursiven Kausalmodellen organisieren.

Die neueren sozialepidemiologischen Studien interpretieren ihre Ergebnisse vornehmlich auf der Basis zweier rekursiver Modellannahmen (Wheaton 1978): dem "Additionsmodell" und dem "Interaktions- bzw. Buffering-Modell". Während in ersterem die Variablen soziale bzw. personale Ressourcen und die sozialen Stressoren in direkter und additiver Weise sich auf die Gesundheit auswirken, sind im zweiten Modell soziale und personale Ressourcen nur dann gesundheitsrelevant, wenn Menschen chronischen Belastungen und anderen sozialen Stressoren ausgesetzt sind. Die sozialen und personalen Ressourcen bilden also in diesem Modell eine Art soziales Puffersystem, das vor psychischen und somatischen Störungen schützt. Ihr Vorhandensein fängt also die pathogene Kraft der bewußt wahrgenommenen Stressoren ab, verstärkt diese aber bei Abwesenheit nicht (Pfaff 1981, S. 126).

Wird nun in diesen sozialepidemiologischen Forschungen die Erkenntnisperspektive um die Frage nach den sozialstrukturellen Bedingungen ungleicher Belastungen und Ressourcen erweitert, wird gewöhnlich auf die soziale Schichtenzugehörigkeit

Bezug genommen. Die vorliegenden Ergebnisse dieser am Schichtmodell orientierten Arbeiten erlauben den eindeutigen Schluß, daß Morbiditäts- und Mortalitätsraten in allen westlichen Industriegesellschaften von oberen zu unteren Schichtlagen fast linear zunehmen (vgl. z. B. Dohrenwend u. Dohrenwend 1969; Abholz 1976; Waltz 1981; Townsend u. Davidson 1982; Gerhardt 1987), und daß Angehörige unterer sozialer Schichten auch eine höhere Anfälligkeit für lebensverändernde Ereignisse haben (Myers et al. 1974). Als Erklärung für diesen nachhaltig gesicherten Zusammenhang wird auf die Tatsache verwiesen, daß chronische und akute Belastungen (Stressoren) von oberen zu unteren Schichtpositionen zunehmen, während soziale und personale Bewältigungsressourcen von oberen zu unteren Soziallagen abnehmen (vgl. Waltz 1981, S. 86 ff.).

Die vielen epidemiologischen Untersuchungen zugrundeliegende Modellvorstellung über Krankheitsentstehung basiert im wesentlichen auf der psychologischen Streßforschung und der v. a. von Soziologen formulierten Integrations- bzw. Unterstützungsthese (Badura 1987), die Zusammenhänge zwischen Ressourcen, Belastungen und Erkrankungen herstellen. In ihnen werden die mikrostrukturelle und individuelle Analyseebene mit Variablen wie Stressoren, soziale Unterstützung, soziale Netzwerke, Bewältigungsstrategien, Streßreaktionen, Selbstbild, Emotionen etc. relativ differenziert aufgefächert (vgl. z. B. das sozialökologische Modell der Krankheitsbewältigung bei Badura 1987, S. 13). Über die genaue somatopathogene oder psychopathogene Wirkung dieser Variablen ist aber nur sehr wenig bekannt (Schnabel 1984, S. 897).

Darüber hinaus negiert die in vielen Modellkonzeptionen anzutreffende Anordnung dieser Variablen in abhängige und unabhängige und ihre Organisation in unidirektionalen, deterministischen Kausalketten die grundlegende sozialwissenschaftliche Erkenntnis einer Eigenaktivität des Menschen, der die ihn umgebende Welt subjektiv wahrnimmt, interpretiert und entsprechend seinen Bedürfnissen, Interessen und Ressourcen zu verarbeiten und zu beeinflussen versucht. So hat Klaus Horn (1983) darauf hingewiesen, daß "Risikoverhalten" als ein mit Sinnstrukturen unterlegtes Bewältigungsverhalten zu interpretieren sei, indem ein Kompromiß zwischen den subjektiven Interessen, Bedürfnissen, Ressourcen und den widersprüchlichen Anforderungen der Gesellschaft zu erreichen versucht würde.

Meine These ist nun, daß die bisherigen sozialepidemiologischen Forschungen - mißt man sie an ihrem Anspruch, Einsichten auch in die pathogene bzw. salutogene Wirkung makrostruktureller Zusammenhänge zu liefern - nur begrenzt brauchbar sind.

Ich will diese These im folgenden explizieren:
Wird in der sozialepidemiologischen Forschung überhaupt auf makrostrukturelle gesellschaftliche Verursachungszusammenhänge von Gesundheit und Krankheit eingegangen, so gewöhnlich mit Hilfe des Schichtenansatzes. Auf soziale Schicht als letztlich "unabhängige" Variable wird mit dem Anspruch Bezug genommen, gesellschaftliche Ungleichheitsstrukturen, von denen das Ausmaß von Ressourcen und Belastungen abhängt, differenziert zu erfassen. Diesem Unterfangen sind aber deutliche Erkenntnisgrenzen gesetzt. Bei der Suche nach den makrostrukturellen Bedingungskonstellationen von Krankheit und Gesundheit sollte zwar am

aufklärerischen Impetus des Schichtenansatzes festgehalten werden, weil er - wenn auch völlig unzureichend - den Einfluß der Lage von Individuum oder Familien im System sozialer Ungleichheit auf gesundheits- bzw. krankheitsrelevante Strukturen und Prozesse zu dokumentieren versucht. Im einzelnen kennzeichnet das Schichtungsmodell, wie es auch in der Sozialepidemiologie Anwendung findet, folgende Defizite:

1. Die Konstruktion von Schichtmodellen orientiert sich, zumindest in ihrem theoretischen Anspruch, an den mittlerweile als "klassisch" geltenden Dimensionen sozialer Ungleichheit: Geld, Macht, Wissen, Prestige. Bei einer genaueren Inspektion ihrer Definition, v. a. ihrer Operationalisierung, ergibt sich eindeutig, daß diese stark reduktionistisch über Indikatoren wie Berufsprestige, Erwerbseinkommen (als Erwerbsfolgen) und Schulbildung (als Erwerbsvoraussetzung) erfaßt werden und sich damit eindeutig auf die aus der Erwerbsarbeit resultierenden Lebensbedingungen beziehen (Lepsius 1979; Bertram 1978, 1981; Hradil 1987 a, b). Obwohl der Machtdimension in allen Theoriestücken sozialer Ungleichheit konsensuell eine zentrale Bedeutung zugesprochen wird, findet diese in Schichtkonzeptionen praktisch keine Berücksichtigung.

2. Mit dieser Konzentration auf "alte" Ungleichheiten und ihrer Reduktion auf die "meritokratische Triade Bildung, Beruf, Einkommen" (Kreckel 1987) werden alle die Ungleichheiten ausgeklammert, die nicht auf Leistungsqualifikationen zurückzuführen sind. Es sind einmal die Arbeitsbedingungen, die in der neueren sozialstrukturellen Sozialisationsforschung (z. B. Kohn 1969; Steinkamp u. Stief 1978) differenziert erfaßt werden. Im Hinblick auf den materiellen Aspekt von Ungleichheitslagen müssen Bevölkerungsgruppen Berücksichtigung finden, die sich durch unterschiedliche Versorgungsansprüche gegenüber dem Sozialversicherungssystem und durch Versorgungschancen über öffentliche Güter bestimmen lassen (Lepsius 1979, S. 169).
   In den wohlfahrtsstaatlichen Systemen kann also die Bedeutung von Besitz und Einkommen für die Bestimmung der Lebenslage nicht mehr ohne den Filter der öffentlichen Versorgungschancen bewertet werden (Lepsius 1979, S. 182).
   Insgesamt handelt es sich bei den "neuen" sozialen Ungleichheiten weitgehend um politisch-administrativ ausgehandelte und soziokulturell geprägte Ungleichheiten (Hradil 1987 a, S. 118), die die Lebenslage von immer mehr Menschen in zunehmendem Maße beeinflussen. Neben den erwähnten Ungleichheiten der Wohlfahrtsteilhabe und der sozialen Absicherung handelt es sich hier um Ungleichheiten der Infrastrukturversorgung, der Integration in soziale Netzwerke, der Freizeitbedingungen, aber auch um die mit askriptiven Merkmalen wie Geschlecht, Alter, Generation, Region, ethnische Zugehörigkeit etc. zusammenhängenden Bevorzugungen und Benachteiligungen, die oft "quer" zu den durch das Erwerbsleben erzeugten liegen.

3. Durch die Konzentration auf die Erwerbsstruktur in allen Stratifikationsmodellen
   fokussieren diese nur auf jenen Bevölkerungsteil, der ausschließlich aus "aktiven
   Erwerbspersonen" sich zusammensetzt. Nur wer etwas leistet, hat die Chance,
   in Schichtungsmodellen dieser Art berücksichtigt zu werden. Erst "die Kombination
   von offiziell beglaubigter Qualifikation mit hierarchischem Rang und
   Geldeinkommen macht das Individuum zum "vollständigen Merkmalsträger"
   - nicht nur im Sinne des Leistungsprinzips, sondern auch für die traditionelle
   Ungleichheitsforschung" (Kreckel 1987, S. 108).
   Das zeigt sich besonders drastisch an der größten, als ökonomisch "nichtaktiv"
   geltenden erwachsenen Bevölkerungsgruppe, den nichterwerbstätigen Hausfrauen,
   deren Status durch den ihres Ehemannes weitgehend bestimmt wird.
   Aber selbst die berufstätige, verheiratete Frau findet in den familienorientierten
   Schichtungsanalysen keinen Platz. (Ich habe das an der neueren sozialstrukturellen
   Sozialisationsforschung zu demonstrieren versucht: vgl. Steinkamp 1984).)

4. Mehrdimensionale Schichtmodelle unterstellen eine parallele Gradation der
   verwendeten Einzeldimensionen: Für die häufig verwendeten Ungleichheitsdimensionen Berufsprestige, Erwerbseinkommen und Bildung sind empirisch
   relativ hohe Korrelationen gut gesichert (z. B. Duncan 1961).
   Ein solches, am Modell der Arbeitsgesellschaft orientiertes Schichtenkonstrukt
   läuft aber Gefahr, die nur noch sehr vermittelt oder gar nicht mehr aus dem
   Erwerbsleben resultierenden "neuen Ungleichheiten" (vgl. 2) völlig
   auszuklammern. Werden sie aber in ein Schichtmodell zu integrieren versucht,
   "steigt das Ausmaß der Statusinkonsistenz und sinkt die Angemessenheit des
   Schichtmodells rapide ... da die Situation der weit überwiegenden Mehrheit der
   Bevölkerung gerade durch die Gleichzeitigkeiten von Vor- und Nachteilen,
   also durch Statusinkonsistenz, gekennzeichnet ist" (Hradil 1987a, S. 90).
   Sozialstrukturelle Wandlungsprozesse in hochindustrialisierten Gesellschaften
   haben die Konsequenz, daß "kaum ein Individuum sich durchgängig in positiven
   oder negativen Positionen bewegt, sondern die typische Konfiguration ist ein
   Nebeneinander von Privilegien und Deprivationen" (Sonderforschungsbereich
   3, 1984, S. 31). Statusinkonsistente aber lassen sich nur durch realitätsverfälschende
   Rechenoperationen auf einer vertikalen Achse anordnen.

5. Soziale Schichten werden durch horizontale Einschnitte in die vertikale
   Ungleichheitsstruktur gebildet. Diese Schichtgrenzen suggerieren die Vorstellung,
   sie hätten eine objektive Entsprechung in der Realität, d. h. sie erfaßten
   Gruppierungen von Menschen in deutlich voneinander unterscheidbaren
   Lebenslagen. Durch den undifferenzierten Gebrauch solch breiter Kategorien
   wie "Unterschicht", der keine Unterscheidung zwischen ungelernten, angelernten
   und gelernten Arbeitern erlaubt oder wie "Mittelschicht", die ebenfalls ein
   Sammelbecken unterschiedlichster Positionen und Tätigkeiten darstellt, wird
   der Erkenntniswert der sozialepidemiologischen Forschung stark eingeschränkt.
   Theodor Geiger hat schon 1932 vor einer solchen Grobgliederung der
   Ungleichheitslagen gewarnt, weil mit ihr "erhebliche qualitative Unterschiede

... eingeebnet und vergewaltigt werden" (S. 18). Sehr deutlich prangert auch Ralf Dahrendorf (1971, S. 93) 2 große Schwächen der Schichtungsmodelle an: "Schichtungsmodelle ... sind ... analytisch nur mäßig fruchtbar, und sie sind deskriptiv beliebt. Weil die Modelle konstruiert sind, also gar nicht darauf abzielen, reale Grenzen zu markieren, sind sie als Instrument zur Beschreibung der Wirklichkeit beliebig."

Aus den Mängeln des Schichtkonstrukts leitet sich die Forderung nach einem Modell ab, das die spezifische Kombination struktureller, jeweils vorteilhafter oder nachteiliger Lebensbedingungen in bestimmten Bevölkerungskreisen erfaßt, die ihre

Chancen zur Befriedigung allgemein anerkannter Bedürfnisse variieren. Dieses Modell "gruppenspezifischer Bündelung struktureller Lebensbedingungen" (Hradil 1973) versucht, den Einfluß aller relevanten "alten" und "neuen" Dimensionen sozialer Ungleichheit in ihren jeweils spezifischen Konstellationen und in ihrer Wirkung (additiv, kumulativ, kompensatorisch) auf Interaktionssysteme (z. B. Familie) und ihre räumlich-dinglichen Kontexte zu erfassen, die gewichtige Integrations- und Unterstützungsfunktionen erfüllen, von denen aber auch Belastungen ausgehen, die Prozesse der Saluto- bzw. Pathogenese beeinflussen.

Strukturelle Lebensbedingungen kennzeichnen die "objektiven" Handlungschancen von Individuen zur Befriedigung intersubjektiv definierter Lebensziele (Hradil 1987a). Auswirkungen dieser objektiven Lebenslage auf die Handlungschancen, Denk- und Verhaltensweisen von Individuen lassen sich nur dann genauer erkennen, wenn man den Interpretations- und Bedeutungseinschätzungen unterschiedlicher Lebenslagen durch die Betroffenen nachgeht. Soziale Milieus als soziokulturelle Gebilde, die durch Koinzidenz mehrerer Strukturdimensionen wie Religion, regionale Traditionen, wirtschaftliche Lage, kulturelle Orientierungsmuster etc. sich bilden (Lepsius 1966) und durch Lebensstile unterschieden werden können (Hradil 1987a), S. 162 ff.), sorgen als "Filter" oder "Verstärker" für strukturelle Ausgangslagen. (So werden in aufstiegsorientierten Bevölkerungsgruppen belastende, Selbstbestimmung beeinträchtigende Arbeitsbedingungen einen anderen Stellenwert als in alternativen Gruppierungen haben).

Der Mehrertrag einer an sozialen Lagen und sozialen Milieus orientierten Sozialstrukturanalyse für die Sozialepidemiologie ist erheblich. Denn mit dem beschriebenen Modell sozialer Lagen werden ungleiche Lebensbedingungen bestimmter Bevölkerungsteile erheblich differenzierter erfaßt als im Schichtkonzept, das völlig heterogene Bevölkerungsgruppen in eine gemeinsame Kategorie preßt. Mit der Berücksichtigung sozialer Milieus als einer Erscheinung sozialer Differenzierung (Hradil 1987a, S. 173) finden die "subjektiven" Interpretations- und Bewältigungsprozesse "objektiv" vorgegebener ungleicher Lebenslagen Berücksichtigung, die Unterschiede in gleichen sozialen Lebenslagen, aber auch Ähnlichkeiten zwischen ungleichen Lagen schaffen.

Diesem Mehrertrag an Erkenntnis über die komplexe Struktur sozialer Ungleichheit und ihrer durch soziale Milieus gefilterten Bedeutung für Gesundheit und Krankheit steht ein erheblicher Mehraufwand hinsichtlich der Definition, Operationalisierung und Erhebung aller relevanten Ungleichheitsdimensionen und hinsichtlich der erheblich zeitaufwendigen qualitativen Verfahren der Milieuforschung gegenüber. Hinzu kommt, daß nur solche sozialepidemiologischen Untersuchungen validere Anworten auf die Frage nach der sozialen Verursachung von Krankheit und Gesundheit geben können, die der Zeitdimension Rechnung tragen, also Veränderungen von Lebenslagen und sozialen Milieus bei der Entstehung und Bewältigung von Krankheit berücksichtigen.

Der Rekurs auf Lebenslagen und soziale Milieus als mittelbare Antezedenzbedingungen von Gesundheit und Krankheit kann auch jene traditionelle Richtung der Gesundheitspolitik und -erziehung zum Umdenken veranlassen, die an einer Änderung des individuellen Verhaltens ansetzt und nicht sieht, daß gerade die Lebenslage und das soziale Milieu von Menschen Wahlmöglichkeiten für alternative Verhaltensweisen einschränken. Diese Sichtweise wirkt insofern entideologisierend, als sie Gesundheit und Krankheit als individuell verantwortete Zustände in Frage stellt und den Blick auf gesellschaftliche Bedingungen ihrer Verursachung öffnet.

Literatur

Abholz HH (Hrsg) (1976) Krankheit und soziale Lage. Campus, Frankfurt/M.
Badura B (1987) Krankheitsbewältigung als psychosozialer Prozeß. In: Badura B, Kaufhold G. et al. (Hrsg) Leben mit dem Herzinfarkt. Eine sozialepidemiologische Studie. Springer, Berlin, S 7-32
Bertram H (1978) Gesellschaft, Familie und moralisches Urteil, Weinheim Basel
Bertram H (1981) Sozialstruktur und Sozialisation, Luchterhand, Darmstadt Neuwied
Dahrendorf R (1971) Gesellschaft und Demokratie in Deutschland. Dt. Taschenbuch Verlag, München
Dohrenwend BP, Dohrenwend BS (1969) Social status and psychological disorder. A causal inquiry. Wiley, New York
Duncan OD (1961) A socioeconomic index for all occupations. In: Reiss AJ et al. (eds) occupations and social status. Freepress of Glencoe, New York, pp 109-138
Faris REL, Dunham WH (1939) Mental disorders in urban areas. University of Chicago Pr., Chicago
Franzkowiak P (1986) Kleine Freuden, kleine Fluchten. Alltägliches Riskoverhalten und medizinische Gefährdungsideologie. In: Wenzel E (Hrsg) Die Ökologie des Körpers. Suhrkamp, Frankfurt, S. 121-174
Geiger (1932) Die soziale Schichtung des deutschen Volkes. Enke, Stuttgart
Gerhardt U (1987) Soziologische Erklärung gesundheitlicher Unglichheit. Probleme der theoretischen Rekonstruktion empirischer Befunde. In: Giesen B, Haferkamp H (Hrsg), Soziologie der sozialen Ungleichheit, Westdeutscher Verlag, Opladen, S. 393-426
Hollingshead AB, Redlich FC (1958) Social class and mental illness: A community study. Wiley, New York

Horn (1983) Gesundheitserziehung im Verhältnis zu anderen sozialisatorischen Einflüssen. Grenzen individueller Problemlösungsmöglichkeiten. In: Bundeszentrale für gesundheitliche Aufklärung (Hrsg) Lebensbedingungen und Lebensweisen in ihrer Auswirkung auf die Gesundheit, Bundeszentrale für gesundheitliche Aufklärung, Köln, S 49-71

Hradil S (1983) Die Ungleichheit der "Sozialen Lage". In: Kreckel R (Hrsg) Soziale Ungleichheiten. Schwartz, Göttingen (Soziale Welt, Sonderband 2, S 101-118)

Hradil S (1987a) Sozialstrukturanalyse in einer fortgeschrittenen Gesellschaft. Von Klassen und Schichten zu Lagen und Milieus. Leske u. Budrich, Opladen

Hradil S (1987b) Die "neuen sozialen Ungleichheiten" - und wie man mit ihnen (nicht) theoretisch zurechtkommt. In: Giesen B, Haferkamp H (Hrsg) Soziologie der sozialen Ungleichheit. Westdeutscher Verlag, Opladen, S 115-144

Kannel WB (1976) Some lessons in cardiovascular epidemiology from Framingham. Cardiol 37: 269-282

Kohn ML (1969) Class and conformity. A study in values. Dorsey Press, Homewood

Korporal J, Zink A (1982) Zur theoretischen und empirischen Fundierung des Konzepts der Risikofaktoren koronarer Herzkrankheiten. In: Abholz H-H, Borgers D et al. (Hrsg) Risikofaktorenmedizin. Konzept und Kontroverse, de Gruyter,   Berlin New York, S 38-50

Kreckel R (1987) Neue Ungleichheiten und alte Deutungsmuster. Über die Kritikresistenz des vertikalen Gesellschaftsmodells in der Soziologie. In: Giesen B, Haferkamp H (Hrsg) Soziologie der sozialen Ungleichheit. Westdeutscher Verlag , Opladen, S 93-114

Lazarus RS (1981) Stress and Stressbewältigung - ein Paradigma. In: Filipp SG (Hrsg) Kritische Lebensereignisse. Urban u. Schwarzenberg, München

Lepsius MR (1966) Parteiensystem und Sozialstruktur. Zum Problem der Demokratisierung der Deutschen Gesellschaft. In: Abel W et. al. (Hrsg). Wirtschaft, Geschichte und Wirtschaftsgeschichte. G. Fischer, Stuttgart, S 371-393

Lepsius MR (1979) Soziale Ungleichheit und Klassenstrukturen in der Bundesrepublik Deutschland. In: Wehler HU (Hrsg) Klassen in der europäischen Sozialgeschichte. Vandenhoeck u. Ruprecht, Göttingen, S 166-209

Münnich BC (1987) Subjekt Körper und Gesellschaft. Sozialwissenschaftliche Modelle zur Beschreibung der psychosozialen Bedingtheit von körperlicher Krankheit und Gesundheit. Profil, München

Myers J, Lindenthal J, Pepper M (1974) Social class, life events and psychiatric symptoms. In: Dohrenwend B, Dohrenwend BB (eds) Stressful life events. Wiley, New York, pp 191-206

Pearlin L, Liebermann M (1979) Social sources of emotional distress. In: Simmons R (ed) Research in community and mental health. BA I Press, Greenwich

Pfaff H (1981) Arbeitsbelastungen, soziale Beziehungen und koronare Herzkrankheiten. In: Badura B (Hrsg) Soziale Unterstützung und chronische Krankheit. Zum Stand sozialepidemiologischer Forschung. Suhrkamp, Frankfurt, S 120-167

Schnabel PE (1984) Krankheit und Sozialisation. Vergesellschaftung als pathogener Prozeß, Habilitationsschrift, Universität Bielefeld

Seemann M (1959) On the meaning of alination. Sociol rev. 24: 783-791

Seligman MED. 1975) Helplessness: On depression, development and death. San Francisco: Freemann 1975 250 S. ISBN: 071 670 752 7

Srole L, Langner TS et al. (1962) Mental health in the metropolis: The midtown Manhattan study. Mc Graw Hill, New York

Steinkamp, G (1984) Sozialstruktur und familiale Sozialisation, Probleme einer konzeptuellen Verknüpfung makro- und mikrosozialer Analyseebenen. (Referat auf dem 22. deutschen Soziologentag, Dortmund)

Steinkamp G, Stief WH (1978) Lebensbedingungen und Sozialisation. Westdeutscher Verlag, Opladen

Townsend P, Davidson N (eds) (1982) Inequalities in health. The black report. Penguin Books, Harmondsworth

Waltz EM (1981) Soziale Faktoren bei der Entstehung und Bewältigung von Krankheit - Ein Überblick über die empirische Literatur. In: Badura B (Hrsg) Soziale Unterstützung und chronische Krankheit zum Stand sozialepidemiologischer Forschung. Suhrkamp, Frankfurt, S 40

Wheaton B (1978) The sociogenesis of psychological disorder. Am sociol rev 43: 383-403

5.6 Systemisches Denken im Kontext des psychiatrischen Versorgungssystems: Ökologische Gesundheitsforschung

B. Vieten

Wenn ich mich meinem Arbeitsbereich in der Psychiatrie unter dem Oberbegriff der "ökologischen Gesundheitsforschung" zu nähern versuche, bekomme ich es mit einer Komplexität zu tun, die nicht so schnell und einfach zu reduzieren zu sein scheint: Das Zusammenbringen der ökosystemischen Perspektive mit dem täglichen Umgang und der Begegnung mit Patienten und der Arbeit in einem großen psychiatrischen Versorgungssystem wirft an manchen Stellen mehr Fragen auf, als auf den ersten Blick zu beantworten sind. Dazu, so meine ich, ein treffendes Zitat von Bradford Keeny (1983):

> Der sogenannte erfolgreiche Therapeut oder Arzt, der sich daranmacht, menschliche Probleme und Krankheit auszurotten, wird nicht mehr in Übereinstimmung mit der Ökologie handeln. Denn er würde sich daranmachen, die Variable Pathologie zu minimalisieren und die Variable Gesundheit zu maximalisieren. Wie uns aber Ökologen schnell klarmachen erscheint leider, sobald wir ein Übel beseitigt haben, ein neues. Ein umfassendes Verständnis von Ökologie beschreibt Gesundheit und Pathologie wiederum als kybernetische Komplementarität.

Es macht in diesem Zusammenhang einen Unterschied, ob der Fokus der Aufmerksamkeit gemäß dem medizinischen Modell auf der Störung liegt, welche durch geeignete Maßnahmen zumeist medizinischer Art zu beseitigen ist, oder aber ob mittels einer umfassenderen Sichtweise der möglichen Sinnhaftigkeit eines Symptoms in bezug auf einen größeren Zusammenhang nachgespürt werden kann.

Beobachtungseinheit - so lehrt uns die Ökologie - ist demnach niemals ein Einzelorganismus oder eine einzelne Gattung in einer statischen Umwelt, sondern ein Ökosystem, d. h. die Gesamtheit aller miteinander in Wechselbeziehung stehenden Lebewesen einschließlich des ebenfalls dazu in Wechselbeziehung stehenden natürlichen Lebensraumes (Simon u. Stierlin 1984). Capra sagt dazu, daß für ihn "die Systemtheorie die natürliche Ausweitung der Begriffe der modernen Physik (ist), etwa die Konzepte, die Prigogine, Bateson, Jantsch oder Maturana und Varela entwickelt haben. Ich glaube, ganz allgemein wird die Verknüpfung oder Vernetztheit zur zentralen leitenden Metapher werden in der Wissenschaft, in der Philosophie und auch in Gesellschaftspolitik und Wirtschaft" (Capra u. Dürr 1983). Zu den wichtigsten Veränderungen, die sich aus der der Familientherapie zugrunde liegenden systemischen Erkenntnistheorie ergeben, gehört die Art und Weise, wie Prozesse gesehen werden, Prozesse der Begegnungen von Menschen, von Systemen und Subsystemen. Aus der zentralen Frage nach dem

"Warum", dem Streben nach Erforschung von Ursache und Wirkung, wird die Frage nach dem "Wie" und "Was". Unter einer systemischen Sichtweise wird mit dem Begriff der Zirkularität versucht, den komplex vernetzten Prozeß zu beschreiben, in dem Menschen wechselseitig aufeinander einwirken, in der Regel unter Beteiligung anderer bedeutsamer Personen in einem übergeordneten Bezugsrahmen.

Realität wird gleichzeitig nicht als etwas an sich Bestehendes gesehen, sondern als eine Einheit, die nie von ihrem Betrachter losgelöst werden kann. Das, was entsteht, ist das Ergebnis eines aktiven Strukturierungsprozesses eines Beobachters. Bateson (1981) machte darauf aufmerksam, daß wir ständig in der Gefahr stehen zu vergessen, daß es sich bei unseren Begriffen um unsere Möglichkeiten des Begreifens handelt. Auch wenn es möglich ist, bei der Feinanalyse von Kommunikationsprozessen in einzelnen kleinen Ausschnitten kausale Teilbeziehungen herzustellen, "weil die Mutter, darum das Kind", so handelt es sich hierbei doch lediglich um Interpunktionen in einer größeren zirkulären Beziehungsfolge. Jede in einem Ökosystem vorgenommene Veränderung wirkt auf alle Mitglieder dieses Systems zurück.

Eine sich von daher als ökosystemisch verstehende Therapie muß die jeweils relevante Überlebenseinheit bestimmen und in ihre Überlegungen einbeziehen. Dies kann die Familie sein, die Station innerhalb eines Krankenhauses, die Berufswelt, die Gemeinde usw. Ein Symptomträger wird von daher weder von vornherein als endogen krank noch als Opfer einer machthungrigen Mutter dargestellt, vielmehr ist er Teilnehmer an einer bestimmten Art von, so Minuchin (1983), "Beziehungstanz", der mit Leid für alle Beteiligten einhergeht. Das Symptom wird als Signal verstanden, als Hilferuf für die ganze Familie oder ein größeres oder auch kleineres System. Von daher versucht die Systemtherapie weder eine Behandlung der Ursachen noch eine der Symptome zu versprechen, sondern versucht, lebenden Systemen Anstöße zu geben, so wie Ludewig (1983) es nennt, im Sinne einer "gezielten Verstörung", durch die ein System eine neue Organisationsgestalt annehmen kann, die mehr Wachstum ermöglicht.

In diesem Zusammenhang ist der Begriff der ökologischen Validität von Bedeutung: Sie soll dann gegeben sein, wenn ein Forscher das phänomenologische Feld der Versuchsperson miterhebt und in der Untersuchungssituation gegebene relevante Umwelteinflüsse mit einbezieht, "dies einschließlich der Kräfte, die von Kontexten außerhalb des unmittelbaren Lebensbereiches um die Versuchsperson ausgehen, also auf der Ebene von Meso-, Exo- und Makrosystem", wie Bronfenbrenner (1981) es darstellt. Eine ökologisch valide Diagnose soll von daher gegeben sein, wenn möglichst viele relevante Ebenen systemischer Organisation berücksichtigt sind (v. Schlippe 1987; Abb. 1).

Wenden wir uns nun dem Bereich des engeren Kontextes der Psychiatrie zu: Das Verhältnis von Therapie und Psychiatrie als wechselseitige Beziehung zwischen einem System, nämlich dem therapeutischen und einem komplexeren System, nämlich der Psychiatrie, ist darzustellen wie das Verhältnis von Inhalt zu Kontext. Die Psychiatrie bildet somit einen Raum, in dem die Begegnung von Menschen definitionsgemäß die Bedeutung von Therapie gewinnt, demnach ein neues therapeutisches System innerhalb des größeren Kontextes entsteht (v. Trommel 1984).

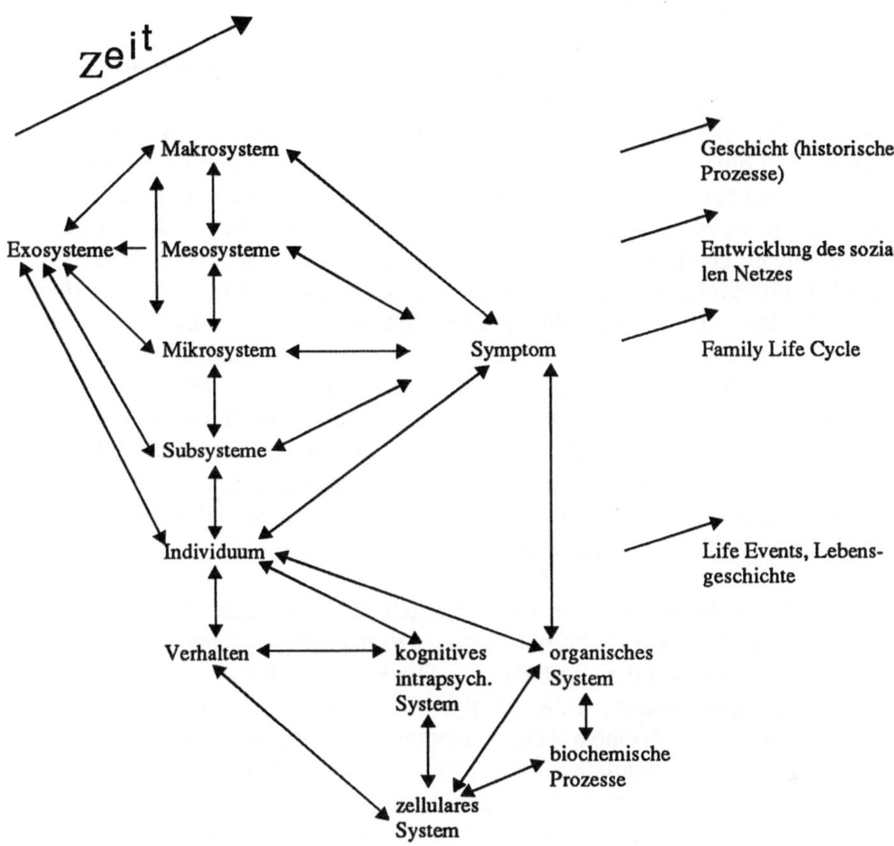

Abb.1: Dimensionen soziopsychophysischer Gesundheit. (Nach v. Schlippe 1984; in Anlehnung an Miller u. Galton 1978 und Bonfenbrenner 1981)

Zu Makrosystem: Soziokulturelle Bedingungen, Arbeitsbedingungen z.B. im Kapitalismus, Umweltbelastung, politische Lage (Krisen usw.).

Zu Exosystem: Konkrete Arbeitsbedingungen der Familienangehörigen, Lehrerkonferenz, politisch/moralische Ausrichtung von Lehrern, Jugendgruppenleitern usw., Fernsehen, Struktur der Gemeinde usw.

Zu Mesosystem: Arbeitsbedingungen des Betroffenen selbst, soziales Netzwerk (Speck u. Attneave 1979), Schulklasse, Jugendgruppe, Kirchengemeinde, Nachbarschaft usw.

Zu Mikrosystem: Familie, Familienstruktur, Kommunikationsmuster (Satir, Minuchin usw.), Bewältigungspotential der Familie (Guntern 1981).

Zu Subsystem: Beteiligung an widerstreitenden Subsystemen (Haley 1980), Kommunikationsmuster.

Zu Individuum: Persönliche Geschichte, kognitive Stile, Lebensereignisse (Filipp 1981), exponierendes Verhalten, Selbstkonzept, Selbstwertgefühl (Satir 1975; Epstein 1979).

Zu Organsystem: Organische Prädisposition ("Verletzbarkeit" im Sinne Minuchins 1981), spezifische Reaktionen auf Belastung ("Muskelpanzer"), Alterungsprozeß.

Zu Zellsystem: Streßreaktionen auf zellulärer Ebene.

Die psychiatrische Tagesklinik als mein Arbeitsbereich unterliegt nach diesem Denkraster 2 Besonderheiten:

1. Von der Seite des Patienten betrachtet stellt sie Alltag und therapeutischen Kontext in einem dar, ermöglicht sowohl ein Auseinandersetzen mit Alltagssituationen innerhalb der Klinik als auch durch Beibehalten der häuslichen Umgebung eine Verankerung in den hergebrachten Bezügen (Finzen 1986). Das Spannungsfeld zwischen Realitäts- und Therapieraum ist für den Patienten ebenso wie für seine übergeordneten Systembindungen (Familie, Arbeitsplatz) bestimmend. Die Fragestellungen, die sich daraus ergeben, könnten sein:
   - Wirkt dieses Nebeneinander von Klinik und Alltag eher verwirrend oder dient es als sinnvolles Übungsfeld zur Erprobung des Umgangs mit Binnen- und Außengrenzen, als Feld zur Erarbeitung neuer Entwicklungsmöglichkeiten in einer verfahrenen Situation des einzelnen, Paares oder der Familie?
   - Führt das besondere Setting der Tagesklinik zu einer "milden Form" von Hospitalisierung, d. h., sich auf die Dauer in einem weniger einschränkenden Milieu als die herkömmliche klinische Psychiatrie einzurichten - oder gibt sie die Matrix, auf deren Hintergrund Bewältigungspotential einzelner oder größerer Systeme sich entwickelt.

2. Auf der Beobachtungsebene des Kontextes stellt die Tagesklinik eine Besonderheit insofern dar, als sie am Schnittpunkt zweier Versorgungssysteme steht, nämlich dem stationären und dem ambulanten. Die Patienten kommen täglich in die Klinik und nehmen dort z. B. an Gruppentherapien teil, gehen andererseits am Nachmittag wie nach einem Achtstundentag wieder nach Hause, was auch für eine z. B. 2mal wöchentlich durchgeführte ambulante Standardpsychoanalyse gelten würde. Mit ihren Beziehungen sowohl zur klinischen Psychiatrie als auch zu den ambulanten Versorgungssystemen steht sie in einem Spannungsfeld, von der einen Seite evtl. als "Klinik für Gesunde" angesehen, von der anderen Seite evtl. genauso in die klassische psychiatrische Anstaltspsychiatrie eingegliedert. Da die Therapie nicht im luftleeren Raum stattfindet, sondern sich durch die Berührungsflächen menschlicher Systeme in einem Bezugsrahmen konstituiert, kommt dieser Frage sicher Bedeutung zu. Zu fragen wäre einmal nach den Anforderungen an ein therapeutisches System im Kontext der Psychiatrie, das bei schweren menschlichen Krisen Anstöße geben kann, das Bewältigungspotential der Familien oder übergeordneter Systeme zu vergrößern. Nachzudenken wäre auch über "territoriale" Konflikte von Bereichen außerhalb der Psychiatrie (z. B. Beratungsstellen, Gesundheitsamt, niedergelassene Ärzte) mit dem der Psychiatrie und an der Schnittstelle zu den teilstationären Behandlungsformen.

Die in Tabelle 1 dargestellten Zahlen sollen die Entwicklung der psychiatrischen Tagesklinik in den letzten 3 Jahren veranschaulichen - einer Zeit, in der die Klinik im vollstationären Bereich die regionale Pflichtversorgung übernommen hat.

Die deutliche Zunahme des Anteils der Bielefelder und der Patienten aus dem vollstationären Bereich scheint die stärkere regionale Inanspruchnahme auszudrücken. Im Jahre 1987 hingegen geht der Anteil der aus der Klinik verlegten Patienten auf 27 % zurück. Machen sich hier die gleichzeitig intensivierten Beziehungen zum ambulanten Sektor bemerkbar? Ist es zu Störungen in der Kooperation Klinik - Tagesklinik gekommen, die im "Alltagsgeschäft" bisher unbemerkt blieben? Wirkt sich der Umstrukturierungsprozeß des vollstationären Bereichs derartig aus, daß grenzüberschreitende Zusammenarbeit erschwert wurde?

Genauso, wie systemische Therapie darauf abzielt, die Blockierungen der familienweiten Koevolution und Koindividuation zu beseitigen (Simon u. Stierlin 1984), kann die Anwendung dieses Konzeptes auf den Kontext des psychiatrischen Versorgungssystems Hinweise geben, Mängel und Blockaden in diesem System aufzuspüren und durch wechselseitige Beeinflussung zu einem Aufbrechen verhärteter Fronten beitragen.

Ein Studiengang und Forschungsschwerpunkt Gesundheitswissenschaften kann dazu, wenn sich im Rahmen seines interdisziplinären Ansatzes systemisches Denken wiederfindet und wohlfühlt, einen wertvollen Beitrag liefern. Es sollten dabei nicht nur herkömmliche "Großsysteme" wie Universität, Klinik etc. einbezogen werden, sondern ebenso der ambulante Bereich, das Feld der Selbsthilfeinitiativen, der "Gesundheitsbewegung von unten".

Tabelle 1. Inanspruchnahme der psychiatrischen Tagesklinik Bielefeld-Bethel 1985 - 1987, Statistik nach entlassenen Patienten der Jahre 1985 - 1987

Aufenthaltsdauer in Tagen	1985			1986			1987		
	n	[%]	(%-Summe)	n	[%]	(%-Summe)	n	[%]	(%-Summe)
1 - 7	2	3,0		5	6,2		5	5,3	
8 - 30	9	13,2	16,2	7	8,6^	14,8	18	19,2	24,5
31 - 60	13	19,1		14	17,3		21	22,3	
61 - 90	5	7,3	26,4	16	19,7	37,0	11	11,7	31,0
91 - 120	10	14,7		8	9,9		14	14,9	
121 - 150	7	10,3	25,0	11	13,6	23,5	9	9,6	24,5
151 - 180	7	10,3		8	9,9		9	9,6	
181 - 240	10	14,7	25,0	8	9,9	19,8	6	6,4	16,0
241 - 300	1	1,5		0	0,0		1	1,1	
≥ 301	4	5,9	7,4	4	4,9	4,9	0	0,0	1,1
	68	100,0	100,0	81	100,0	100,0	94	100,0	100,0

	0= 119,4 Tage = 17,1 Wochen	0= 83,2 Tage = 11,9 Wochen	0= 82,6 Tage = 11,8 Wochen

Zuweisende Stelle	n	[%]	n	[%]	n	[%]
extern: von zu Hause	51	75,0	45	55,6	67	71,3
intern: Akutkrankenhaus	16		36	44,4	27	28,7
LZ-Einrichtung	1	25,0				
	68	100,0	81	100,0	94	100,0

Herkunft	1985		1986		1987	
	n	[%]	n	[%]	n	[%]
Bielefeld	50	73,5	67	82,7	79	81,0
NRW	17		14	17,3	15	16,0
sonstige	1	26,5				
	68	100,0	81	100,0	94	100,0

[a]6 von der Stadt Gütersloh

Alter der Patienten	1985	1986	1987
- 20	4	3	2
21 - 30	29	33	48
31 - 40	18	24	27
41 - 50	12	14	14
51 - 60	5	6	3
≥ 61	0	1	0
	68	81	94

Literatur

Bateson G (1980) Ökologie des Geistes. Suhrkamp, Frankfurt am Main

Bronfenbrenner U (1981) Die Ökologie der menschlichen Entwicklung. Klett-Cotta, Stuttgart, S. 50

Capra F, Dürr HP (1983) Die Wende wird kommen - wird die Zeit reichen? Gespräch. Psychologie heute 7 : 30

Finzen A (1986) Tags in der Klinik - abends nach Hause. Die Tagesklinik. Psychiatrie-Verlag, Bonn

Keeney B (1983) Aesthetics of change. Guilford Press, New York, p 140

Ludewig K (1983) Die therapeutische Intervention - eine signifikante Verstörung der Familienkohärenz im therapeutischen System. In: Schneider K (Hrsg.) Familientherapie in der Sicht therapeutischer Schulen. Junfermann, Paderborn

Miller BF, Galton L (1978) Complete medical guide. Simon & Schuster, New York

Minuchin et al. (1983) Psychosomatische Krankheiten in der Familie. Klett-Cotta/ SVK, Stuttgart

Schlippe A von (1987) Das Verhältnis von Einzel- und Familientherapie: zur ökologischen Validität therapeutischer Interventionen. In: Bögner-Kaufmann M (Hrsg.) Familientherapie, Kontroverses - Gemeinsames. Bögner-Kaufmann, Wildberg, S 73

Simon FB, Stierlin H (1984) Die Sprache der Familientherapie. Klett-Cotta/SVK, Stuttgart

Trommel MJ von (1984) Warum systemische Therapeuten irreleitende Vermengungen vermeiden sollten. Z System Ther 44, Bd 2

5.7 Sozialisation - Gesundheit - Prävention

K. Hurrelmann

Die Sozialisationsforschung ist ein interdisziplinäres Arbeitsgebiet mit maßgeblicher Beteiligung der Soziologie, der Psychologie und der Pädagogik. Ihre zentrale Aufgabe ist die Untersuchung der Frage, in welcher Weise und in welchem Ausmaß soziale, kulturelle, ökonomische und ökologische Strukturen und Prozesse als Bedingungen der menschlichen Persönlichkeitsbildung wirken. Für die soziologische Forschung steht dabei traditionell die Frage im Vordergrund, durch welche sozialen Mechanismen eine Gesellschaft die Übernahme der vorherrschenden Werte, Normen und Verhaltenserwartungen durch ihre Mitglieder sichert. Das Kerngebiet der psychologischen Forschung wird durch Untersuchungen gebildet, auf welchem Wege und über welche Verlaufsschritte die individuelle Entwicklung zu einer handlungsfähigen Persönlichkeit abläuft. Die pädagogische Forschung geht schwerpunktmäßig der Frage nach, wie das menschliche Individuum und seine soziale und dingliche Umwelt so stimuliert und beeinflußt werden können, daß eine nach persönlichen und zugleich nach gesellschaftlichen Kriterien wünschenswerte Persönlichkeitsentwicklung zustande kommt. In den letzten Jahren gelingt es, zunehmend auch biologische und medizinische Forschungsarbeiten und Grundlagenüberlegungen in die Analyse von Entwicklung und Sozialisation mit einzubeziehen (Hurrelmann u. Ulich 1980; Clausen 1986).

Theoretisch-konzeptionelle Grundlagen

Den neueren theoretischen Ansätzen der Sozialisationsforschung liegt die Annahme zugrunde, daß gesellschaftliche und natürliche (Umwelt)faktoren und psychische (Person)faktoren gemeinsam die Persönlichkeitsbildung beeinflussen. Die Beziehungen zwischen Person und Umwelt werden als komplexe Wechselwirkungsbeziehungen gesehen. Vorstellungen der gesellschaftlichen Prägung der Persönlichkeitsentwicklung sind damit ebenso überwunden wie solche der naturgesetzlich bestimmten organischen und psychischen Reifung. Die Konzepte Sozialisation und Entwicklung werden auf die gesamte Lebensspanne angewandt und stehen für den lebenslang anhaltenden Prozeß der Auseinandersetzung eines Menschen mit den Lebensbedingungen und mit der eigenen Person, die aus Körper und Psyche besteht. Als Arbeitsdefinition von Sozialisation können wir demnach festlegen:

Sozialisation bezeichnet den Prozeß der Konstituierung der Persönlichkeit in wechselseitiger Abhängigkeit von und in kontinuierlicher Auseinandersetzung mit der gesellschaftlich vermittelten sozialen und dinglich-materiellen Umwelt einerseits und der biophysischen Struktur des Organismus andererseits.

In den letzten Jahren wenden sich die Annahmen und Vorstellungen über Persönlichkeitsentwicklung und Sozialisation zunehmend von einfachen metapherhaften Menschenbildern ab, die einseitig auf organische oder einseitig auf gesellschaftliche Antriebskräfte für die menschliche Entwicklung abstellen. An diese Stelle sind differenzierte Modellvorstellungen getreten, die die Beziehungen zwischen Mensch und Gesellschaft zum integralen Kern der Vorstellung machen und die eine Verbindung von einem Menschen- mit einem Gesellschaftsbild vornehmen, dem komplexe Annahmen über den Charakter der Beziehung zwischen Mensch und Umwelt zugrunde liegen (Geulen 1977). Besondere Beachtung haben dabei die folgenden beiden Modelle gefunden:

Das systemische Modell: In diesem Modell ergeben sich die Impulse für die menschliche Entwicklung aus der wechselseitigen Anpassung und Durchdringung ("Interpenetration") von Person und Umwelt als psychischem bzw. sozialem System. Im Prozeß der Entwicklung nimmt eine Person schrittweise die Erwartungen und Verhaltensmaßstäbe des sozialen Systems auf, bis diese zu verinnerlichten und selbstwirksamen Motivierungskräften und Zielen für das eigene Handeln werden. Soziales und psychisches System durchdringen sich gegenseitig und pendeln sich im Verlauf ihrer Entwicklung jeweils auf bestimmte mehr oder weniger stabile Gleichgewichtszustände ein. Es existiert kein fixierter Ziel- und Endpunkt der menschlichen Entwicklung, doch strebt die wechselseitige Beziehung zwischen Person und Umwelt einem Gleichgewichtszustand zu. Allein in diesem Zustand ist die optimale Entfaltung persönlicher Bedürfnisse und Handlungen möglich.

Das interaktive Modell: Menschliche Entwicklung und Entwicklung der sozialen und gegenständlichen Umwelt werden in wechselseitiger Abhängigkeit gesehen. Das menschliche Subjekt befindet sich in einem produktiven Aneignungs- und Auseinandersetzungsprozeß mit der Umwelt. Das menschliche Subjekt kann die eigene Situation bewußt reflektieren und in die eigenen Handlungsabläufe einbeziehen. Es wählt bestimmte Mittel zur Erreichung bestimmter Ziele aus, bedenkt die Folgen des entsprechenden Handelns und stellt in Rechnung, daß diese Folgen die kontextuellen Bedingungen für das eigene Handeln verändern. Auch in dieser Modellvorstellung existiert kein organismusimmanenter Ziel- und Endpunkt der menschlichen Entwicklung. Vielmehr gilt der Erwerb von gesellschaftlich bestimmten sozialen und kulturellen Kompetenzen des Handelns, um in der gesellschaftlichen Umwelt autonom handlungsfähig zu sein und über seine eigene Identität zu verfügen als Kriterium für eine gelingende Entwicklung.

Welches dieser Modelle als Grundlage und Ausgangspunkt für Theoriebildung und Methodenwahl genommen wird, ist vom Ausbildungs- und Erfahrungshintergrund der Wissenschaftler oder Wissenschaftlergruppen abhängig. Besonders wertvoll scheint mir die neuere Entwicklung im Bereich derjenigen Theorien zu sein, die sich auf das interaktive Modell berufen. Dieses Modell hat eine große erkenntnisaufschließende und eine geringe erkenntnisverschließende Kraft und ist insofern in hohem Maße integrationsfähig. Die logischen Verknüpfungsregeln kausaler und funktionaler Art, wie sie für das mechanische, das organismische und das systemische Modell typisch sind, werden in eine differenziertere, Wechselseitigkeitsbeziehungen stärker berücksichtigende Struktur aufgenommen und damit überwunden und weiterentwickelt. Insofern bedeutet die Entscheidung für das interaktive Modell nicht einfach eine Zurückweisung der übrigen Modelle, sondern auch eine partielle Anerkennung ihrer Leistungsfähigkeit (Magnusson u. Allen 1983).

Eine spezifische Modellvorstellung der Person-Umwelt-Beziehung in dieser Denkrichtung ist das "Modell der produktiven Realitätsverarbeitung" (Hurrelmann 1986 a), das eine Überwindung der eindimensionalen Theoriekonstruktionen in Soziologie, Psychologie, Pädagogik und anderen Humanwissenschaften anstrebt. Persönlichkeitsentwicklung wird hier als ein weitgehend selbstgesteuerter Prozeß verstanden, der in einer komplexen Beziehung zu einerseits organismusexternen und andererseits organismusinternen Lebensbedingungen steht. Persönlichkeitsentwicklung wird im Schnittpunkt zwischen einem "subjektiven" und einem "objektiven" Faktor, zwischen innerer und äußerer Realität, verortet.

Was hier proklamiert wird, ist also ein Modell der wechselseitigen Beziehungen zwischen Subjekt und gesellschaftlich vermittelter Realität, eines interdependenten Zusammenhangs von individueller und sozialer Veränderung. Dieses Modell stellt das menschliche Subjekt in einen sozialen und ökologischen Kontext, der subjektiv aufgenommen und verarbeitet wird, der in diesem Sinn also auf das Individuum einwirkt, aber zugleich immer auch durch das Individuum beeinflußt, verändert und gestaltet wird (Hurrelmann 1986 b).

Diese Modellvorstellung der produktiven Realitätsverarbeitung drückt die Vorstellung vom Individuum aus, das sich einerseits suchend und sondierend, andererseits konstruktiv eingreifend und gestaltend mit der Umwelt beschäftigt, Umweltgegebenheiten aufnimmt und mit den vorhandenen Vorstellungen und Kräften in Einklang bringt und um eine ständige Abstimmung zwischen den Umweltanforderungen und den eigenen Bedürfnissen, Interessen und Fähigkeiten, auch den motorischen und körperlichen, bemüht ist.

Das Modell schließt eine Vorstellung von der (sozialen und dinglichen) Umwelt ein, wonach die Umwelt sich in ständiger Umformung und Veränderung befindet, durch die Aktivität von Personen permanent beeinflußt und verändert wird. Die Beeinflussungen und Veränderungen wirken wiederum zurück auf die Vorgänge der Aneignung, Verarbeitung, Bewältigung und Gestaltung von Realität. Das Modell enthält ein Bild der Gesellschaft: Gesellschaft wird als ein soziales System begriffen, das von Menschen geschaffen und weiterentwickelt wird. Das Modell der produktiven Realitätsverarbeitung verweist auf den Doppelcharakter sozialer Systeme: Sie sind als solche vorgegeben, sie schaffen einen objektiven Lebensrahmen von überindividueller Gültigkeit, in den sich Menschen integrieren; in der subjektiven Aneignung aber wird diese Welt aufs neue rekonstruiert. Indem soziale Realität produktiv verarbeitet wird, verändert sie sich sogleich; umgekehrt kann solche Realität nur bewahrt und tradiert werden, wenn die nachwachsende Generation sie auf diese produktive Weise zu ihrer eigenen Welt macht. Gebunden sind solche

Vorstellungen an ein Bild von Gesellschaft, in der es prinzipiell möglich ist, soziale Zwänge zu überwinden, Herrschaftsbeziehungen aufzubrechen und freie Entscheidungen über zukünftige Lebensgestaltungen zu treffen.

Die Sozialisationsforschung hat die Verbindung von Individuation und gesellschaftlicher Integration stark herausgearbeitet. Dagegen hat sie sich in der Vergangenheit sehr schwer getan, körperlich-organische Entwicklungsprozesse als integralen Bestandteil der Sozialisation zu sehen. Die mißverständliche Vernachlässigung genetischer und biologischer Entwicklungsdimensionen beruhte auf einem teilweise falschen Rezipieren der einschlägigen Theorien und Konzepte in Biologie, Medizin und Psychologie.

Das hier vorgestellte Konzept versucht, dieses Defizit abzubauen. Ganz offensichtlich bestimmen die biogenetischen Potentiale der Zellular-, Muskel- und Organsysteme die Fertigkeiten und Fähigkeiten des Menschen und legen seinen konkreten Verhaltensspielraum fest - genauso, wie jede Veränderung der ökologischen und sozialen Umgebung die Anpassungsaktivitäten auf psychischer, physiologischer, sensorischer, kognitiver, emotionaler und sozialer Ebene stimulieren.

Baur hat in seiner Habilitationsschrift diese Linien weiter aufgezeichnet. Er betont, daß sich das Verhältnis der Person zu ihrem Körper und zu ihrer Bewegung nach 2 Seiten genauer bestimmen läßt: Auf der einen Seite ist es biogenetisch definiert: Körper und Bewegung können nicht willkürlich und beliebig "beherrscht" werden. Dem Menschen als Gattungswesen sind biologische Grenzen gesetzt, jedes Individuum verfügt über ein bestimmtes biogenetisches Potential, und im Verlauf der Ontogenese ist mit dem Wirksamwerden biogenetischer Entwicklungsprogramme zu rechnen. Auf der anderen Seite ist jenes Verhältnis sozial definiert, aber nicht determiniert: Körper und Bewegung sind soziale Gebilde, weil sich soziale Regelungen, Normierungen und Definitionen darauf beziehen, die dem Individuum nahelegen oder vorschreiben, wie es mit seinem Körper umgehen und wie es sich bewegen soll (Baur 1987, S. 150).

Die Entwicklung von Körper und Bewegung ist danach nicht biogenetisch festgelegt, etwa derart, daß bestimmte somatische oder motorische Merkmale im Kindes- und Jugendalter "von selbst ausreifen" oder im höheren Erwachsenenalter sich zurückbilden, wenngleich biogenetische Entwicklungsfaktoren in Betracht zu ziehen sind. Ebensowenig ist die Entwicklung von Körper und Bewegung umgekehrt sozial determiniert, etwa derart, daß bestimmte Umweltbedingungen Körper und Bewegung prägen und bestimmte körper- und bewegungsbezogene Merkmale aus einem passiven Organismus gleichsam zwangsläufig hervortreiben, wenngleich Umwelteinflüsse nicht übersehen werden dürfen (Bronfenbrenner 1981).

Diese Konzeption hat viele Berührungspunkte mit dem Gesundheitsbegriff der WHO. Gesundheit setzt sich in dieser Definition aus physischen, psychischen und sozialen Anteilen zusammen, die sich wechselseitig beeinflussen. Damit hat die Weltgesundheitsorganisation ein Verständnis von Gesundheit abgewiesen, das nur auf den körperlichen Zustand eines Menschen abhebt. Die Definition macht die enge Verknüpfung von Gesundheit mit individuellen und gesellschaftlichen Wertvorstellungen und auch mit der persönlichen Lebensführung und Lebensweise deutlich. Die Definition legt ein Kontinuum von Befindlichkeiten und Zuständen zwischen den Polen

a)   subjektiv empfundenes Wohlbefinden und
b)   objektiv meßbare Krankheit nahe.

Gesundheit ist in dieser Definition auch nicht als ein passiv erlebter Zustand des Wohlbefindens eines Menschen zu verstehen, sondern muß als ein aktiver Prozeß der Herstellung und Erhaltung der aktuellen Handlungsfähigkeit verstanden werden, in der sich eine Person befindet und die von den sozialen und ökonomischen Lebensbedingungen einer Gesellschaft und ihren Entwicklungsmöglichkeiten für die Gesundheit abhängt.

Die Definition der Weltgesundheitsorganisation hat ein umfassendes Gesundheitsverständnis nahegelegt, das mit den Entwicklungs- und Sozialisationsprozessen im gesellschaftlichen Kontext verbunden ist. Eine solche lebenswelt- und alltagsbezogene ganzheitliche Orientierung ist in der eher medizinisch orientierten Gesundheitsforschung mit einem somatischen, biomedizinischen und epidemiologischen Akzent noch stark umstritten. Doch zeigen sich zunehmend Ansätze des Umdenkens (Antonovsky 1987).

Ansatzpunkte des sozialisationstheoretischen Erklärungsmodells für Gesundheitsbeeinträchtigungen

In sozialisationstheoretischer Perspektive muß der wesentliche Ausgangspunkt für die Entstehung von abweichendem, auffälligem und gesundheitsbeeinträchtigendem Verhalten in der Unangemessenheit sowohl von individuellen als auch sozialen Ressourcen und Potentialen gegenüber lebensphasenspezifischen und ereignis- sowie situationsspezifischen Handlungsanforderungen und Verhaltenserwartungen gesehen werden. Eine Risikokonstellation für das Entstehen von auffälligem Verhalten existiert demnach immer dann, wenn wegen einer spezifischen Ausprägung von personalen und Umweltmerkmalen vorübergehend oder dauerhaft in einem oder mehreren der wesentlichen Handlungsbereiche einer Person unangemessene und unzureichende individuelle und/oder soziale Ressourcen zur Verfügung stehen und deshalb die von der sozialen Umwelt erwarteten und angeforderten Fertigkeiten und Fähigkeiten nicht erbracht werden können. Befinden sich die individuellen Kompetenzen und die Anforderungen an das individuelle Verhalten nicht in einem Zustand der "Passung", so ist eine Konstellation gegeben, die für das Individuum als belastend klassifiziert werden muß (Hurrelmann 1986a, S. 183).

Ob der Prozeß der Sozialisation gelingt, entscheidet sich danach, wie angemessen die individuellen Handlungskompetenzen und das soziale Unterstützungspotential für die jeweiligen Handlungsanforderungen sind, denen sich eine Person gegenübersieht. Sind diese personellen Fähigkeiten und Fertigkeiten und die sozialen Ressourcen, über die das Individuum verfügt, in Struktur und Profil unzureichend entfaltet, dann fehlen die Voraussetzungen und Grundlagen für den Vollzug autonomen und zielorientierten Handelns, und es besteht das Risiko, daß sozial, psychisch und organisch "auffällige" Formen der Persönlichkeitsentwicklung und des Verhaltens auftreten.

Auffälliges und gesundheitsbeeinträchtigendes Verhalten wird in diesem Ansatz in seiner Entstehung und Entwicklung wissenschaftlich nicht anders erklärt als nichtauffälliges und nichtbeeinträchtigendes Verhalten. Auffälliges Verhalten ist von normalem, nichtauffälligem Verhalten nur graduell zu unterscheiden, wobei die Umschlagpunkte zwischen dem einen und dem anderen Verhaltenstyp nicht eindeutig angebbar sind und von vielen Einzelfaktoren abhängen.

Die genaue Festlegung der Grenze zwischen normalem und nichtnormalem Verhalten ist schwer zu ziehen, da körperliche, psychische und soziale Verhaltensauffälligkeiten in unterschiedlichen Ausprägungen auftreten, über die in jeder historischen Epoche und in jeder konkreten gesellschaftlichen Situation jeweils andersartige Kriterien entscheiden können. Was auffälliges Verhalten ist, hängt auch maßgeblich von den Definitionen gesellschaftlich einflußreicher Kontroll-Ordnungs- und Vorsorgeinstanzen ab. Sowohl individuelle als auch soziale Ressourcen müssen als wichtige Mediatoren angesehen werden:

Wird die Nichtübereinstimmung zwischen individuellen Handlungskompetenzen und Handlungsanforderungen wahrgenommen, müssen individuelle Strategien mobilisiert werden, um diese Nichtanpassung abzubauen. Je aktiver sich eine Person um die Diagnose einer belastenden Situation und je flexibler sie sich um die Mobilisierung von Korrekturen und Veränderungen bemüht, desto größer ist das Bewältigungspotential und desto mehr wächst die Chance, die Belastung abzubauen, ohne daß sich Symptome der Beanspruchung in Gestalt von auffälligem und abweichendem Verhalten zeigen (Gerhardt 1979).

Neben den individuellen Bewältigungsstrategien ist das Unterstützungspotential der sozialen Umwelt ein wichtiger moderierender Faktor, der darüber entscheidet, ob eine Belastungssituation zu abweichenden Verhaltensweisen führt oder nicht. Unter Unterstützungspotentialen (sozialen Ressourcen) werden dabei die Leistungen der verschiedenen institutionellen und informellen sozialen Systeme der Hilfe und Förderung zusammengefaßt, die in jeweils spezifischer Art Hilfsangebote in alltäglichen Problemsituationen und/oder kritischen Lebensereignissen zur Verfügung stellen können (Gottlieb 1983).

Unter personellen Ressourcen wird damit das einem Individuum zur Verfügung stehende Potential an kognitiven, emotionalen, motorischen, sprachlichen und sozialen Fähigkeiten und Fertigkeiten verstanden, also die Verhaltens- und Handlungskompetenzen, die in bestimmten Lebenssituationen eingesetzt werden können. Unter sozialen Ressourcen wird das einem Individuum zur Verfügung stehende Potential an materiellen (finanziellen), informationellen, instrumentellen, emotionalen, kulturellen und sozialen Hilfen und Unterstützungen durch die Umwelt verstanden, das in einer bestimmten Lebenssituation aktiviert und mobilisiert werden kann (Pearlin u. Schooler 1978).

Es hängt von der Ausprägung der personalen und der sozialen Ressourcen ab, ob das Auftreten einer belastenden Lebensanforderung oder eines kritischen Lebensereignisses in einer für die weitere Persönlichkeitsentwicklung förderlichen Form bewältigt und abgearbeitet werden kann oder nicht. Stehen günstige Ressourcen zur Verfügung, so ist das Ergebnis normalerweise ein erwartungsgemäßer, nichtauffälliger weiterer Verlauf der Persönlichkeitsentwicklung. Stehen ungünstige und unzureichende Ressourcen zur Verfügung, so kann es zum Auftreten von Symptomen der Verhaltensauffälligkeit und der Gesundheitsbeeinträchtigung kommen, da die betreffende Person nicht in einer sozial akzeptierten und anerkannten und in einer für die weitere Persönlichkeitsentwicklung hilfreichen Form auf die Herausforderungen und Ereignisse reagiert.

In vereinfachter Form läßt sich das Erklärungsmodell wie folgt schematisch veranschaulichen (Abb. 1).

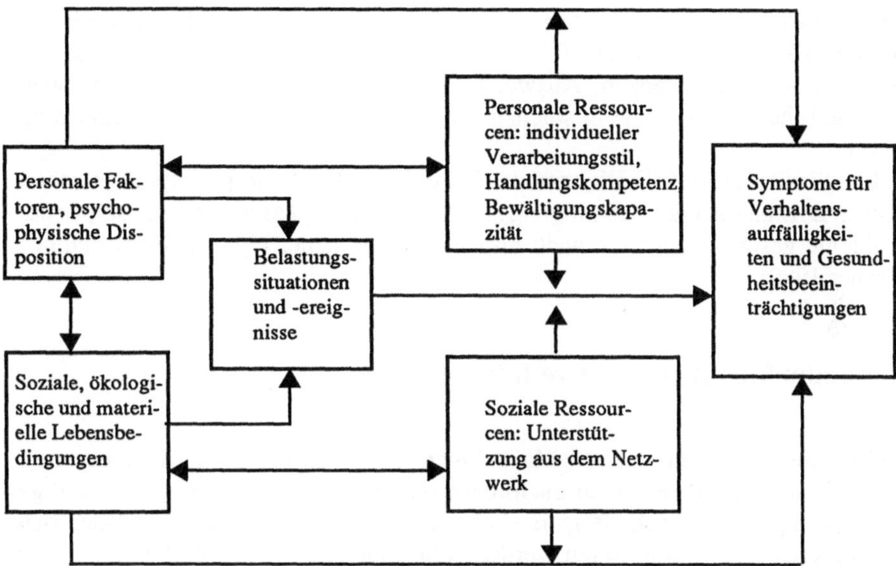

Abb.1: Ausgangs- und Mediatorvariablen für Gesundheitsbeeinträchtigung und Verhaltensauffälligkeiten als Indikatoren für nichtgelingende Sozialisation

Wie bereits erwähnt, müssen wir in sozialisationstheoretischer Perspektive das Auftreten von Symptomen der Überbeanspruchung und Überbelastung von Kindern, Jugendlichen und Erwachsenen mit dem Zustand der wichtigsten "Sozialisationsinstanzen" in Verbindung bringen: Sie sind in diesem Fall in ihren Transformations- und Vermittlungstätigkeiten für ihre Mitglieder und Klienten überfordert. Symptome der Beeinträchtigung und Schädigung der normalen sozialen, kognitiven und emotionalen Entwicklung eines Menschen sind auch immer Indikatoren für Störungen der Interaktions- und Kommunikationsprozesse in den wichtigsten Sozialisationsinstanzen Familie, Schule und Gleichaltrigengruppe.

Neben kritischen Lebensereignissen und situativen Belastungen stellen Statusübergänge und neuartige Entwicklungsaufgaben im Lebenslauf Phasen einer intensiven und beschleunigten Veränderung der an das Individuum gestellten Anforderungen dar. Die Entwicklung in einer Übergangsphase läßt sich dann bewältigen, wenn das Individuum in einem dosierten Maße mit Veränderungen und situativen Anforderungen konfrontiert wird. Die Übergangssituation kann in diesem Fall zur Umprogrammierung und Weiterschreibung des vorhandenen Verhaltensrepertoires genutzt werden. Die gelungene Erfüllung der Anforderungen stellt eine Konstellation dar, die subjektiv entsprechend wahrgenommen und als erfolgreich klassifiziert wird. Die Verhaltensanforderungen erscheinen dem Individuum als Herausforderungen, denen gegenüber es sich in einer erfolgreichen Weise verhalten hat. Kommt es aber zu Anforderungen, die das jeweils gegebene Verhaltensrepertoire überfordern, die insbesondere die Koordination der verschiedenen Verhaltensprogramme in den unterschiedlichen Entwicklungsbereichen überbeanspruchen, so ist die Gefahr einer mißlingenden Bewältigung der Situation gegeben. Abwehrtendenzen, Ausweichtendenzen und abweichendes Verhalten sind die Mechanismen, die in solchen Situationen einsetzen könnten (Katschnig 1981).

Im skizzierten Sozialisationsmodell wird das Individuum prinzipiell in seiner aktiven Leistung bei der Bewältigung situations-, lebensphasen- und alterstypischer Probleme gesehen, zugleich auch als "Produzent seiner eigenen Entwicklung" (Lerner 1982).

Ansatzpunkte für präventive Interventionen

Zielsetzung aller interventiven Maßnahmen ist es, sowohl die individuellen als auch die sozialen Ressourcen zu fördern und zu stärken, die für die jeweilige Bewältigung einer schwierigen Lebenssituation oder einer andauernden Lebensbelastung herangezogen werden. Alle Maßnahmen der Verbesserung der Handlungskompetenz einer Person und alle Maßnahmen der Verbesserung der sozialen Lebensbedingungen in materieller und immaterieller Hinsicht sind von grundlegender Bedeutung für den gesamten Prozeß gelingender oder mißlingender Sozialisation. Bildungs-, familien-, jugend-, gesundheits-, arbeits-, wirtschafts- und rechtspolitische Maßnahmen, die diese Ausgangslage berühren, sind die effektivsten Interventionsmaßnahmen, die sich überhaupt denken lassen. Diese "präventiven" Ansätze sind auch kostenmäßig für jede Gesellschaft die idealen Investitionen, denn nachweisbar sind später einsetzende Behandlungs-, Heilungs-, Therapie- und Kontrollkosten, die bei verfestigten Auffälligkeiten und Gesundheitsbeeinträchtigungen und ihren Folgewirkungen entstehen, um ein Vielfaches höher (Hurrelmann et al. 1987).

In sozialisationstheoretischer Perspektive geht es also sowohl um "Kompetenzförderung" als auch um "Netzwerkförderung". Eine Intervention kann nur dann erfolgreich sein, wenn die Spannung und das Mißverhältnis zwischen biogenetischen Verhaltenspotentialen und individuellen Handlungskompetenzen auf der einen Seite und Handlungsanforderungen der sozialen Umwelt auf der anderen Seite reduziert wird. Interventionsmaßnahmen müssen sich auf beide Pole dieses Verhältnisses beziehen. Jede Fixierung von Maßnahmen auf Individuen muß ineffektiv bleiben: Die individuellen Kapazitäten für Handeln und Problembewältigung können nur in einem sozialen Kontext beeinflußt und verändert werden, denn sie sind auch in einem solchen sozialen Kontext entstanden, nämlich in einer konkreten sozialen und ökologischen Lebenswelt, die mit zum Bestandteil der Intervention werden muß, wenn sie auf das individuelle Verhalten zurückwirken soll.

Wie die aktuelle Diskussion gesundheitssoziologischer Konzepte (z. B. Franzkowiak 1986) zeigt, drücken gesundheitsschädigende und gesundheitsgefährdende Verhaltensweisen oft Belastungen aus, die sozialstrukturell und sozialökologisch produziert sind und von einer Einzelperson "symptomatisiert" werden. Konzentrieren sich Interventionen allein auf den im individuellen Verhalten zum Ausdruck kommenden Stil der mehr oder weniger gelungenen Auseinandersetzung mit diesen Belastungen, so können sie, da sie die Ausgangslage nicht berühren, ineffektiv sein oder eine Symptomverschiebung bewirken: Der Jugendliche oder der Erwachsene, der zur Abreaktion von Streß raucht oder Alkohol trinkt, sieht die Gesundheitsgefährdung dieses Verhaltens ein; in der Folge verschiebt er seinen Konfliktmechanismus, wird nun vielleicht aggressiv oder depressiv, wählt eine ungesunde Ernährungsweise oder sucht Zuflucht bei anderen ebenfalls langfristig gesundheitsgefährdenden Verhaltensformen.

Auffälligkeit und Krankheit können einen Problemtransport von der gesellschaftlichen in die psychische, die soziale und die körperliche Ebene von Ausdrucksformen ausdrücken, können Zeichen einer Flucht aus einem unlösbaren Konflikt und einer überbordenden Belastung sein, die letztlich auf sozialstrukturelle Bedingungen zurückzuführen ist. Sie können deshalb langfristig auch nur bekämpft werden, wenn die Ausgangsbedingungen für Konflikte und Belastungen angegangen werden (Waller 1985).

Individuelle Kompetenz- und soziale Ressorcenförderung gehören zusammen, weil Wohlbefinden, befriedigende Persönlichkeitsentwicklung und Gesundheit des Menschen von sozialen, biologischen und psychischen Faktoren abhängen, von den sozialökonomischen und natürlichen Lebensbedingungen ebenso wie von genetischen Dispositionen, habitualisierten psychischen Komponenten, aktuellen Bedürfnissen und Interessen und der charakteristischen Art und Weise der Lebenstätigkeit eines Menschen in Arbeit und Freizeit. Als "Gesundheitsförderung" müssen sie in einen strukturellen Gesamtzusammenhang einbezogen werden. Gesundheitsförderung in diesem Verständnis ist die Gesamtheit der sozialökonomischen, kulturell-erzieherischen und biomedizinischen Interventionen, die auf die Steigerung und Stabilisierung von Wohlbefinden, von Arbeits-, Leistungs- und Kontaktfähigkeit gerichtet sind.

Die Förderung personaler und sozialer Ressourcen zur Stärkung der Fähigkeit der Lebensbewältigung in der hier vorgestellten sozialisationstheoretischen Konzeption bedeutet, allen Menschen ein höheres Maß an Selbstbestimmung über ihre Lebensumstände und die Umwelt zu ermöglichen und sie damit auch zur Stärkung ihrer Gesundheit zu befähigen. Um ein umfassendes körperliches, seelisches und soziales Wohlbefinden zu erlangen, ist es notwendig, daß Menschen ihre Bedürfnisse befriedigen, ihre Wünsche und Hoffnungen wahrnehmen und verwirklichen sowie mit ihrer Umwelt produktiv umgehen und sie verändern können. In diesem Verständnis bezeichnet Gesundheit ein Konzept, das in gleicher Weise soziale, persönliche und biologische Faktoren umfaßt.

Auf der Linie gesundheitssoziologischer und sozialisationstheoretischer Ansätze ist unter dem Stichwort Gesundheitsförderung in den letzten Jahren in der Jugendarbeit, der schulischen und außerschulischen Bildungsarbeit und der betrieblichen und außerbetrieblichen Weiterbildung ein deutlicher Akzent gesetzt worden, um neben der Förderung von individuellen Kompetenzen auch die Umweltbezogenheit gerade der gesundheitsrelevanten Verhaltensweisen von Jugendlichen und Erwachsenen zu beachten und die Interventionsmaßnahmen in diesem Bereich darauf abzustellen.

Der wesentliche Impuls für solche im umfassenden Sinn gesundheitsfördernde Konzepte kam aus der Erfahrung der begrenzten Reichweite der rein wissensvermittelnd informativ-aufklärend angelegten Programme der Gesundheitserziehung. Sie folgen meist einem pädagogisch begründeten Programm von Einzelmaßnahmen, das auf gesundheitsgerechte Verhaltensänderungen bei den Adressaten abzielt. Gesundheitserziehung in diesem Verständnis stand lange Zeit im Vordergrund von präventiven Strategien in den verschiedenen angesprochenen Arbeitsbereichen der Jugend- und Bildungsarbeit. Die Erfolge einer solchen aufklärungsorientierten Erziehung sind jedoch begrenzt, weil Wissen und Information nur unter bestimmten Umständen Faktoren sind, die sozial fest verankertes Verhalten verändern können:

Nicht in jeder Situation ist es für eine Person sinnvoll, sich objektiv gesundheitsgerecht zu verhalten. Wie wir gesehen haben, ist auch gesundheitsgefährdendes Verhalten eng mit den alltäglichen Lebensroutinen verbunden und in eine lebenslagentypische Lebensweise einbezogen. Tabak- und Alkoholgenuß z. B. kann einen Ausgleich von Streßsituationen am Arbeitsplatz oder auch im Freizeitleben bedeuten. Das objektiv gesundheitsgefährdende Verhalten kann insofern auch entlastende Funktionen in bezug auf andere Risiken haben. Das kognitive Wissen um die gesundheitsgefährdende Wirkung von einzelnen Verhaltensweisen spielt deshalb nicht unbedingt eine steuernde Rolle.

Die persönliche Gesundheit wird im übrigen nicht allein durch das eigene Verhalten gesteuert. Gesundheitsrisiken sind auch durch Umweltfaktoren und durch sozialstrukturelle Gesamtkonstellationen von Lebensbedingungen beeinflußt. Das individuelle Verhalten spielt hier nur eine vergleichsweise geringe Rolle. Als Beispiel kann auf Umweltverschmutzung hingewiesen werden: Die Luftverunreinigung steht in einem vergleichsweise geringen Verhältnis zum individuellen Tabakkonsum. Die Gesundheitserziehung muß diesen Aspekt auf jeden Fall berücksichtigen und auch auf krankmachende Lebensverhältnisse allgemein hinweisen. Intervention in präventiver und korrigierender (helfender, unterstützender, heilender) Absicht muß versuchen, die jeweils angetroffenen Umweltbedingungen für Abweichung, Auffälligkeit und Gesundheitsbeeinträchtigung ebenso zu berücksichtigen, wie die spezifischen individuellen Reaktionen und Symptombildungen, die hiermit zusammenhängen. Schule, Freizeitbereich, Freundeskreis, Arbeitsbereich, Wohn- und Verkehrsbereich und die durch sie und mit ihnen gestalteten Lebensbedingungen liegen damit im Blickfeld interventionspolitischer Bemühungen.

Die Effektivität breit ansetzender schul-, familien-, jugend-, gesundheits- und sozialpolitischer Maßnahmen liegt im oben angesprochenen "zuvorkommenden" Charakter: Es werden Maßnahmen ergriffen, bevor es auch nur ansatzweise zur

Einleitung eines Prozesses der Entstehung von Verhaltensauffälligkeit und Problemverhalten gekommen ist. Präventive Interventionen dieses Typs sind potentiell als die wirkungsvollsten Interventionen überhaupt einzustufen, da sie den frühesten Ausgangspunkt aller Bedingungen für abweichendes auffälliges und gesundheitsbeeinträchtigendes Verhalten erzielen.

Gesundheit muß zum Thema der gesamten Bildungs- und Entwicklungsgeschichte eines Menschen gemacht und in umfassende Konzepte der Gesundheitsförderung einbezogen werden, die die Problemkomplexe Umwelt, Hygiene, Ernährung, soziale Sicherheit, Zukunftsorientierung, Lebensstil, Selbsterfahrung und Selbsterleben aufnimmt. Gesundheitsförderung ist in diesem Verständnis ein interdisziplinäres Gebiet von Medizin, Biologie, Epidemiologie, Psychologie, Psychiatrie, Soziologie und Pädagogik.

Literatur

Antonovsky A (1987) Unraveling the mystery of health. JAI, San Francisco

Baur J (1987) Körper- und Bewegungskarrieren. Habilitationsschrift, Universität Paderborn

Bronfenbrenner U (1981) Die Ökologie der menschlichen Entwicklung. Klett, Stuttgart

Clausen JA (1986) The life course. Prentice Hall, Englewood Cliffs

Franzkowiak P (1986) Risikoverhalten und Gesundheitsbewußtsein bei Jugendlichen. Springer, Berlin Heidelberg New York Tokyo

Gerhard U (1979) Coping and social action. Social Health Illness 22: 195-225

Geulen D (1977) Das vergesellschaftete Subjekt. Suhrkamp, Frankfurt am Main

Gottlieb BH (ed) (1983) Social network and social support. Sage, Beverly Hills

Hurrelmann K (1986a) Einführung in die Sozialisationstheorie. Beltz, Weinheim

Hurrelmann K (Hrsg.) (1986b) Lebenslage, Lebensalter, Lebenszeit. Beltz, Weinheim

Hurrelmann K, Kaufmann F-X, Lösel F (eds) (1987) Social intervention: Potential and constraints. De Gruyter, Berlin New York

Hurrelmann K, Ulich D (1980) Handbuch der Sozialisationsforschung. Beltz, Weinheim

Katschnig H (Hrsg.) (1981) Sozialer Streß und psychische Erkrankung. Urban & Schwarzenberg, München

Lerner RM (1982) Children and adolescents as producers of their own development. Dev Rev 4: 342-370

Magnusson D, Allen VL (eds) (1983) Human development. An interactional perspective. Academic Press, New York

Pearlin LI, Schooler C (1978) The structure of coping. Health Behav 19: 19-36

Waller H (1985) Sozialmedizin. Kohlhammer, Stuttgart

5.8 Gesundheitsberichterstattung und Gesundheitswissenschaften

D. Borgers, U. Laaser, W.F. Schräder

Gesundheitsberichterstattung will kontinuierlich Auskunft geben über den Gesundheitszustand der Bevölkerung und seine Bewertung sowie die dafür eingesetzten Ressourcen. Damit hat gegenüber einer langjährigen, in erster Linie auf das Individuum gerichteten Nachkriegstradition, der epidemiologische und ökologische Denkansatz einen Durchbruch erzielt. Das Stichwort "Populations- oder Bevölkerungsmedizin" im Gegensatz zur Individualmedizin ist gefallen. Da die Gesundheit heute aber nicht im engeren Sinne medizinisch, also krankheitsorientiert verstanden wird, kann auch Bevölkerungsmedizin nicht eng im traditionellen Sinne medizinisch verstanden werden, vielmehr muß sie die starke Abhängigkeit der Gesundheit des einzelnen und einzelner Bevölkerungsgruppen von der physikalischen und heute v. a. auch der sozialen Umwelt einschließlich der medizinischen Versorgung berücksichtigen: Diese Überlegung leitet hin zum Begriff der Gesundheitswissenschaften, die sich multidisziplinär mit diesen Problemen befassen. Am schwierigsten ist wohl die Bewertung des Gesundheitszustandes der Bevölkerung, sie macht unmittelbar 2 Erfordernisse deutlich: Es müssen zuverlässige, d. h. auf die Bevölkerung bezogene, v. a. unverzerrte Informationen über den Gesundheitszustand der Bevölkerung bzw. von einzelnen Gruppen in der Bevölkerung zur Verfügung stehen, und es muß ein Indikatorensystem und ein normativer Prozeß entwickelt werden, die zu einer gesellschaftlich akzeptierten Bewertung und der sich daraus ergebenden Handlungsorientierung führen. Die ältesten bevölkerungsbezogenen Statistiken befassen sich mit der Größe der Bevölkerung selbst, die ersten gesundheitsbezogenen Statistiken befaßten sich wohl mit Ende und Anfang des Lebens in dieser Reihenfolge. An dieser Stelle soll nicht näher auf die Anfänge dieser Statistiken am Beginn der Neuzeit eingegangen werden; zumindest ist aber darauf hinzuweisen, wie weit die Todesursachenstatistik in der BRD schon einmal entwickelt war: Seit 1876 wurden vom damaligen Kaiserlichen Gesundheitsamt in Berlin alle Wochen aktuelle Zahlen zur krankheits- und altersspezifischen Sterblichkeit für alle deutschen Städte mit mehr als 15. 000 Einwohnern veröffentlicht. Ein Zustand, den man sich heute kaum vorstellen kann. Wenngleich wir heute den Begriff der Gesundheit nicht mehr in erster Linie mit der Lebenserwartung in Verbindung bringen, sondern zunehmend im Sinne der Lebensqualität während unserer körperlichen Existenz verstehen, so ist doch zu sagen, daß selbst dieser einfachste Indikator eines gesunden, d. h. in diesem Falle langen Lebens, für eine gesellschaftlich hilfreiche, d. h. Entscheidungshilfen gebende Gesundheitsberichterstattung derzeit nicht ausreichend qualifiziert erfaßt und bewertet werden kann.

Die politischen und gesellschaftlichen Erfordernisse, welche zur Einrichtung neuer Studiengänge - hier Gesundheitswissenschaften - führen, haben auch auf anderen Gebieten praktische Initiativen hervorgebracht. Um das Wissen über das Gesundheitswesen und damit die politische Kompetenz im globalen Sinne zu erhöhen, haben sich unter dem Begriff Gesundheitsberichterstattung eine Reihe von Vorhaben etabliert. Während die Errichtung eines Studienganges erst langfristig praktische Folgen hat, ist die Nutzung des vorhandenen Wissens und seine Bündelung in einer Berichterstattung vielleicht von unmittelbarerer Wirkung. In den verschiedenen Bereichen des Gesundheitswesens (gesundheitliche Risiken, Gesundheitsschutz, gesundheitliche Versorgung und gesundheitliche Lage) werden eine große Anzahl empirischer Erhebungen und Statistiken durchgeführt. Dieses Material wird jedoch kaum zur Steuerung des Gesundheitswesens eingesetzt. Eine umfassende Gesundheitsberichterstattung ermöglicht es, dieses Wissen auszubauen und zielgerichtet für Planung und Bewertung zu benutzen. Im Kern geht es um eine rationalere Gestaltung der gesellschaftlichen Entscheidungsprozesse im weitesten Sinne - also nicht nur der gesundheitspolitischen Entscheidungsprozesse im engeren Sinne - durch eine auf Dauer gestellte, gesicherte und möglichst umfassende Informierung. Durch den nachkriegsbedingten Rückstand der Bevölkerungs- wissenschaften, besonders der Epidemiologie, und durch die fehlende Novellierung der Datenschutzgesetzgebung für den Bereich der Forschung sowie durch die pluralistische Organisation des Gesundheitswesens - die vielleicht in anderer Hinsicht auch Vorteile hat - ist der Nachholbedarf bei uns besonders groß. Der Begriff der Gesundheitsberichterstattung bezieht sich auf die Nutzung aller für die Beurteilung des Gesundheitszustandes der Bevölkerung relevanten Informationen, ihre systematische Verfügbarmachung und Bewertung, und zwar der medizinischen wie der sozialwissenschaftlichen Informationen, wobei es nicht wesentlich ist, welche in ihrer Bedeutung überwiegen. Wir wissen, daß Gesundheit und Krankheit wesentlich auch sozialen Determinanten unterliegen, noch stärker gilt dies für die Wirksamkeit präventiver und rehabilitativer Interventionen.

Die Kritik an der bisherigen Berichterstattung richtet sich unseres Erachtens v. a. auf die fehlende Verfügbarkeit vorhandener Datenkörper, Erhebungslücken (Mikrozensus, nationaler Gesundheitssurvey), fehlende Effektivitätsbewertung (d. h. Input-output-Relation), fehlende Zielvorgaben und fehlenden Zielabgleich sowie ganz generell fehlende wissenschaftlich analytische und prognostische Bearbeitung. Zu erinnern ist in diesem Zusammenhang an die ersten Landes- gesundheitsberichte in Nordrhein-Westfalen nach dem Krieg, die neben einem entsprechenden Zahlenwerk noch ausführliche Interpretationen und Bewertungen enthielten!

Im folgenden werden Überlegungen zur Entwicklung einer Gesundheits- berichterstattung in Nordrhein-Westfalen vorgestellt, um im Anschluß daran zu diskutieren, welche Relevanz eine solche Initiative für einen Studiengang Gesundheitswissenschaft hat.

Gesundheitsberichterstattung in Nordrhein-Westfalen

Die Gesundheitsberichterstattung der Länder besteht heute weitgehend aus einer Zusammenstellung statistischer Ergebnisse aus der Arbeit der Staatlichen Gesundheitsfachverwaltung. Das ist der vorherrschende Eindruck, den man gewinnt, wenn man die Materialien sichtet, die man aus den zuständigen Landesministerien bzw. statistischen Landesämtern erhält. Sie basieren weitgehend auf der "Blattfolge für den Jahresgesundheitsbericht", die für die gesetzlichen Berichtspflichten der Gesundheitsämter in den Stadt- und Landkreisen zusammengestellt wurde.

Neben den aggregierten Daten aus den Gesundheitsämtern werden in einzelnen Ländern Tabellen aus der Statistik der Krankenhäuser mit aufgenommen. Hamburg, Berlin und NRW haben in den letzten Jahren begonnen, die Ergebnisse der schulärztlichen Untersuchungen zu interpretieren. In Hessen enthält der Jahresbericht des Hessischen Sozialministers im Abschnitt V Gesundheit auch Hinweise auf die wichtigsten gesundheitspolitischen Aktivitäten des Ministers im Berichtszeitraum. Insbesondere die Berliner Jahresgesundheitsberichte haben seit gut 10 Jahren kontinuierlich statistische Materialien aufgenommen, die über die Pflichtstatistik der Gesundheitsämter und Krankenhäuser hinausgehen. Sie beschränken sich jedoch dabei weitgehend auf Aktivitäten staatlicher Institutionen.

Mit den Jahresgesundheitsberichten sind keineswegs alle berichterstattenden Tätigkeiten der Länder zum Themenbereich Gesundheit beschrieben. Vielmehr gibt es eine Vielzahl weiterer statistischer und berichtender Aktivitäten auf Landesebene, die jedoch in keinem erkennbarem Zusammenhang zu einer Berichtskonzeption gebracht werden. Es gibt Statistiken und Berichte zur Mortalität, zu Behinderung, zu Unfällen, zu gesundheitlichen Umweltbelastungen, zum Rettungsdienst, zum Rauchen bei Jugendlichen usw. ... Die Kette ließe sich verlängern.

Zur Kritik der Berichte

Kritik an dieser Situation in den Ländern wird im wesentlichen in 5 Punkten geäußert:

1. Den Berichten liegt keine Systemkonzeption über den Berichtsgegenstand "Das Gesundheitswesen" zugrunde.
2. Insbesondere findet sich keine Orientierung über die Erfolge des Gesundheitssystems im Zusammenhang mit den eingesetzten Mitteln.
3. Die Behandlung der Kranken, auf die sich gegenwärtig der größte Teil der Gesundheitsausgaben bezieht und der zum größten Teil im Rahmen der Gesetzlichen Krankenversicherung finanziert wird, ist kaum abgebildet.
4. Der Zusammenhang zwischen den gesundheitlichen Gefährdungen und Belastungen und dem Gesundheitszustand ist wenig berücksichtigt.

5. Schließlich sind Eigenschaften des Gesundheitssystems selbst überhaupt nicht
   Gegenstand der Berichterstattung, so etwa
   - die Innovationsfähigkeit,
   - die Anpassungsfähigkeit an neue Bedürfnisse der Bevölkerung,
     die Fähigkeit, Vergeudung von Mitteln zu verringern,
   - das Qualitätssicherungspotential des Systems,
   - die Preisgerechtigkeit im Gesundheitssystem,
   - die Outcome-, Ziel- bzw. Erfolgsorientierung,
   - etc.

Im November 1987 hat die Ständige Konferenz der Gesundheitsminister der
Länder einen Beschluß gefaßt, daß eine Arbeitsgruppe Gesundheitsberichterstattung
der Arbeitsgemeinschaft der leitenden Medizinalbeamten der Länder bis zum
Frühjahr 1989 den Entwurf für eine neue Gliederung sowie eine Analyse und
Bewertung der gegenwärtig bestehenden Statistiken durchführen soll. Soweit man
diese entsprechenden Arbeiten jetzt bewerten kann, handelt es sich um eine
grundlegende Reform der bisherigen Praxis.

Kurzdarstellung der Konzeption

Im Vorfeld dieser Aktivitäten haben wir eine Konzeption für einen
Landesgesundheitsbericht entwickelt, und zwar im Auftrag des Landes Nordrhein-
Westfalen. Diese Konzeption läßt sich jedoch auch auf andere Länder übertragen.
5 Elemente dieser Konzeption sollen im folgenden kurz vorgestellt werden.

1. Systemorientierung
   Dem Bericht sollte eine Systemkonzeption zugrunde gelegt werden. Unter
   verschiedenen möglichen Alternativen wurde folgende ausgewählt und
   vorgeschlagen (Abb.1).
2. Berücksichtigung einer großen Themenbreite in der Gesundheitsberichterstattung
   (57 Einzelthemen)
   Die Konzeption muß der Tatsache Rechnung tragen, daß es im Gesundheitswesen
   eine Statistik- und Berichtstradition zu einer großen Zahl von Einzelthemen
   gibt, deren Behandlung bzw. Nichtbehandlung im Bericht erheblichen Einfluß
   auf die Akzeptanz der Konzeption hat. Es wurden 57 Einzelthemen bestimmt
   und den Abschnitten bzw. "leitenden Aspekten" des Berichts zugeordnet
   (Abb.2).

Abschnitte des Jahresgesund-heitsbericht	Leitender Aspekt des Berichts für diesen Abschnitt
A Gesundheitszustand	gesundheitliche Erträge
B gesundheitliche Risiken	(für wen?)
C dito, aus der technischen und sozialen Umwelt (Exposition)	
D Leistungen des Gesund-heitsschutzes (Prävention)	<u>produzierte</u> <u>Leistungen</u> (für wen?)
E Leistungen der Gesund-heitsversorgung	wirksam? notwendig? effizienz erstellt?
F Einrichtungen des Gesund-he4itsschutzes und der Ge-sundheitsversorgung	<u>eingesetzte</u> <u>Mittel</u> Koordination? Kooperation? Substitution?
G Beschäftigte im Gesund-heitswesen	Qualifikation?
H Ausgaben im Gesundheits-wesen	
J Finanzierung	<u>Finanzierung</u> (durch wen?)

Abb.1: Systemkonzeption für eine Gesundheitsberichterstattung

A	Länge und Qualität des Lebens
A1	Lebenserwartung (inklusive Reproduktion)
A2	Arbeits- und Erwerbsfähigkeit
A3	Behinderung
A4	Pflegebedürftigkeit
A5	Morbidität (wechselnde Themenschwerpunkte)
A6	Subjektives Wohlbefinden
B	Gesundheitliche Risiken aus Verhalten
B1	Rauchen
B2	Ernährung und Körpergewicht
B3	Körperliche Bewegung
B4	Alkohol-, Drogen und Arzneimittelmißbrauch
B5	Suizid
C	Gesundheitliche Risiken aus der sozialen und technischen Umwelt
C1	Verkehrsunfälle
C2	Haushalts- und Freizeitunfälle
C3	Arbeitsunfälle und Berufskrankheiten
C4	Lärmbelästigungen
C5	Giftstoffe (in Luft, Lebens-/und Bedarfsmitteln)
C6	Gewalt
C7	Deprivation
D	Leistungen des Gesundheitsschutzes (Prävention)
D1	Gesundheitserziehung (Förderung gesundheitsgerechten Verhaltens)
D2	Maßnahmen des gesundheitlichen Arbeitsschutzes
D3	Maßnahmen des gesundheitlichen Umweltschutzes
D4	Maßnahmen des gesundheitlichen Konsumentenschutzes
D5	Allgemeine Vorsorgeuntersuchungen und spezielle Früherkennungsuntersuchungen
D6	Maßnahmen gegen die Ausbreitung von Infektionskrankheiten (Hygiene, Impfen)
D7	Maßnahmen gegen die Ausbreitung von Geschlechtskrankheiten
D8	Maßnahmen zur Erhaltung der Zahngesundheit
D9	Maßnahmen für Schwangere und Säuglinge (inklusive Familienplanung)
E	Leistungen der Gesundheitsversorgung
E1	Leistungen von Vorsorge- und Beratungsdiensten bei Krankheiten und Behinderungen
E2	Medizinische und soziale Pflegeleistungen (nicht stationär)
E3	Ambulante ärztliche Behandlungsleistungen
E4	Arznei-, Heil- und Hilfsmittelverordnungen
E5	Krankenhausleistungen
E6	Ergänzende therapeutische Leistungen
E7	Ergänzende diagnostische, technische und organisatorische Leistungen

Abb.2: Themenbreite in der Gesundheitsberichterstattung

<table>
<tr><td>E8</td><td>Geldleistungen</td></tr>
<tr><td>F</td><td>Einrichtungen des Gesundheitsschutzes und der
Gesundheitsversorgung</td></tr>
<tr><td>F1</td><td>Einrichtungen des Gesundheitsschutzes</td></tr>
<tr><td>F2</td><td>Vorsorge- und Beratungsdienste</td></tr>
<tr><td>F3</td><td>Medizinische und soziale Pflegedienste</td></tr>
<tr><td>F4</td><td>Niedergelassene Ärzte und Ambulanzen</td></tr>
<tr><td>F5</td><td>Krankenhäuser</td></tr>
<tr><td>F6</td><td>Ergänzende therapeutische Einrichtungen</td></tr>
<tr><td>F7</td><td>Ergänzende technische/organisatorische Dienste</td></tr>
<tr><td>G</td><td>Beschäftigte im Gesundheitswesen</td></tr>
<tr><td>G1</td><td>Im Gesundheitswesen tätige Personen nach Beruf</td></tr>
<tr><td>G2</td><td>Im Gesundheitswesen tätige Personen nach Einrichtungen</td></tr>
<tr><td>G3</td><td>Ausbildungsplätze für Berufe des Gesundheitswesens</td></tr>
<tr><td>G4</td><td>Arbeitsmarktsituation der Beschäftigten im Gesundheitswesen</td></tr>
<tr><td>H</td><td>Ausgaben für Gesundheitsleistungen</td></tr>
<tr><td>H1</td><td>nach Ausgabenart</td></tr>
<tr><td>H2</td><td>nach Leistungsart</td></tr>
<tr><td>H3</td><td>nach Mengen-, Preis- und Strukturkomponente</td></tr>
<tr><td>J</td><td>Finanzierung und ihre Determinanten</td></tr>
<tr><td>J1</td><td>Ausgaben und Ausgabenträger</td></tr>
<tr><td>J2</td><td>Krankenversicherungsschutz</td></tr>
<tr><td>J3</td><td>Demographische Entwicklung</td></tr>
<tr><td>J4</td><td>Angebotsentwicklung</td></tr>
<tr><td>J5</td><td>Entwicklung der Preise</td></tr>
<tr><td>J6</td><td>Grundlohnsumme</td></tr>
<tr><td>J7</td><td>Beitagssatzentwicklung</td></tr>
<tr><td>J8</td><td>Beitragsgerechtigkeit</td></tr>
</table>

Abb.2 (fortgesetzt):

3. Berichtserstellung als Prozeß, in dem sich herausstellt, wie weit der Konsens der verschiedenen gesellschaftlichen Institutionen geht.
Ein weiteres Element der Konzeption geht davon aus, daß Gesundheitsberichterstattung aufbauend auf Gesundheitsstatistik, repräsentativen Erhebungen und sonstigem empirischem Material jeweils in einem Spannungsverhältnis zum expliziten (oder impliziten) gesundheitspolitischen Programm der Regierung steht und zugleich der Kritik der Experten aus Wissenschaft bzw. Forschung sowie aus den Einrichtungen des Gesundheitswesens ausgesetzt ist. Der Gesundheitsbericht muß immer auch im Prozeß seiner Entstehung gesehen werden. Die wesentlichen Akteure in diesem Entstehungsprozeß werden in dem idealtypischen Verfahrensschema der Abb. 3 aufgezeigt.

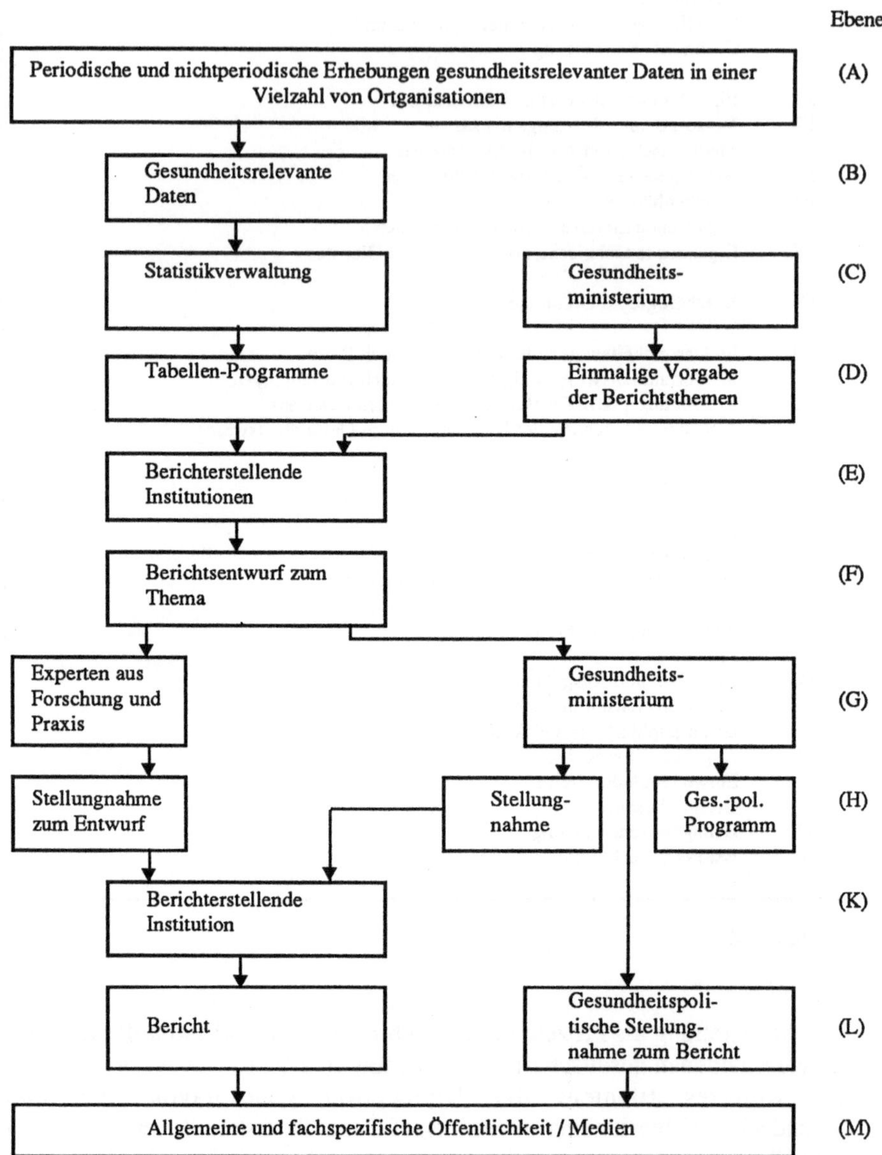

Abb.3: Erstellung des Gesundheitsberichtes als Prozeß

4. Differentielle Periodizität der Berichterstattung
Statistische Befunde im Jahresgesundheitsbericht können in der Regel kaum aus sich, sondern müssen als Punkt in einem Trend interpretiert werden. Diese Trends bzw. ihre Veränderungen sind häufig erst über Mehrjahresperioden hinweg interpretationsfähig. Die Abb. 4 zeigt den langfristigen Trend von Beschäftigten in Pflegeberufen als Beispiel.

(Quelle: Jahresgesundheitsberichte, Statistische Jahrbücher, versch. Jahrgänge)

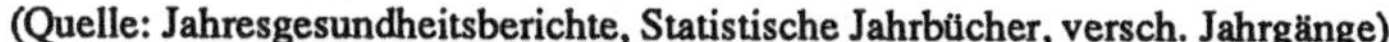

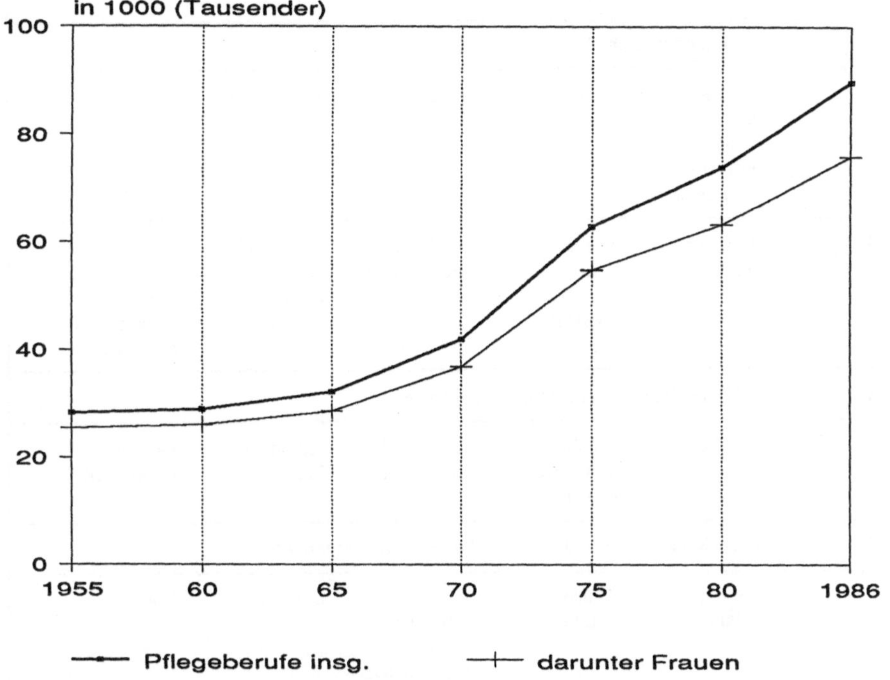

Abb.4: Beschäftigte in ausgebildeten Pflegeberufen in Nordrhein-Westfalen

5. Politische Verarbeitung der Berichterstattung
Ein Jahresgesundheitsbericht enthält eine Fülle von Informationen, deren gesundheitspolitische Verarbeitung nur unvollständig geleistet werden kann, wenn der Bericht insgesamt "verdaut" werden soll.

Aus diesen wie aus anderen Gründen haben wir ein Periodensystem vorgeschlagen. (s. Abb.5). Diese Kurzdarstellung dient dazu, den umfassenden Charakter von Gesundheits-berichterstattung verständlich zu machen. Die praktische Durchführung eines solchen Vorhabens wirft Probleme auf, die hier aber nicht diskutiert werden sollen.

Monat der Veröffentlichung	Berichtsjahr				
	I	II	III	IV	V
	1990	1991	1987 1992	1988 1993	1989 1994
1	**1. Allgemeine gesundheitliche Lage der Bevölkerung**				
	Lebenserwartung	Arbeits- u. Erwerbsfähigkeit	Säuglingssterblichkeit	Pflegebedürftigkeit	Behinderungen
2	**2. Gesundheitliche Lage nach Krankheiten**				
	Herz-Kreislauf-Krankheiten (präventiver Aspekt)	Krebskrankheiten	Diabetes mellitus	Psychische Erkrankungen/ Suizide	Zahnkrankheiten
3	Bluthochdruck	Krebskrankheiten (kurativer Aspekt)	Infektionskrankheiten	Chronische Atemwegserkrankungen	Deg. Erkrankungen d. Bewegungsapparates
4	**3. Gesundheitsrelevante Verhaltensweisen**				
	Rauchen	Ernährung und Körpergewicht	Körperliche Bewegung	Alkoholkonsum	Drogenmißbrauch
5	**4. Technische und soziale Umweltkomplementärberichte**				
	Verkehrsunfälle	Haushaltsunfälle	Arbeitsunfälle und Berufskrankheiten	Lärm	Luft
6	**5. Behandlung und Betreuung**				
	Früherkennung	Impfschutz	Heil- und Hilfsmittel	Chirurgie	Arzneimittel
7	Diagnostik	Krankenhaushäufigkeit	Sonderberichte		
8	**6. Ressourcen, Kosten und Finanzierung**				
	Ausgaben und Beiträge	Ausgaben und Beiträge	Ausgaben und Beiträge	Ausgaben und Beiträge	Ausgaben und Beiträge
9	Krankenhauswesen	Großgeräte	Sonderberichte		
10	Beschäftigte	Beschäftigte	Beschäftigte	Beschäftigte	Beschäftigte

Abb.5: Periodizität der Gesundheitsberichterstattung

Gesundheitsberichterstattung und Gesundheitswissenschaft

Die Entwicklung eines Studiengangs Gesundheitswissenschaft erfordert, daß neben der Vermittlung von Spezialwissen eine Gesamtvorstellung der Probleme in bezug auf gesundheitliche Risiken, Gesundheitsschutz, gesundheitliche Versorgung und gesundheitliche Lage entsteht. Da auch die in der Lehre eines solchen Studiengangs tätigen Personen oft nur über einen begrenzten Ausschnitt professionellen Wissens verfügen und keinen Gesamtüberblick über das Gesundheitswesen haben, kann die Gesundheitsberichterstattung die Einordnung und den Überblick erleichtern.

Die praktische Seite dieser Überlegungen besteht darin, daß in Bielefeld von den gleichen Personen und der gleichen Institution an dem Studiengang Gesundheitswissenschaft und an der Entwicklung einer Gesundheitsberichterstattung gearbeitet wird. Dies hat auch ohne theoretische Überlegungen zur Folge, daß die eine Aktivität Ausstrahlung auf die andere hat. Wenn ein Kapitel der Gesundheitsberichterstattung Lebenserwartung und Lebensqualität heißt und hier die wichtigsten empirischen Parameter für die Bevölkerung eines Bundeslandes zusammengetragen werden, so kann dies auch wie ein Leitfaden des entsprechenden Kurses benutzt werden. Aber auch ohne praktisch zu benennende Wirkungen aufeinander stehen doch beide Aktivitäten in dem gleichen Umfeld: Es geht darum, die Kompetenz für die Entwicklung des Gesundheitswesens im weiteren Sinne zu erhöhen und damit den Anstrengungen der Gesellschaft mit doch erheblichen Ressourcen einen höheren Grad von Rationalität zu verleihen.

Literatur

Universität Bielefeld (1987)
Antrag auf Einrichtung eines Grad.-Studiengangs "Gesundheitswissenschaften".
    (Universität Bielefeld, unveröffentl. Manuskript
Medizinische und ökonomische Orientierung. Jahresgutachten 1987
Neuhaus R, Schräder WF (1985) Planning and management of public health in the
    FRG. Health Policy 5: 99-109
Neuhaus R, Schräder WF (1986) Modellversuche zur kommunalen Planung im
    Gesundheitswesen. Öffentl. Gesundheitswes. 48: 666-669
Projektgruppe "Prioritäre Gesundheitsziele" (1987) Vorrangige Gesundheitsprobleme
    in den verschiedenen Lebensabschnitten. Zentralinstitut für die kassenärztliche
    Versorgung in der Bundesrepublik Deutschland, Köln
Schräder WF, Häussler B, Hilke W, Borgers D. (1987) Konzeption und statistische
    Materialien Landesgesundheitsbericht NRW Bielefeld
Schuntermann M, Braun R, Potthoff P, Weber-Falkensammer H (1988) Die
    Aussagekraft von Prozeßdaten der gesetzlichen Rentenversicherung. Dtsch.
    Rentenversicherung 9:564 - 571

5.9 Gesundheitspolitik als Teil der Gesundheitswissenschaften

F.-X. Kaufmann

Die Fragmentierung von Gesundheitspolitik in der Bundesrepublik Deutschland

Obwohl das Wort "Gesundheit" im Titel der zuständigen Bundes- und Länderministerien auftaucht, hat sich "Gesundheitspolitik" als zusammenhängendes Politikfeld in der Bundesrepublik Deutschland bisher kaum entwickeln können (vgl. v. Ferber 1971). Über mit der Gesundheit zusammenhängende Fragen wird in fragmentierter Weise verhandelt: Im Zentrum steht die gesetzliche Krankenversicherung mit ihren zentralen Trägern, den kassenärztlichen Vereinigungen und den Verbänden der Krankenkassen. Mit der konzertierten Aktion im Gesundheitswesen (vgl. Wiesenthal 1981) wird versucht, auch weitere Leistungszusammenhänge - etwa die Versorgung mit Arzneien und Hilfsmitteln - unter Kostenkontrolle zu halten. Bisher ist es jedoch nicht gelungen, den expansivsten Teil der Krankheitskosten, nämlich die stationäre Versorgung, effektiv in die konzertierte Aktion einzubinden. Dies hängt mit der besonderen Zuständigkeit der Länder für die Krankenhausplanung und -finanzierung zusammen.

Die Politikbereiche der ambulanten und stationären Versorgung prägen den politischen Umgang mit Gesundheitsproblemen in der BRD. Sie ist geprägt vom Paradigma der medizinisch fundierten Krankheitsbekämpfung, nicht demjenigen der Gesundheitssicherung und -förderung. Dies ist insofern erstaunlich, als präventive Gesundheitspolitik, insbesondere in der Form der Stadtsanierung und Seuchenbekämpfung, die klassische, in ihren Ursprüngen bis ins Spätmittelalter zurückreichende Form politischer Interventionen im Gesundheitsinteresse darstellt (Labisch 1987). Das öffentliche Gesundheitswesen, dem im Deutschen Reich und in der Weimarer Republik eine tragende Bedeutung zukam, ist nach seiner Reduktion und Kompromittierung durch das Dritte Reich in der BRD nur in den residualen, überwiegend polizeilichen Aufgaben der Gesundheitsämter erhalten geblieben (vgl. Labisch u. Tennstedt 1985).

Weitere Politikbereiche mit starkem gesundheitspolitischem Einschlag sind der Arbeitsschutz und die Gewerbehygiene sowie die Unfallversicherung und das Rehabilitationswesen (vgl. Milles u. Müller 1985; Buhr 1987). Aber auch andere Politikbereiche wie die Umweltpolitik, die Wohnungspolitik, die Renten-, Frauen- Familien- und Jugendpolitik, die Sozialhilfe und die Stadtplanung beeinflussen mutmaßlich den Gesundheitszustand wichtiger Bevölkerungsgruppen. Allerdings werden diese Gesundheitseffekte selten thematisiert, und sie sind auch nicht Gegenstand einer umfassenden Gesundheitsberichterstattung. Präventive Aufgaben der Förderung gesunder Lebensweise und der kollektiven, gemeindenahen Gesundheitsvorsorge, wie sie derzeit von der WHO propagiert werden, spielen in der gesundheitspolitischen Diskussion der BRD nur eine untergeordnete Rolle und verfügen über keine etablierten Träger. So ist Gesundheitspolitik hierzulande noch weitgehend ein programmatischer Begriff, kein zusammenhängendes Politikfeld.

Gesundheitspolitik in sozialpolitischer Perspektive

Im Rahmen eines Studiengangs "Gesundheitswissenschaften und öffentliche Gesundheitsförderung" muß "Gesundheitspolitik" als curriculares Teilgebiet enger gefaßt werden als im Sprachgebrauch z. B. der WHO. In gewisser Hinsicht befaßt sich ja das gesamte Curriculum mit gesundheitspolitisch relevanten Fragen. Das spezifische Moment eines curricularen Elements "Gesundheitspolitik" liegt dann in der Frage nach den Möglichkeiten des Staates, Gesundheit zu fördern.

Dabei muß - insbesondere im föderalistischen System der BRD - schon vom Ansatz her verdeutlicht werden, daß der "Staat" keine monolithische Einheit ist, sondern selbst in doppelter Ausprägung (Bund und Länder) sowie als in sich gegliedertes (Ministerialorganisation) und auf eine bevölkerungsnahe Verwaltung (kommunale Ämter, dezentralisierte Landesbehörden) angewiesenes, komplexes System existiert.

Aber die Berücksichtigung der organisatorischen Komplexität des Staatswesens reicht für die wissenschaftliche Rekonstruktion von Gesundheitspolitik nicht aus. Wie alle Sozialpolitik hat Gesundheitspolitik mit dem Verhältnis von Staat und Gesellschaft zu tun. Staatliche Maßnahmen stellen stets Interventionen in bereits konstituierte soziale Verhältnisse dar (vgl. Kaufmann 1982). Dies hat bereits Lorenz v. Stein, der deutsche Vordenker des Wohlfahrtsstaats um die Mitte des 19. Jahrhunderts klar erkannt und auch auf den spezifischen Bereich der Gesundheitspolitik hin entwickelt (Schulz 1988). Charakteristischerweise sind denn auch die meisten Träger gesundheitsrelevanter Maßnahmen selbständige Körperschaften des öffentlichen Rechts oder privatrechtliche Verbände. Sie stehen weniger unter staatlichem als unter gesellschaftlichem Einfluß: die Krankenkassen unter demjenigen der Tarifpartner, die kassenärztlichen Vereinigungen unter demjenigen der Ärzteverbände, die Wohlfahrtsverbände und die von ihnen getragenen Krankenhäuser, Sozialstationen, Pflegeheime und Beratungsstellen unter demjenigen der ihnen nahestehenden weltanschaulichen Gruppierungen. Und wenn man berücksichtigt, daß auch Betriebe, ja sogar Selbsthilfegruppen und Familien wichtige gesundheitsrelevante Leistungen erbringen, so wird noch deutlicher, daß alle staatlichen Maßnahmen nur vermittelt über sog. intermediäre Instanzen gesundheitsrelevante Wirkungen zeitigen können.

Die zentrale wissenschaftliche Frage, an der sich Forschung und Lehre im Bereich der Gesundheitspolitik im hier skizzierten sozialpolitischen Sinne auszurichten haben, bezieht sich somit auf die Klärung von Anlässen, Zielen, Interventionsmöglichkeiten, strukturellen Bedingungen und Wirkungen staatlicher Gesundheitspolitik. Dies kann sowohl in historischer als auch in problembezogener Perspektive geschehen, beide Perspektiven ergänzen einander.

Analytische Dimensionen der gesundheitspolitischen Problematik

In einer stärker analytisch orientierten Perspektive lassen sich - ausgehend von einer soziologischen Theorie der Sozialpolitik - 5 Bezugsprobleme der Gesundheitspolitik ausmachen:

1. Wohlfahrtsproblem
   Hier geht es darum zu klären, was "Gesundheit" als zentrales Element menschlicher Wohlfahrt bedeutet. Dabei muß dieser Begriff mit Bezug auf unterschiedliche Erkenntnisinteressen auch verschieden ausgelegt werden. In gesundheitspolitischer Perspektive interessiert "Gesundheit" weniger als individuelles Phänomen, sondern als Bündel möglicher Zielvariablen staatlicher Maßnahmen. Dabei ist darauf zu achten, daß nicht bloß die Verfügbarkeit statistischer Indikatoren, sondern auch die normativen Implikationen des Gesundheitsbegriffs angemessen berücksichtigt werden. Es geht also dann um die Entwicklung von Dimensionen, mit denen der Gesundheitszustand einer Bevölkerung beschrieben und derjenige unterschiedlicher sozialer Teilgruppen verglichen werden kann. Ohne eine solche Klärung des Gesundheitsbegriffs ist eine angemessene Untersuchung der Legitimations- und Effektivitätsprobleme des Gesundheitswesens unmöglich.

2. Legitimationsproblem
   Umfang und Legitimation gesundheitspolitischer Maßnahmen resultieren aus politischen Prozessen, die einer objektivierenden wissenschaftlichen Beurteilung nur teilweise zugänglich sind. Der kritische Anspruch der Sozialwissenschaften richtet sich in diesem Zusammenhang auf die Kohärenz zwischen deklarierten Zielen und Maßnahmen; d. h. auf die Aufklärung dessen, was tatsächlich gewollt ist und auf die Prüfung, inwieweit die gewählten Maßnahmen zur Erreichung des Gewollten tauglich sind. Nicht immer stimmen die veröffentlichten politischen Begründungen mit den Zielen bestimmter Akteure überein, welche sich aus der Analyse ihrer Interessenlagen und den absehbaren Wirkungen getroffener Maßnahmen erschließen lassen. Darüber hinaus stellt sich aber auch die ordnungspolitische Frage nach der angemessenen Aufgabenverteilung zwischen "staatlichen" und "gesellschaftlichen" Akteuren. Sie kann am ehesten durch Abwägung der Vor- und Nachteile unterschiedlicher Steuerungsformen sowie durch den Vergleich zwischen der Effektivität staatlicher Eingriffe und anderen Problemlösungsformen beantwortet werden.

3. Steuerungsproblem
   Der Umstand, daß Krankenversorung und Gesundheitsförderung nicht von den
   politisch entscheidenden Akteuren selbst geleistet werden können, sondern daß
   das Wirksamwerden ihrer Entscheidungen ein arbeitsteiliges, weit verzweigtes
   Leistungsnetz intermediärer Instanzen sowie die Kooperation der
   Leistungsadressaten voraussetzt, führt zur Frage, wie sicherzustellen (und wie
   wissenschaftlich zu erklären) ist, daß gesundheitspolitische Absichten in die
   Wirklichkeit umgesetzt werden. Die Art und Weise der Umsetzung
   (Implementation) von Gesetzen und ähnlichen Programmen ist entscheidend
   von der Struktur der intermediären Instanzen und ihrer Beziehungen abhängig.
   Darüber hinaus spielen die Eigenarten der Leistungen, mit deren Hilfe die
   Gesundheit der Bevölkerung verbessert werden soll und die Art der
   Leistungserbringung eine maßgebliche Rolle. Idealtypisch lassen sich verschiedene
   Steuerungsformen unterscheiden: bürokratische, marktmäßige, professionelle,
   demokratische, korporative und solidarische Steuerung (vgl. Kaufmann et al.
   1986). Reale Steuerungsprozesse lassen sich meist nur als Kombinationswirkung
   mehrerer Steuerungsformen angemessen rekonstruieren. Die zentrale
   Voraussetzung hierfür ist eine institutionelle Analyse des Gesundheitswesens.

4. Effektivitätsproblem
   Hier geht es um die Feststellung und Beurteilung der tatsächlichen Wirkungen
   gesundheitspolitischer Maßnahmen. Institutionalisierte Formen der Evaluation
   existieren außerhalb des Bereichs der Wirkungskontrolle von Arzneimitteln in
   der BRD kaum, und dies ist ein wichtiger Grund für die relative Beliebigkeit
   gesundheitspolitischer Argumentationen. In gesundheitspolitischer Perspektive
   interessiert im übrigen weniger die Wirkung von Einzelmaßnahmen, wie sie im
   Rahmen klassischer Evaluationsstudien untersucht werden, als die kumulative
   Wirkung unterschiedlicher Maßnahmen. Von besonderem Interesse ist dabei
   das Verhältnis von Problembelastung und Inanspruchnahme, als die
   Verteilungswirkungen gesundheitsfördernder Maßnahmen. Zu unterscheiden
   ist weiterhin nach der Wirkungsweise unterschiedlicher (rechtlicher, ökonomischer,
   ökologischer und pädagogischer) Interventionsformen.

5. Finanzierungsproblem
   Dieses meist im Vordergrund der politischen Auseinandersetzungen stehende
   Problem muß unter wirtschaftspolitischen, finanzwissenschaftlichen, aber auch
   sozialwissenschaftlichen Gesichtspunkten abgehandelt werden. Unterschiedliche
   Finanzierungsmodi beeinflussen Legitimation, Steuerung und Effektivität der
   leistungserbringenden Systeme. Ein praktischer Gewinn soziologisch angeleiteter
   Analysen der Gesundheitspolitik dürfte gerade in der Aufdeckung derartiger
   Zusammenhänge liegen.

Zur Umsetzung in die Lehre

Diese analytischen Dimensionen skizzieren eher ein Forschungs- denn ein Lehrprogramm. In der Lehre wird man zunächst eine institutionelle Betrachtungsweise der verschiedenen gesundheitspolitischen Teilsysteme einüben und den Sinn für fehlende Zusammenhänge und Steuerungsdefizite schärfen müssen. Auch sollten gesundheitspolitische Alternativen zur Diskussion gestellt werden, um eine Distanzierung vom Status quo zu erleichtern. Hierzu können auch internationale Vergleiche hilfreich sein.

Im Sinne einer Veranschaulichung, nicht jedoch eines bereits auf die Bedürfnisse des geplanten Studiengangs und andere curriculare Elemente abgestimmten Programms, wird im folgenden die Struktur einer Lehrveranstaltung mitgeteilt, die der Verfasser unter dem Titel "Strukturen und Probleme der Gesundheitspolitik" im Sommersemester 1986 zusammen mit Joachim Thönnessen und Eberhard Fehlau durchgeführt hat:

I.   Gesundheitspolitik: Ein Überblick
II.   Gesundheitsbegriffe - Krankheitsbegriffe
III.   Das System der gesetzlichen Krankenversicherung
IV.   Das Aktorennetz der Gesundheitspolitik
V.   Steuerungsprobleme der medizinischen Versorgung
VI.   Arztmonopol und Probleme der ambulanten Versorgung
VII.   Planungsprobleme der stationären Versorung
VIII.   Die "Kostenexplosion" im Gesundheitswesen und ihre Ursachen
IX.   Die "konzertierte Aktion" im Gesundheitswesen
X.   Die Selbsthilfe im Gesundheitswesen
XI.   Das Konzept einer gemeindenahen Gesundheitsversorgung
XII.   Schlußdiskussion: Prävention und Intervention im Gesundheitswesen

Die einleitende Überblicksvorlesung hatte folgende Gliederung, die auch als Erläuterung zum im vorangehenden Skizzierten gelesen werden kann:

A. Wie Gesundheit zur öffentlichen Aufgabe wurde
1. Therapie und Krankenfürsorge in traditionalen Gesellschaften
2. Ursprünge und Entwicklung der modernen Medizin: Die Monopolisierung der Krankheitsbekämpfung durch die ärztliche Profession
3. Vom Hospital zum Krankenhaus: Entwicklung der stationären Versorgung
4. Gesundheitspolizei und Sozialhygiene
5. Von der Hilfsgenossenschaft zur Krankenkasse und von der Sicherung des Lebensunterhalts zur Gewährleistung der Therapiekosten
6. Die Expansion des Gesundheitswesens im Zuge der wohlfahrtsstaatlichen Entwicklung nach dem Zweiten Weltkrieg
7. Warum es dennoch an einer "Gesundheitspolitik" fehlt

B. Was heißt Gesundheit?
1. Gesundheit als zentraler Wert und Norm erfolgreicher Existenz in modernen Gesellschaften
2. Gesundheit als Norm und die Rechtsformen beschädigter Gesundheit in der Bundesrepublik: Krankheit, Invalidität, Pflegebedürftigkeit
3. Gesundheit als subjektiver Zustand des Wohlbefindens. Krankheit als psychophysischer Zustand und/oder sozialer Status
4. Gesundheit als Legitimationswert der Krankheitsbekämpfung und der dazu dienenden Einrichtungen
5. Gesundheit als Funktion und Ziel individueller und "gemeinschaftlicher" Lebensführung
6. Gesundheit als Funktion und Ziel kollektiver Umweltgestaltung (Region, Gemeinde, Arbeitswelt)

C. Probleme einer Gesundheitspolitik
1. Strukturprobleme des Gesundheitswesens
2. Finanzierungsprobleme des Gesundheitswesens
3. Effektivitätsprobleme des Gesundheitswesens
4. Steuerungsprobleme des Gesundheitswesens
5. Alternativen und Optionen der Gesundheitsversorgung

D. Zusammenfassung
Gesundheitspolitik als Aufgabe sozialwissenschaftlicher Analyse und Theoriebildung.

Es versteht sich von selbst, daß im Rahmen einer 2stündigen Vorlesung diese Themen nur kurz angesprochen werden konnten. Die meisten Gesichtspunkte wurden in den nachfolgenden Veranstaltungen wieder aufgegriffen und vertieft. Die skizzenförmige Umreißung des Gesamtgebietes erscheint mir geeignet, die Studierenden zu interessieren und für eine die einzelne Lehrelemente übergreifende Perspektive zu öffnen.

Literatur

Buhr P (1987) Programmentwicklung im politisch-administrativen System. Das Rehabilitationsangleichungsgesetz von 1974. Institut für Bevölkerungsforschung und Sozialpolitik der Universität Bielefeld, Bielefeld (IBS-Materialien Nr. 24)
Ferber C von (1971) Gesundheit und Gesellschaft. Haben wir eine Gesundheitspolitik? Kohlhammer, Stuttgart (Urban Taschenbücher, Bd 817)
Kaufmann F-X (1982) Elemente einer soziologischen Theorie sozialpolitischer Intervention. In: Kaufmann F-X (Hrsg) Staatliche Sozialpolitik und Familie. Oldenbourg, München, Wien, S 49-86

Kaufmann F-X, Majone G, Ostrom V (eds) (1986) Guidance, control and evaluation in the public sector. The Bielefeld interdisciplinary project. De Gruyter, Berlin New York (De Gruyter study in organization 4)

Labisch A (1987) Problemsicht, Problemdefinition und Problemlösungsmuster der Gesundheitssicherung durch Staat, Kommunen und primäre Gemeinschaften. in: Kaufmann F-X (Hrsg) Staat, intermediäre Instanzen und Selbsthilfe. Oldenbourg, München, S 90-119

Labisch A, Tennstedt F (1985) Der Weg zum "Gesetz über die Vereinheitlichung des Gesundheitswesens" vom 3. Juli 1934. Entwicklungslinien und -momente des staatlichen und kommunalen Gesundheitswesens in Deutschland. Düsseldorf (Schriftenreihe der Akademie für öffentliches Gesundheitswesen Bd 13/1, 2)

Milles D, Müller R (Hrsg) (1985) Berufsarbeit und Krankheit. Campus, Frankfurt New York

Schulz F (1988) Die Lehre vom öffentlichen Gesundheitswesen bei Lorenz von Stein. Der Staat 27: S 110-128

Wiesenthal H (1981) Die konzertierte Aktion im Gesundheitswesen. Ein Beispiel für Theorie und Politik des modernen Korporatismus. Campus, Frankfurt New York

5.10 Begleitforschung zum Studiengang

G. Albrecht, K. Hurrelmann, U. Laaser, F.-X. Kaufmann,
P.-E. Schnabel, G. Steinkamp, F. Tropberger, P. Wolters

Die Vorbereitungen für die Einrichtung des Postgraduiertenstudiengangs
"Gesundheitswissenschaften und öffentliche Gesundheitsförderung" an der Universität
Bielefeld sind so weit gediehen, daß das Studium im Sommersemester 1989
aufgenommen werden konnte. Aufgrund regionaler und überregionaler Bekanntgabe
des Projekts hat eine große Zahl Studierwilliger aus unterschiedlichen Fachrichtungen
und Praxisanbindungen ihr Interesse bekundet.

Begründung

Eine wissenschaftliche Begleitung des Studiengangs ist aus 3 Gründen angezeigt.

1. Die Bielefelder Konzeption der Public-health-Ausbildung bedient sich neuer
bisher nicht erprobter Kooperationsformen nach innen und außen. Sie beruht auf
der Zusammenarbeit von Vertretern verschiedener Hochschulfächer wie Pädagogik,
Psychologie, Jura, Soziologie, Wirtschaftswissenschaft, Biologie und Geschichte
und der Einbindung erfahrener Praktiker aus medizinischen Einrichtungen in der
Region.

Der politisch vielfältig geforderte Ausbau der Hochschulen in der interdisziplinären
Orientierung von Forschung und Lehre und in ihrer regionalen Öffnung macht
Organisationsformen notwendig, mit denen hierzulande im internationalen Vergleich
wenig Erfahrung bestehen. Um eine Organisationseinheit auf den Weg zu bringen,
die in der Zielsetzung den amerikanischen Schools of Public Health vergleichbar
ist, bedarf es vielfältiger, auch kreativer Initiativen in formaler und informeller
Hinsicht, zumal in einer Zeit, in der neue Wege nur über Umstrukturierung des
Vorhandenen und nicht über zusätzliche Gründungen beschritten werden können.
Die interdisziplinäre Arbeitsgruppe Gesundheitswissenschaften an der Universität
Bielefeld, die sich sowohl bei der Entwicklung der Konzeption für den
Zusatzstudiengang als auch beim Aufbau eines Forschungsschwerpunkts
Gesundheitswissenschaften als äußerst effektiv erwiesen hat, bedarf bei ihrer
weiteren Entwicklung zu einem Zentrum der Gesundheitswissenschaften in der
ostwestfälischen Region dringend der Evaluation in organisatorischer Hinsicht.

2. Ein wichtiges und spezifisches Element der Bielefelder Ausbildung ist der Praxisbezug im Sinne wissenschaftlicher Studien in verschiedenen Praxisfeldern des Gesundheitswesens. Hier ist die Zusammenarbeit zwischen Hochschullehrern und erfahrenen Praktikern entscheidende Voraussetzung des Erfolgs. Es wird darauf ankommen, Studierende unterschiedlicher Herkunftsfächer, die in der Regel über berufspraktische Erfahrungen in Einrichtungen des Gesundheitswesens verfügen, anzuregen, bestimmte praxisrelevante Probleme aus den Schwerpunktbereichen des Studiums wissenschaftlich zu bearbeiten. Gerade zur Erreichung dieser Zielsetzung ist ein hohes Maß an Koordinierungs-, Orientierungs- und Betreuungsarbeit notwendig, die einer intensiven Beobachtung, einer systematischen Auswertung und einer Rückmeldung an Lehrende und Lernende bedarf. Voraussetzung für das Funktionieren des projektbezogenen Studienanteils wird der Aufbau eines Netzwerks von Kontakten zwischen der Universität und regionalen und kommunalen Einrichtungen des Gesundheitswesens sein, über das der Transfer zwischen Wissenschaft und Praxis abgewickelt wird. Auch hier werden sowohl die organisatorischen Maßnahmen als auch die konkreten Austauschprozesse zwischen praktischer Problemstellung und ihrer wissenschaftlichen Handhabung eine Evaluation nötig haben.

3. Die Chance einer verspäteten deutschen Initiative auf dem Gebiet der Public-health-Ausbildung besteht nach Ansicht der Initiatoren darin, an dem gegenwärtig stärker beachteten gesellschaftlichen Bedarf an Gesundheitsförderung und Prävention anzuknüpfen. In vielen Bereichen des öffentlichen Gesundheitswesens und auch der freien Gesundheitsinitiativen fehlt es nach eigenen Angaben u.a. an wissenschaftlicher Kompetenz zur Förderung der Gesundheitsentwicklung und der dazu notwendigen sozialen und politischen Unterstützung. Die finanzielle Sanierung des Gesundheitswesens ist dabei nur ein Aspekt eines viel umfassenderen Problems. Um diesen Bedarf entgegenzukommen, sollen im Bielefelder Studiengang im Ziel theoretische und methodische Kenntnisse anwendungsorientiert vermittelt werden. Dabei sollen die klassischen Vorgehensweisen der Epidemiologie genauso berücksichtigt werden wie die Beurteilung und Auswertung aktueller Maßnahmen der Gesundheitspolitik und der Gesundheitserziehung sowie der Neuorganisation im Management von Krankenhäusern und Krankenkassen. Obwohl sich der angesprochene Bedarf schon jetzt in einer starken Interessenbekundung bei Angehörigen verschiedener Gesundheitsberufe zum Ausdruck bringt, ist trotz des erheblichen Nachholbedarfs im internationalen Vergleich, besonders mit den Vereinigten Staaten von Amerika, mit einer schnellen durchgängigen Akzeptanjz in allen einschlägigen Bereichen des Gesundheitswesens nicht zu rechnen. Zum Aufbau einer Public-health-Ausbildung gehört - gesundheitspolitisch gesehen - ein Stück aktiver Professionalisierung, bei der4 über intensive Kontakte zu wichtigen Einrichtungen des Gesundheitswesens der wirkliche Qualifikationsbedarf über Transferprozesse zwischen Wissenschaft und Praxis ermittelt und so zunehmend Akzeptanz erreicht wird. Hier wird der Kooperation in der Forschung eine wichtige Rolle zukommen. Es gibt genügend Anzeichen für eine zunehmende Sensibilisierung für Maßnahmen zur Lösung der angezeigten Probleme. Gerade dieses sensible Feld sollte sehr genau wissenschaftlich begleitet und systematisch bearbeitet werden, um geeignete Rückmeldungen für die curriculare Gestaltung nutzen zu können.

Aufgabenprofil der wissenschaftlichen Begleitung

Zusammenfassend lassen sich folgende Aufgaben für eine wissenschaftliche Begleitung der Aufbauphase nennen:
- Evaluation der Funktion der komplexen Organisationsform des neuen Zentrums für Gesundheitswissenschaften in Forschung und Lehre;
- Beurteilung und Auswertung der spezifischen Praxiselemente des Bielefelder Studiengangs im Hinblick auf das Funktionieren der Transferprozesse zwischen Wissenschaft und Praxis;
- Evaluation der Netzwerkbildung zwischen der Universität und Einrichtungen des Gesundheitswesens und freier Gesundheitsinitiativen in der Region;
- Bedarfsevaluation unter Berücksichtigung von Maßnahmen aktiver Professionalisierung, die u. a. über aktive Forschungskooperation bei der Lösung aktueller Probleme geleistet werden;
- Bedarfsevaluation über die Ermittlung der Studienerwartungen der Studienbewerber, Beobachtung ihres Studierverhaltens besonders bei den Studien im Praxisfeld und ihrer Chancen beim Eintritt in eine berufliche Tätigkeit oder bei deren Weiterführung.